机能实验学

张义军　主　编

山东大学出版社

机能实验学

（供临床医学专业、麻醉学专业、口腔医学专业及研究生用）

主　审　秦玉明

主　编　张义军

副主编　程秀臻　康　白　刘同美　李田勋　井西学

制　图　王尊哲　吴洪娟

编　委　（以姓氏笔画为序）

丁　怡　毛淑梅　王　琳　王一鹏　王凤斌
王玉良　王汝芬　王金红　王建英　王忠伟
王益光　井西学　田　华　史立宏　刘发明
刘同美　刘跃春　刘儒林　吕　磊　许兰芝
冷　萍　李　宁　李田勋　李志坚　李法庆
李淑伟　李　颖　张义军　张代娟　张秀荣
杨新颖　邱召运　陆洪英　陈维宁　金成文
房春燕　赵仁宏　唐可欣　郭顺生　段文卓
高　尔　康　白　程秀臻　戴　功

再版前言

《机能实验学》是在生理学、病理生理学、药理学等实验内容的基础上，打破传统以验证性实验为主导的单科内容设置体系，改变实验内容对理论教学的过度依赖、补充和附属地位，建立的以创新性实验为主导，多学科内容交叉融合的实验教材。本教材突出了机能学实验的科学性、知识性、系统性和可操作性。

本教材从2003～2006年在我院五年制临床医学、影像学、护理学、口腔医学、麻醉学等本科生中使用，通过三年的实践教学，得到同行、学生及教师的好评。但在使用过程中，我们发现有许多不足之处，通过此次再版，我们力求对某些章节和内容进行修改，特别加强综合性实验和设计性实验的内容，以求达到较为系统、较为完善、内容丰富、操作性较强的实验学教材。

该教材根据创新教育的要求，结合机能学相关学科的特点，设置了总论、基础知识、基础实验项目、综合性实验项目、科研设计性实验、病例分析与用药讨论等六章内容，共计56个实验。

再版教材是根据教育模式的需要，本着由浅到深、由基础实验到综合性实验，由综合性实验到设计性实验，提高学生对实验课的兴趣，使同学们能够较好地掌握机能实验学的基本理论和基本实验方法与技能，达到提高学生的综合能力和整体素质之目的。

再版教材在编写过程中得到教务处、基础部领导及各位同仁们的大力支持，在此表示衷心的感谢。因水平有限，编写时间仓促，教材中可能会有许多不完善的地方，诚恳希望使用本教材的各位读者提出宝贵意见和建议。

编 者

2006年5月

前 言

实验教学是培养和造就学生创新能力重要内容之一，其合理的教学内容设置对于完善学生知识结构，改善教学方法都是至关重要的。为此，在机能实验教学中，我们根据创新教育的要求，结合机能学相关学科的内容特点，组织编写了融合生理学、药理学和病理生理学为主要实验内容的《机能实验学》教材。

在编写本教材过程中，注意吸取国内兄弟院校实验教学改革经验，从教学效果和可操作性出发，力求打破传统的以验证性实验为主导的单科内容设置体系，改变实验内容对理论教学的过度依赖、补充和附属地位，在融合生理学、药理学、病理生理学等实验内容基础上，确立了以综合性（如实验设计的原理及数据处理、动物模型建设等）创新型实验为主导，多学科内容交叉融合的新型实验内容体系，从而加强对学生基本理论、基本实验方法和基本实验技能的培养，更重要的是，通过增设综合性和探索性实验，有利于培养学生分析问题和解决问题的能力，有利于学生综合能力和素质的提高。

该教材在编写过程中，得到了领导和有关专家的大力支持和帮助，在此一并表示感谢。因编者水平所限，书中可能存有不足之处，恳请读者予以批评指正，我们力求在使用中不断改进和完善。

编 者
2003 年 5 月

目录

第一章 总 论

第一节 机能实验学概述

一、机能实验学的性质和任务

机能实验学是在实验条件下研究人体、动物机能活动及其规律的一门学科，即研究受试对象在正常、病理情况下及用药后的功能变化及规律。属于实验性学科。是现代医学研究发展的重要条件和手段之一，是医学生必修的一门基础课。

机能实验学的基本任务是从不同角度，用不同的实验方法去研究正常和异常机体生命活动规律，阐明疾病的发生发展过程，研究疾病过程中机体功能及代谢变化特征，从而为认识和掌握疾病的发生发展规律，为防治疾病提供必要的理论基础和实验研究依据。

实验（experiment）是指在特定的人为条件下观察客观事物的一种方法。它主要借助于特殊的仪器设备对受试对象进行科学合理的干预，人为地模拟实验研究对象，以便科学、真实地搜集有关资料和数据，从而获得经验事实的一种方法。实验学是一门科学，它不但是各科有关学科理论教学的辅助，而且是一门独立性、实践性很强的科学。它有自己学术领域范围的技术特点，同时又与各学科之间密切相关。就培养学生素质而言，它应是一门重要的、具有独特意义教学内容的学科。

现代科学发展的显著特点是学科交叉、知识融合。近代医学科学研究已由过去的单一学科发展成为多边缘学科密切联系的综合学科。就实验领域而论，跨学科、跨门类的综合实验已呈发展趋势，许多科学研究在传统的电生理学方法基础上，使用了一些新技术，如电压钳技术可用来研究药物、内源性生物活性物质对离子通道的影响。同时也采用生物化学法（高效液相层析、放射受体分析法、重组 DNA 技术）、免疫学方法（放射免疫法）、形态学方法（荧光组织化学法、放射自显影）等技术。说明现代医学研究需要集多种实验手段和相关知识，才能有所突破，有所进展。因此，必须打破机能学实验以消化学科理论为主题的单科实验教学体系，建立以生物一心理一社会医学模式为指导，以培养创新型人才为目标，从机体的整体观出发，按照人体正常和异常机能状态及变化过程，通过对多学科实验教学内容进行筛选、衔接、优化、调整与补充，形成以学生基本技能训练为基础，设计性实验为主导，内容相对独立的《机能实验学》教材和新型实验教学体系，从而使学生有效地学习掌握适应现代医学发展所要求的技术和方法，为今后从事科研活动奠定基础。

二、机能实验学的内容与实验方法

机能实验学的主要内容包括：机能实验学设计原理与方法；常用实验动物的选择及基本操作技术；常用实验溶液的制备与计算方法；常用机能实验学实验仪器的原理与使用；生物电、神经系统、循环系统、呼吸系统、泌尿系统、药物毒理、药代动力学、实验模型的复制方法、实验设计、病例讨论与用药分析等实验内容。

机能实验学的实验方法注重以实践与理论相结合方式进行。教学方法以开展动物实验为主，阐明生命活动的基本规律及疾病和药物对其影响。实验方法主要包括急性动物实验、慢性动物实验和病理模型复制三大方面。

（一）急性动物实验

急性动物实验的特点是，不需严格的无菌操作程序，操作简单方便，实验可在短时间内完成，便于课堂教学，是实验教学中常用的方法之一。

1. 离体组织或器官实验

迅速将动物的器官或组织从机体中分离出，置于人工生理环境中，使其保持原有的生理功能，以便进行实验。例如：为观察药物对子宫平滑肌的影响，可取一侧大鼠子宫平滑肌作为实验对象；制备离体蟾蜍坐骨神经腓肠肌标本，用于观察神经干动作电位引导及其传导速度和不应期测定；为观察心脏的生理特性以及药物对其影响，可取动物（蟾蜍）的离体心脏为材料。该方法所观察到的实验结果一般不受其他因素的影响，往往是药物直接作用于该器官或组织的结果。

2. 在体组织或器官实验

在破坏脊髓或麻醉情况下，直接暴露动物的某一器官或组织进行实验。例如：观察药物对子宫平滑肌的影响，可利用在体家兔子宫；用在体蛙心脏观察利多卡因抗心律失常作用；分离迷走神经、膈神经，观察迷走神经和膈神经放电等。在体实验与离体实验所不同的是，该方法所观察到的实验结果易受机体、神经及体液等因素的影响。因此，对所得实验结果应综合分析。

（二）慢性动物实验

慢性动物实验的特点是，实验过程进行时间较长，往往需要数天、数月、甚至数年观察实验结果。因此，应选择正常或模型动物，采取严格的操作程序（包括无菌操作等），才能满足实验要求。

慢性动物实验相对保证了实验动物的自然状态，有利于系统地、长期地进行科研实验观察。例如：动物长期毒理实验研究、抗动脉粥样硬化实验研究、病理模型的复制等。

（三）动物病理模型复制

复制人类疾病的动物模型，主要用于实验病理学与实验治疗学。实验病理学着重用特定的方法复制出疾病模型。整个复制过程就是研究的内容，其目的是探讨疾病的发生、发展与转归的规律。

1. 根据复制病理模型时间的不同分为 急性病理模型和慢性病理模型两种。

2. 根据复制病理模型性质分类分为 原发性或自发性病理模型（spontaneous animal models）如：自发性高血压大鼠、自发性糖尿病大鼠等和诱发性或实验性病理模型（experimental animal models）如：利用放射线诱导动物产生肿瘤；也可通过结扎动物冠状动脉分枝的方法，复制心肌梗死模型，用于心源性休克的发生、发展、心律失常及心肌梗塞治疗等实验研究。

三、机能实验学的研究与发展

实验研究的发展经历了一个漫长的过程。早在15世纪，欧洲兴起了前所未有的科学革命，使人类进入科学实验的时代。以培根为代表提出用科学技术实现“理想国”的设想，主张学者要深入实际，晚年又提出“知识就是力量”的口号，其思想具有深远的历史意义和现实意义。生理学真正成为一门实验性科学是从17世纪开始的。1628年Harvey所著的《心与血的运动》是历史上第一次有明确实验数据的生理学著作。他的结论是在几种动物身上应用活体解剖通过多次实验获得。到19世纪，随着自然科学的发展生理学实验也大量开展，积累了大量各器官生理功能的知识。如：关于感觉器官、血液循环、神经系统、肾脏功能等的研究。生理学和化学的发展为药理学的发展奠定了科学基础。1804年德国F. W. Sertürner在狗身上首先证明了阿片的镇痛作用；1819年法国科学家F. Magendie用青蛙实验确立了士的宁的作用部位是在中枢神经系统的脊髓部位；1940年英国科学家A. Fleming在实验研究的基础上，从青霉菌溶液中提取了青霉素。事实证明，许多科学知识都是从实验中发现、提炼和总结出来的。因此，实验已经是被人们广泛应用的一门科学。

近几十年来，医学实验技术与研究方法迅猛发展，机能实验学的研究方法不仅仅停留在整体器官、细胞、亚细胞水平上，随着生物学技术、细胞培养技术、放射免疫分析技术、膜片钳技术和重组DNA技术等的开展，必将大大促进机能实验学的进一步发展。

第二节 机能实验学的目的要求

一、机能实验学的目的

人体机能学是研究人体机能活动规律的科学。它包括生理学研究的人体正常活动规律、病理生理学研究疾病情况下的机体活动规律及药理学研究的在药物作用下对人体机能活动的影响等。采用机能实验学的技术和技能，一方面验证已知理论，更重要的是探索未知规律，认识人体正常生理功能，探讨疾病发生的病因和机理，预防和治疗疾病的发生发展。机能实验学的主要目的是通过了解机能实验学的性质和任务、内容、研究与发展，加强学生对机能实验学基本知识的认识；掌握机能实验学的实验方法和基本技能，如常用仪器设备的原理和应用、常用动物的选择和动物实验的基本技术和方法、常用溶液的制备与换算、实验资料的收集、整理、实验设计方法及实验报告或论文的撰写；掌握机能实验学的基本技术和基本技能；培养学生基本科研素质，即严肃的科学态度、严谨的科学作风、严密的科学思维及分析问题和解决问题的能力。

二、机能实验学的要求

首先要求学生了解该学科的性质、任务、内容及研究与发展概况。根据大纲的要求，针对不同阶段、不同内容，把学习的掌握程度分为：了解、熟悉、掌握、独立操作和独立完成等。

（一）实验前

1. 认真预习机能实验学的相关内容，明确实验目的要求、实验原理、实验方法与步骤及实验过程中应注意的事项，做到心中有数。

2. 结合实验内容预习相关理论知识，提出自己的观点，探索未知规律。

3. 充分估计实验过程中可能出现的问题及解决的办法。

（二）实验时

1. 认真清点实验中所需的仪器设备、手术器械、药品、动物等器材。

2. 认真熟悉所用仪器设备的性能、严格遵守操作规程，在未掌握操作方法时，不要乱动仪器设备，注意安全操作。

3. 各实验小组由小组长负责分工，轮流操作，协作完成实验。

4. 认真按照实验操作方法与步骤进行实验，细心观察实验中出现的各种现象，要准确无误地收集实验的各种信息，如实验数据、原始记录图等。

5. 对实验过程中出现的问题及时报告指导老师。

6. 注意节约使用动物和药品。

（三）实验结束后

1. 将实验仪器设备擦洗干净并认真清点，交回实验准备室。对损坏或丢失的仪器设备填表报损，按照学校有关管理规定进行赔偿。

2. 清理实验室卫生，做好动物的处理，关好水、电、门、窗。

3. 及时处理实验结果，将实验报告按时上交指导教师。

三、实验报告的书写

实验报告是学生完成实验操作后，对某项实验的目的、实验方法、实验结果如实记录并进行整理写出的书面总结。实验报告的书写有利于培养学生独立思考、综合分析问题及文字表达的能力，是实验课中的一项重要组成部分。实验报告要充分体现实验内容的科学性（各种概念、数据的使用必须准确无误）、创造性（对原有认识的新见解、新发现、或对原有方法的改进或新发明）和实用性。实验报告的书写要求如下：

1. 实验名称　实验名称要力求明确、能集中反映实验的内容。如观察苯巴比妥的抗惊效果，可写成“巴比妥类药物的抗惊厥作用”。

2. 实验人员班级、姓名、学号，实验时间（×年×月×日）。

3. 实验目的和要求　简明扼要地说明进行实验的主要目的，为什么要做这个实验，实验中需解决的问题及实验要达到的预期效果。

4. 实验器材　列出实验所用的仪器设备名称（型号）、实验材料、实验动物（体重、性别等）和实验药品（浓度）等。

5. 实验方法与操作步骤　简要描述本实验所采用的实验方法、实验技术路线（步骤）、给药顺序、观察指标和实验数据的收集方法。使其能正确地反映整个实验过程。

6. 实验结果　根据实验目的的不同，详细记录原始数据。对原始记录进行条理化整理、归类，以供统计分析数据时参考。同时应记录实验时间、条件、环境或出现的特殊情况。对原始资料不允许任意更改、捏造，不可主观选择、任意取舍。

实验结果的收集可采取叙述式、曲线记录式、绘制图表式等方法。

7. 实验结果分析与讨论　对实验中所收集的数据，首先进行统计学处理，然后结合所学专业理论知识和思考题对实验进行分析和解释，讨论实验中出现的一般性规律与特殊规律之间的关系。

8. 结论　根据对实验结果的分析、判断，从中作出结论。结论是从实验结果中归纳出的一般的概括性判断，结论应回答实验提出的主题，要求简短、符合逻辑。

四、实验室守则

1. 实验室是进行实验教学的重要场所，必须保持安静、清洁、整齐。不准高声谈笑，不准吸烟，不准随地吐痰和乱扔果皮纸屑。

2. 上实验课之前，要认真预习本次实验的内容，了解实验的目的、要求、方法、步骤及仪器的操作规程。

3. 必须遵守实验室秩序，按预定的分组要求和实验顺序，按时参加，不得随意变动。

4. 实验必须在教师的指导下进行，参加实验的学生要思想集中，认真操作和仔细观察，如实记录数据，积极分析思考，不得马虎从事，不得凑数据和抄袭他人的记录，要养成实事求是、严谨记录的科学作风，以锻炼培养学生独立操作的实验技术能力。

5. 严格纪律，遵守现场规章和制度，学生要严格按照操作规程进行实验，不准动用与本次实验无关的仪器设备、器材和实验材料，不得乱拉乱扯别组的实验器材。实验中遇到意外情况，应立即向指导教师报告，以便采取安全措施。

6. 保持实验室的安全，做好防火、防毒、防暴、防盗工作。

7. 爱护公共财物，节约水电。实验结束后，要关好水、电、气、门窗，清点仪器设备、工具、器械，办理归还手续。如有遗失，按原价赔偿。

8. 凡因不听从指导，违反操作规程而出现事故造成损失者，视情况轻重和认识程度，赔偿设备价值和修理费，并给予批评教育或纪律处分。

9. 不准私自挪用或带出实验室的设备、器材、工具等，违者给予纪律处分。

10. 实验完毕，由指导教师检查后，方能离开实验室。

第三节　机能实验设计的原理与数据处理

一、实验设计大纲

实验设计大纲的主要内容包括：立题、实验动物的选择与分组、实验观察与记录、数据整理撰写论文报告等。

1. 立题　在充分查阅资料的基础上选题，独立进行设计，拟订实施方案，然后进行具体实验。

2. 实验动物的选择与分组　根据实验设计和实验室条件，考虑选用什么动物，包括体重、年龄、性别，如何分组，多少例数，是单因素设计还是多因素设计，有无非处理因素。

3. 观察指标　详细观察实验过程中出现的现象，全面细致地做好原始记录。包括动物编号、麻醉方法、疾病模型复制、用药情况（时间、剂量、给药途径）、实验中出现的现象等，不可忽视例外情况。

4. 数据整理　将实验数据收集、整理、统计，用图或表简明地把实验结果表达出来。

5. 撰写论文报告　论文报告大致分为五部分，即前言、实验方法及步骤、实验结果、讨论和小结。

二、实验设计的基本程序

机能实验学实验设计的基本程序包括立题、实验设计、观察指标、实验资料的收集、实验结果的处理与分析、得出结论、撰写论文等过程。

（一）立　题

立题是科研工作中的重要环节，是研究设计的前提。在立题过程中需要查阅大量的文献资料进行分析研究，掌握近几年来研究的动向、取得的进展及需要解决的问题，提出新的构思或假说，从而确定研究的课题。立题的过程是一个创造性思维过程，应注重掌握的原则是，要有科学性、创新性、可行性。选题应有充分的科学依据和科学论证，遵循科学规律，有明确的目的意义。要有自己的新构思、新见解、新技术或方法，体现立题的创新性。同时考虑课题的可行性，符合实验者的主、客观条件。

（二）实验设计

实验设计是指根据研究的目的所制定出完成课题的科学实施方案。包括实验目的、实验材料和对象、实验分组和例数、技术路线、观察指标、数据的搜集和统计学处理方法。

实验设计包括三个基本要素，即：受试对象、处理因素和效应指标。

1. 受试对象（study subjects）　受试对象是指被实验的客体，受试对象可以是正常的，也可以是病理性的。机能实验学实验的受试对象主要是人或动物。

人：包括健康志愿者和病人。人作为受试对象一般是在无创伤情况下完成的，应避免实验给人带来的不必要的痛苦。

动物：动物是根据实验目的、方法及动物本身特点的不同而选择。一般实验选择的动物以狗、羊、家兔、大鼠、小鼠、蛙（蟾蜍）为主，特殊情况下，可选用灵长类动物。

2. 处理因素（study factor）　处理因素是指对实验对象施加的外部干预。包括：药物因素、物理因素（射线、外伤、温度、手术）、化学因素（毒素、营养液）、生物因素（细菌、病毒）等。处理因素的目的：一是复制人类疾病模型，观察其发病病因和机制；二是观察药物或其他手段的治疗效果（见表 1—1）。

表 1—1　　实验设计的三大要素

处理因素	受试对象	效应指标
物理刺激（电刺激）	大鼠	对脑梗死运动功能的影响
化学性（毒素）	狗	对血流动力学影响
生物学（细菌）	家兔	对温度的影响
药物（阿托品）	豚鼠	对离体回肠平滑肌的影响

在实验设计过程中，可以是单因素也可能是多因素。单因素设计是指只设计一种处理因素，观察对受试对象引起的实验效应，该设计便于分析但花费较大。多因素设计是指给多种处理因素，观察对受试对象引起的实验效应。该设计省时、省经费。

多因素分析又称多元分析或多变量分析，是研究多个相依因素（变量）之间的关系以及具有这种因素的样品之间关系的一类分析方法。多因素分析方法的一个主要任务是要简化研究问题的复杂性，以便抓住事物的主要矛盾，使研究问题明朗化，同时又可减少工作量。多因素分析的方法很多，如：正交试验、回归分析、通经分析、辨别分析、聚类分析、典型相关分析、Logistic 回归分析及主成分分析等。其主要任务是要求简化研究问题的彼此关系或彼此影响。

3. 实验和观察指标

（1）实验又分预实验和正式实验。预实验是对课题的摸索阶段，是正式实验前的重要步骤，通过对预实验结果的分析，进一步确定正式实验样本例数、实验方法的稳定性和可靠性、观察指标的全面性、药物剂量是否适当等。

（2）根据实验设计确定观察指标。观察指标是反映受试对象在经过处理后生理或病理变化的标志。

观察指标分为主观指标和客观指标，定性指标和定量指标。实验指标的选择应在重复性、可行性和认可性的前提下，着重强调客观性，尽可能选用先进仪器，采用技术和定量指标，减少主观因素。

（三）实验资料的收集与结果分析

1. 实验资料的收集　机能实验学的实验中，主要结论大都以实验数据的分析结果作为主要论据。保证实验数据收集的准确性和完整性，是实验研究过程中的重要环节，也是实验研究人员应该遵循的一条基本原则。

实验资料的记录包括以下内容：

（1）实验名称、日期、温湿度、实验者。

（2）实验对象的分组、编号。

（3）实验仪器设备的名称、产地。

（4）实验试剂与药物，包括名称、批号、来源、浓度等。

（5）实验方法步骤、麻醉、各种实验参数、给药途径和剂量。

（6）实验数据、图形。

（7）实验结果整理、存档。

2. 实验结果处理与分析　按照实验设计要求收集所有的实验数据，首先整理原始数据，整理过程中，不能人为更改实验数据。分析原始数据或资料，首先正确地识别资料类型，选择恰当的统计方法进行分析。对计量资料，原始记录满足正态分布和方差齐性要求，可用参数方法。若不满足正态分布和方差齐性要求，可选择非参数方法。对计数资料，多个样本率或构成比进行比较，有显著性差异时，两两间的比较用描述法即可。对于等级资料，可用秩和检验方法或 X 检验处理。

（四）结论

结论是从实验观察结果概括或归纳出来的判断，结论内容要准确、精练。

（五）科研论文的撰写

科研论文撰写的基本程序主要包括：文题、作者与作者单位、摘要、主题词、正文、参考文献等。

1. 文题　文题是科研论文内容的高度概括。

2. 作者与作者单位　署名的主要目的是作者对文章的内容负责，同时也体现作者所做的工作。

3. 摘要（subject）　摘要要客观、如实地反映论文的新内容、新观点和新方法，以提供文献内容梗概为目的，不加任何评论和解释。

4. 主题词（subject terms）　表达主题的词称主题词，中文期刊注明为［关键词］，外文期刊注明为关键词（key words）。

5. 正文　正文包括：实验方法和操作步骤、实验受试对象、实验条件（仪器、药品）、实验结果与统计分析、讨论与结论。

6. 参考文献　参考文献是科研论文的一个重要组成部分。文献的引用，表明了他人的学术思想、方法、理论的来源，既体现科学地继承前人的劳动，又体现了科学的严肃性。引用文献的标注方法有两种，即“顺序编码制”和“著者出版一年制”，医学类期刊多采用前者。

三、实验设计的基本原则

实验设计是建立在逻辑推理和统计分析基础上的一门科学。应遵循的基本原则是：对照、随机、重复。

1. 对照（control）　在实验过程中，为了观察处理因素对受试对象产生的影响，要进行处理前后或组组间的比较，所以实验设计必须设计对照组。设计对照组的目的在于抵消非实验因素的干扰和影响，以便作出正确的判断。对照的形式有多种，常用的方法如下：

（1）空白对照：又称正常对照，是指对受试对象不用任何处理的对照。

（2）标准对照：又称阳性对照，是指实验结果与标准值对比。如果研究药物疗效，可用已知阳性药物作为标准对照。

（3）组间对照：是指几个实验组之间相互对照。

(4) 自身对照：是指受试对象处理前后自身对比。

2. 随机（randomization） 随机是指对受试对象的实验顺序和分组进行随机分配。其目的是在同一个实验中，每一个样本都有同等机会，减少主、客观因素的影响，便于得出正确的实验结果。

常用的随机方法有以下几种：抽签法、随机数字表法、随机化分组表或随机数字键法。

3. 重复（replication） 重复是指反复多次重复实验。由于受试对象的个体差异，一次实验结果往往不够确实可靠，需要多次重复才能获得可靠的实验数据。重复一方面可以估计抽样误差的大小，另一方面验证实验的可重复性。对动物实验一般来讲，小动物（小鼠、大鼠、蛙）计量资料每组应大于10例，计数资料不少于30例；中等动物（猫、家兔、豚鼠）计量资料每组大于6例，计数资料不少于20例；大动物（羊、狗）计量资料每组不少于5例，计数资料应大于15例。

（张义军）

第二章　基础知识

第一节　动物生理实验技术

一、实验动物

实验动物学（Laboratory animal science）是20世纪50年代兴起的学科。它包括实验动物、动物实验。实验动物是医学科研工作中必不可少的基本条件。实验动物的质量直接影响动物实验结果的科学性和可靠性。随着现代医学科学技术的不断发展，对实验动物的要求越来越高。动物实验方法又是医学研究中不可缺少的重要手段，在机能学实验中，绝大多数实验都需要在动物身上进行。为了正确选择和使用动物，现将常用动物介绍如下：

（一）小鼠（mouse）

小鼠是最常用的实验动物，品系多，可供选择的范围广。成年体重：雄性18～40g，雌性18～35g。按遗传学的要求和饲养繁殖方法不同，可分为：近交系、封闭群、突变系和遗传工程学杂交培育的新体系。

1. 近交系　由于近交系遗传上的同基因、纯合性和长期稳定，其生物学上显示出表现型的同一性。小鼠的遗传个性也通过其免疫反应，对药物和化学试剂的反应，解剖、生理、繁殖、疾病、寿命等特征表达其相似的反应。这为实验研究提供了试验的重复性好，细胞组织或肿瘤移植率高的现象。

2. 封闭群　封闭群是指以非近亲交配方式进行连续 4 代以上繁殖生产，并在 5 年以上不从外部引种的封闭群体。

封闭群小鼠可以大量生产供应，适用于药物筛选，教学应用。

3. 突变系　突变系是指来自自发、放射线照射、化学诱导、病毒复制转位或基因技术育成的小鼠。小鼠突变系的出现，丰富了人类疾病的动物模型，在此基础上进行遗传学、发生学、基因调控、基因生理表达、疾病基因的诊断和治疗、疾病发生机制等研究工作。用该小鼠可进行感染人的疾病病原观察、药物筛选和实验治疗等研究。

4. 杂交动物　杂交动物是将两个或两个以上的近交系进行有计划的交配培育而成。第一代动物（F_1）的生活能力、抗病能力、繁殖力都较原亲代好，各种实验重复性好，可用于核医学、移植免疫学、细胞动力学、单克隆抗体的研究。

5. 遗传工程培育的新体系　包括转基因小鼠、嵌合体小鼠和双倍体动物。

（二）大白鼠（rat）

大白鼠是医学实验中经常使用的动物。常用的体重为 180～280g。大鼠性情较温顺，易建立条件反射。因它的垂体一肾上腺系统功能发达，常用于神经内分泌实验研究。大鼠离体子宫平滑肌收缩曲线稳定，可用于子宫收缩药的检定。除此之外还可用于营养代谢、药物学、肿瘤、消化系统及心血管系统、计划生育和中医中药等领域的研究。

（三）青蛙或蟾蜍（frog or toad）

青蛙或蟾蜍是机能实验学实验中常用的动物。该动物的特点是，其心脏在离体情况下仍可长时间有节奏地收缩。所以常用来观察心脏的生理功能及药物对心脏的影响。

青蛙或蟾蜍的腓肠肌和坐骨神经标本用于进行外周神经功能、骨骼肌及神经肌肉接头的实验，整体蛙可用于脊髓反射和反射弧的分析实验。

（四）豚鼠（guinea pig）

又名荷兰猪，性情温顺，饲养容易，成年动物体重 350～650g。其特点是：

1. 血管反应敏感，常用于观察出血和血管通透性实验。

2. 老龄雌鼠有溶血性补体，可做抗原诱导速发型呼吸过敏反应动物模型。

3. 听觉灵敏，其耳蜗和血管伸至中耳腔内，可进行耳科及听力学实验研究。

因此，豚鼠可用于免疫学、遗传学、生物化学、生理学、药理学和毒理学耳科等领域的研究。

（五）兔（rabbit）

兔是机能实验学实验中广泛应用的动物。成年兔体重为2～3kg。给药、取血方便，血量相对充足。可用于心血管系统实验，如直接记录血压，观察神经体液或药物对血压的影响；复制休克、钾代谢障碍、水肿等病理模型；消化及生殖生理、致畸作用、致热源常规检验、毒理学等方面研究。

（六）猫（cat）

猫是一种适宜于生理学研究的动物。可用于神经生理学、反射、神经细胞突传递、光和声知觉研究。另外，猫对神经肌肉接头阻断药的反应与人类接近，是研究新骨骼肌松弛药的常用动物。

（七）狗（dog）

成年狗体重为9～15kg。狗在解剖学、生理学上对疾病和反应与人极为接近，是一种中体型理想的实验动物。适合于各种急、慢性实验。广泛用于生理学、药理学、病理生理学、毒理学、新药和化学制剂试验等研究。

（八）灵长类（primate）

灵长类包括非人灵长类恒河猴（Rhesus monkey）、狒狒（baboon）、猩猩（chimpanzee）等，是广泛用于生物医学科学研究的动物。因在动物学分类和生物进化上与人接近，可用于观察药物对行为的影响。

附：常用实验动物的生理、生化指标正常值（见附表1）

附：常用实验动物与人用药剂量间的换算

在实验研究中，动物与人用药剂量之间存有一定差异。欲估计动物用药剂量时常用的方法如下：

1. 按体表面积等效剂量换算（见表2—1）

表 2－1　　实验动物与人按体表面积比等效剂量换算比率表

	小鼠 20g	大鼠 200g	豚鼠 400g	兔 1.5kg	猫 2.0kg	猴 4.0kg	狗 12.0kg	人 70.0kg
小鼠 20g	1.0	7.0	12.25	27.8	29.7	64.1	124.2	387.9
大鼠 200g	0.14	1.0	1.74	3.9	4.2	9.2	17.8	56.0
豚鼠 400g	0.08	0.57	1.0	2.25	2.4	5.2	4.2	31.5
兔 1.5kg	0.04	0.25	0.44	1.0	1.08	2.4	4.5	14.2
猫 2.0kg	0.03	0.23	0.41	0.92	1.0	2.2	4.1	13.0
猴 4.0kg	0.016	0.11	0.19	0.42	0.45	1.0	1.9	6.1
狗 12.0kg	0.008	0.06	0.10	0.22	0.23	0.52	1.0	3.1
人 70.0kg	0.0026	0.018	0.031	0.07	0.078	0.16	0.32	1.0

（此表摘自《药理实验方法学》第二版）

例如，某人体重 70kg，每日口服 10mg 药解热有效，试求小鼠退热所用剂量？

小鼠用量＝10mg×0.0026＝0.026mg

即小鼠所用剂量约为 0.026mg/kg。

2. 按公斤体重计算（见表 2－2）

表 2－2　　实验动物与人每公斤体重折算系数表

折算系数（W）		A 组动物或人						
		小鼠 20g	大鼠 0.2kg	豚鼠 0.4kg	兔 1.5kg	猫 2kg	犬 12kg	成人 60kg
B组动物或人	小鼠 20g	1.0	1.4	1.6	2.7	3.2	4.8	9.01
	大鼠 0.2kg	0.7	1.0	1.14	1.88	2.3	3.6	6.25
	豚鼠 0.4kg	0.61	0.87	1.0	1.65	2.05	3.0	5.55
	兔 1.5kg	0.37	0.52	0.6	1.0	1.23	1.76	3.30
	猫 2kg	0.30	0.42	0.48	0.81	1.0	1.44	2.70
	犬 12kg	0.21	0.28	0.34	0.56	0.68	1.0	1.88
	成人 60kg	0.11	0.16	0.18	0.304	0.371	0.531	1.0

已知某种动物每公斤体重用药剂量，欲求另一种动物用药剂量时，先找出折算系数（W），按下式计算：

B种动物用药剂量（mg/kg）＝W×A种动物的剂量（mg/kg）

例如：已知家兔静脉注射某药的最大耐受量为15mg/kg，试求小鼠最大耐受量为多少？

A种动物为家兔，B种动物为小鼠，其交叉折算系数为2.7。

$$2.7\times 15mg=40.5mg/kg$$

20g小鼠最大耐受量为40.5mg。

3. 用动物ED_{50}，LD_{50}或耐受量等来换算人用剂量

（1）由动物实验中该药与已知药物效价比值估算一般认为人首次剂量应为动物的1/10ED_{50}，对新型化合物，其临床效能尚难肯定者，首次剂量不应大于动物的1/60ED_{50}。也有人认为人的首次剂量应为动物LD_{50}的1/10～1/20或1/60LD_{50}。

（2）由动物最大耐受量估算从大量动物实验（猴或狗）过渡到人体实验，人的首次用量应小于狗（或猴）的最大耐受量，按体重计算往往取狗或猴的最大耐受量的1/5～1/20或更小些。此外也可以用成年狗（约10kg）的1日总量或其半量，作为人（50kg）的1日用量。

例如：某药动物亚急性毒性试验表明，最大耐受量约为每日40mg/kg，按10kg体重计算，每日总量为400mg，若按动物用量的1/10ED_{50}推算，则成人（50kg）可以用200～400mg/d。此量如按体重计算，则人用剂量为每日4～8 mg/kg，即相当于狗用剂量的1/10～1/5。

（张义军）

二、动物实验的基本技术方法

（一）动物捉拿固定方法

小鼠：捉拿时右手抓住鼠尾，放在较粗糙的台面或鼠笼盖铁纱网上，在其向前爬行时，右手向后拉尾，用左手拇指和食指抓住小鼠的两耳和头颈部皮肤将其置于左手心中，拉直四肢并用左手无名指压紧尾和后肢。另一捉拿法只用左手，先用食指和拇指抓住小鼠，用手掌及小指夹住其尾部，再以拇指及食指捏住其颈部皮肤。取尾血及尾静脉注射时，可将小鼠固定于固定器上，如图2－1所示。

大白鼠：将大白鼠放在粗糙的台面或笼盖上，用右手将鼠尾拉住，用

左手拇指和食指抓紧两耳及头颈部，其余三指夹住背腹部，如图 2－2 所示。对于身体特别大或凶狠咬人的大白鼠，可先用布巾裹其（露出口鼻），然后进行操作。若需做手术，则麻醉后绑在固定板上。

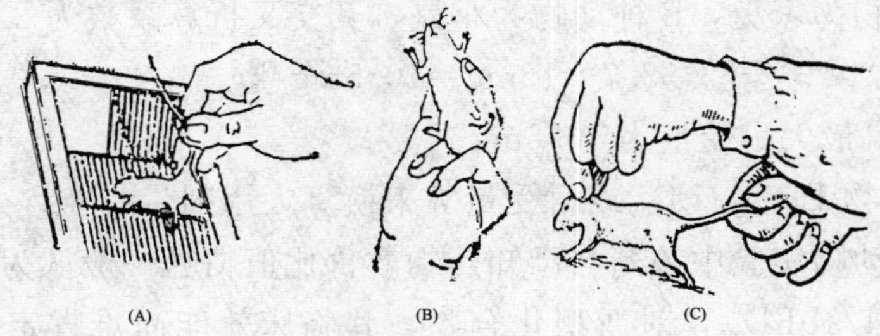

图 2－1 小白鼠的捉拿方法

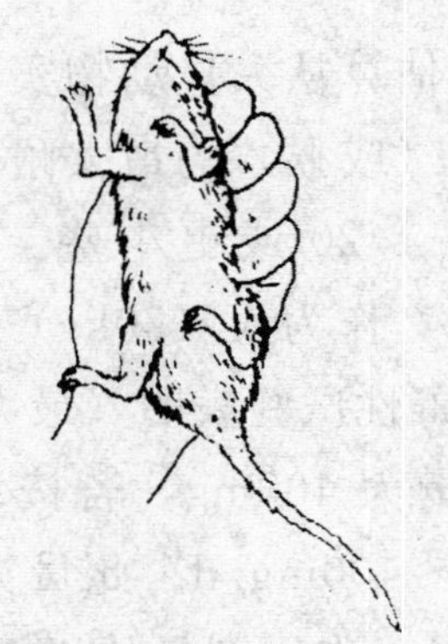

图 2－2 大鼠的捉拿方法

豚鼠：先用右手掌迅速、轻轻地扣住豚鼠背部，抓住其肩胛上方，以拇指和食指环握颈部，对于体型较大的豚鼠，可用另一手托住其臀部，豚鼠的固定方法基本同大鼠，如图 2－3 所示。

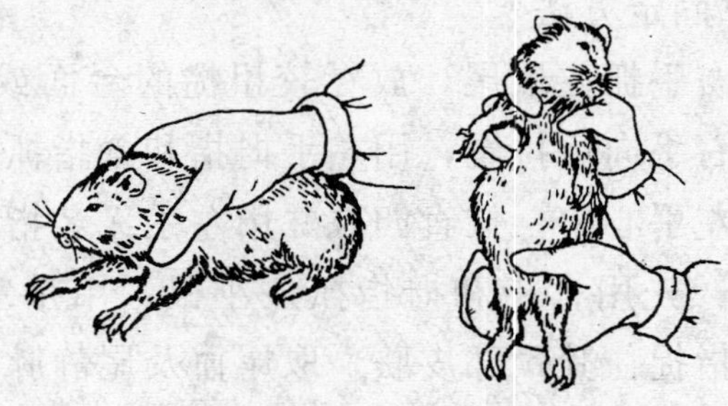

图 2－3 豚鼠的捉拿方法

家兔：右手抓住其颈部皮肤，将兔捉住（捉的面积越大，其吃重点越分散）。用左手托住其臀部或腹部，使躯干重量大部分集中在左手上，然后按实验要求固定，如图 2－4 所示。做家兔耳血管注射或取血时，可用兔盒固定。做各种手术时，可将家兔麻醉后固定在手术台上。

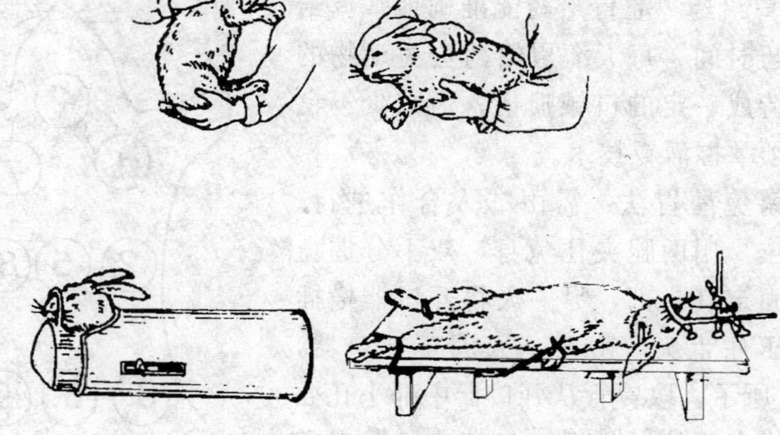

图 2－4 家兔的捉拿与固定方法

狗：抓取犬时，需要用特制的长柄钳夹住其颈部，套上犬链，用绷带将其嘴巴捆绑结实，将绷带再绑于其颈部，以免捆绑狗嘴的绷带脱落。如实验需麻醉时，可先静脉麻醉后，再取下犬链，解绑，把动物放在实验台上，按实验要求固定。

蟾蜍（蛙）：一般用左手捉蟾蜍（蛙），用食指和中指夹住左前肢，用拇指压住右前肢。用无名指和小指夹住两下肢并拉紧。一般实验需将蟾蜍破坏脊髓和延髓后方可进行固定，此时可用脊髓破坏针由蟾蜍的枕骨大孔刺入向下穿刺破坏脊髓，向上穿刺破坏延髓，此时动物四肢张力全无，可用图钉钉四肢固定于蛙板上。

（二）动物的编号

狗、兔等动物可用特别的金属号码牌固定耳上。白色家兔和小鼠可用黄色苦味酸涂于毛上标号。如编号 1～10，将小鼠背部分前肢，腰部，后肢的左，中，右部共九个区域，从左到右为 1～9，第 10 号不涂黄色，如图 2－5 所示。

（三）动物的给药方法

1. 自动口服给药　将药物放入饲料或溶于饮水中，由动物自动摄入体内。此法的优点是：操作简便，不会因操作失误而致动物死亡。不足的是由于动物状态和饮食嗜好的不同，饮水和摄入食物量的不同。不能保证用药的药效分析的准确性。该方法一般用于长期给药的动物疾病的防治、药物的毒性观察等实验。

2. 灌胃给药　灌胃给药能准确地掌握给药量和给药时间。每天灌胃给药会对动物的上消化道造成一定的机械损伤。为减少不良影响，必须掌握灌胃技术。

(1) 家兔灌胃法：需由二人合作进行。一个取坐位，用两腿夹住兔身，双手分握兔耳及前肢固定其头部，另一人将开口器横插兔口内，压住舌头。由前一人固定开口器，如图 2—6 所示。取胃管从开口器中部小孔插入食道，注意插管时易误入气管，可引起家兔剧烈挣扎和呼吸困难。也可将胃管的外段浸入水中，如有气泡吹出，表明插在气管内，此时应拔管重插。当判明胃管确实在食道内后，取吸入药液的注射器连入胃管上，将药液注入，再推入少量的空气使胃管中不致有药液残留。慢慢拔出胃管，取出开口器。

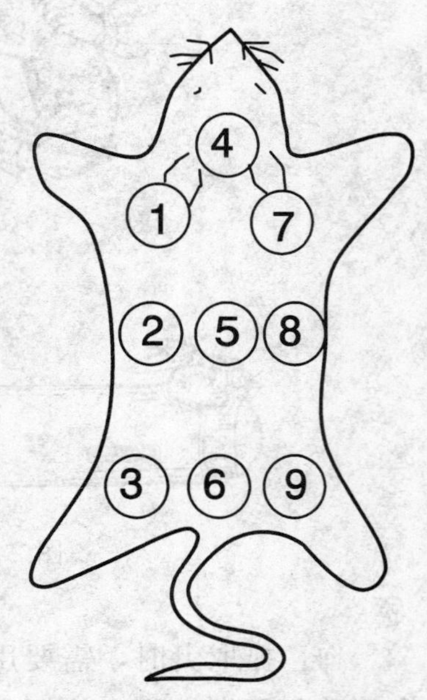

图 2—5　小鼠的背部编号方法

(2) 小鼠灌胃法：用左手仰持小鼠，使其头部充分伸直，但不易抓得过紧，以免窒息。右手拿起连有小鼠灌胃管的注射器，小心自口角插入口腔，再从舌背面紧沿上腭进入食道，注入药液，如图 2—7 所示。操作时，左手固定小鼠时一定要将其头颈部拉直，如插管时偶有明显阻力，应拔出另插。

3. 注射法给药

(1) 皮下注射：对大多数实验动物来说，皮下注射最适宜的部位是颈背，腋下，侧腹或后腿肢体、臀部等。小鼠、大鼠和豚鼠一般用手固定，家兔、犬则固定在实验台上。不同实验动物的注射部位有所不同，犬、猫多在大腿外侧，豚鼠在大腿内侧或小腹部，大鼠可在左侧下腹部。其操作方法是：用左手轻轻抓起皮肤，右手把注射针头插入皮肤皱褶的基底部，针头进入皮内 5～10mm，如针头易于摆动表明已刺入皮下，缓慢注入药液后，拔出针头，并用手指轻压注射部位，以防药液漏出。

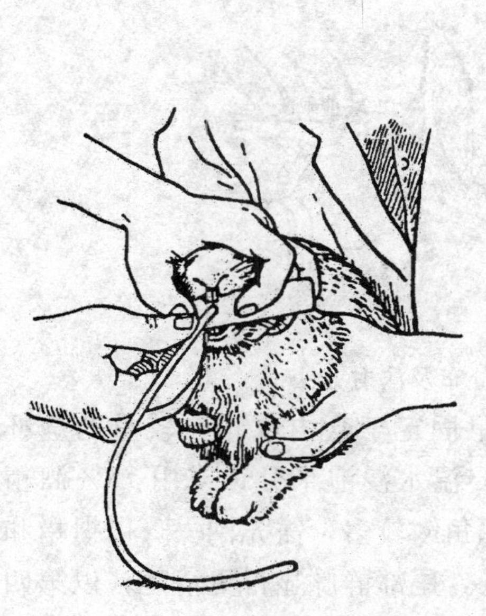
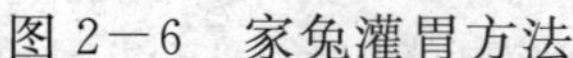

图 2－6　家兔灌胃方法

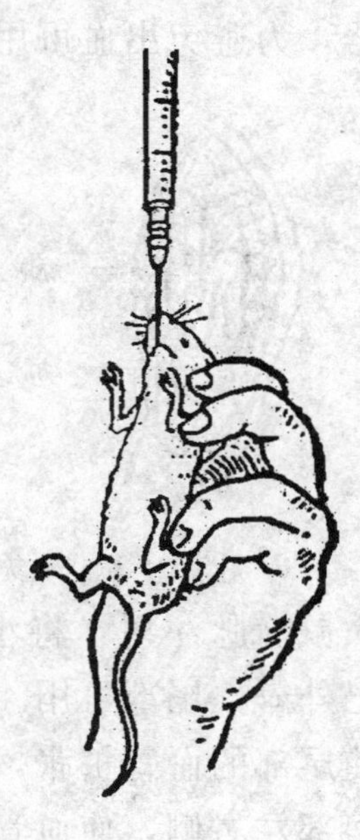

图 2－7　小鼠灌胃方法

(2) 肌肉注射：应选择肌肉发达、血管丰富的部位，注射时先将动物固定，注射部位应剪去被毛，用酒精棉球消毒后将注射针头刺入肌肉组织内，回针栓如无回血后，方可注入药液。

(3) 腹腔注射：兔狗等动物腹腔内注射，需由助手抓住动物，使其腹部向上，在下腹部约 1/3 处略靠外侧（避开肝和膀胱）将注射针头刺入腹腔，回抽针栓，观察是否插入脏器或血管，然后再注射。此方法常用于小鼠、大鼠给药。给药时，左手捉拿动物，使腹部向上，右手将注射器针头从下腹部朝头方向刺入腹腔，深度 3～5mm，进入腹腔时可有落空感，回抽注射器若无血液或尿液时，表明针头未刺入肝、膀胱等脏器，即可注入药物。为避免伤及内脏，可使动物处于头低位，使内脏上移。

(4) 静脉注射：静脉注射要根据不同的动物选择不同的注射血管。下面以小鼠、大鼠、家兔、犬等动物的注射方式加以介绍。

家兔的耳缘静脉注射：将家兔固定，剪去耳缘部位的被毛。用酒精棉球深擦或用手指轻弹耳缘使局部血管扩张，注射针头以静脉近末梢插入血管，轻轻回抽针栓如有回血，即可将药物注入，如图 2－8 所示。注射完毕抽回注射器，为避免出血可用干棉球压迫注射部位。

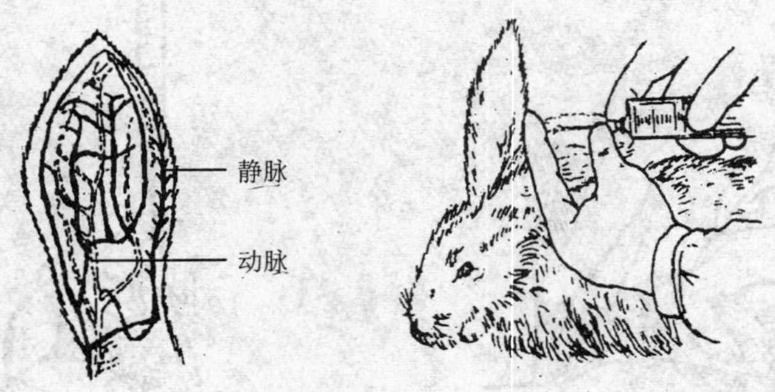

图 2－8　家兔耳缘血管分布及注射方法

小鼠、大鼠静脉注射：将小鼠或大鼠固定于盒内或扣在较重的烧杯内，使其尾巴外露，尾部可用 45℃～50℃温水浸泡半分钟或用 75％酒精棉球擦之，使尾部的血管扩张，大鼠尾部角鳞较多，需先刮去。以拇指和食指捏住尾根部左右侧，使血管更加扩张，尾部静脉显得更清楚，以第四指和小指夹住尾端部，以中指托起尾巴，以使尾巴固定，如图 2－9 所示。用 4 号细针头选其两侧静脉距尾尖 2/3 处水平方向向心进针。应注意注入药液时是否通畅，若阻力较大，注射部位皮下发白，表示药液没进入静脉内，应更换部位重新注射，注射完毕后，用棉球轻轻揉压注射部位。以免出血。

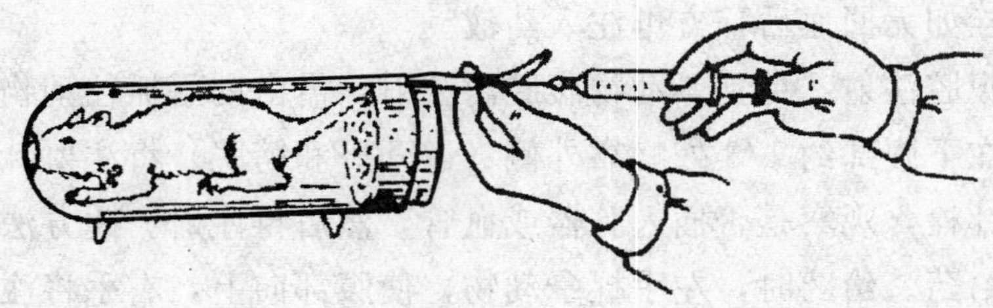

图 2－9　小鼠尾静脉注射

狗的前后肢静脉注射：将狗固定后，将狗前肢内侧静脉部或后肢小隐静脉部剪去毛，在静脉向心端处用橡皮带绑紧使血管充血。局部消毒后，针向近心端刺入静脉，为保证药物确实注入静脉，应回抽针栓，如有回血后，放松橡皮带，缓慢将药物注入。

蟾蜍的腹壁静脉注射：将已破坏脊髓的蟾蜍固定于蛙板上，剪开腹部皮肤，沿腹部正中线左侧约1cm处剪开腹肌并翻转，可见腹静脉沿腹壁下行，注射时用左手拇指和食指捏住腹壁肌肉，稍向外拉，用中指在下顶起腹壁肌肉，右手持注射器，将针头沿血管水平方向刺入即可。

（5）蛙（蟾蜍）淋巴囊注射：蛙的皮下有数个淋巴囊（见图2－10），注入药物易吸收。一般以腹淋巴囊作为给药途经，注射方法为一手抓住蛙，固定四肢将腹部朝上，另一手取注射器，将注射针头从蛙大腿上端刺入，经过大腿肌层入腹壁皮下进入淋巴囊，然后注入药液。因为针刺经过肌层，因此当拔针时刺口易于闭塞，可避免药液漏出。注射量0.1～1.0mL/只。

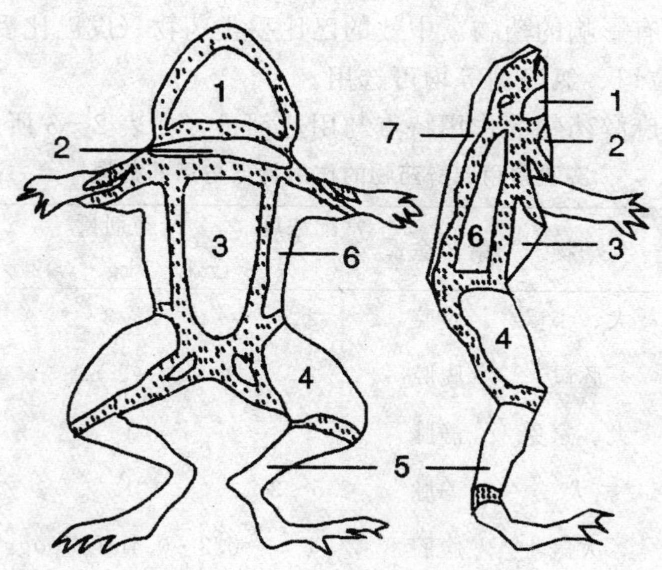

图2－10　蛙皮下淋巴囊

（四）动物的麻醉方法

实验动物的麻醉，是机能实验中的重要环节。恰当的麻醉，可保证手术的成功和整个实验的顺利进行。在动物实验中所用麻醉药品可为全身麻醉和局部麻醉两大类。全身麻醉又分为吸入麻醉和非吸入麻醉两种。

1. 吸入性麻醉法　常用药物有乙醚、氯仿、氟烷等。将较小动物（如小鼠、大鼠、豚鼠等）扣在玻璃罩内或烧杯中，然后把含有定量的麻醉药物棉球或纱布放入杯中，动物因吸入麻醉药物而被麻醉。较大的动物如猫、兔可放入麻醉箱中，通过向箱内注入麻醉药品而将动物麻醉，一般常用乙醚进行麻醉。优点为安全系数大，麻醉深浅易掌握。缺点是对上呼吸道黏膜有较强的刺激作用，使分泌物增加，易发生呼吸道阻塞，为减少这类的不良反应，可在麻醉前注射阿托品，以减少腺体分泌。

2. 非吸入性麻醉法（注射麻醉法） 非吸入性麻醉药在动物实验中应用甚广。各种非吸入性麻醉药物的选择，可因动物和实验目的及手术经过等因素而不同。狗和兔的慢性实验可用戊巴比妥钠麻醉较好。麻醉时间可持续 2～3 小时，麻醉后死亡率低。对大鼠亦适用，但麻醉时间仅持续 1 小时左右。对小鼠的麻醉时间则很短，不宜长时间手术。

对急性实验麻醉药物的选择标准主要是麻醉平稳，呼吸抑制作用小，对实验结果没有影响的药物。中效的巴比妥类药物（戊巴比妥钠、异戊巴比妥钠）、乌拉坦、氯醛糖等均可选用。

实验常用麻醉药物的作用特点与用药剂量（如表 2－3 所示）。

表 2－3　　实验常用麻醉药物的作用特点与用药剂量

药名	动物	给药途径	常配浓度（%）	给药剂量〔mL/（kg・w）〕	维持时间
戊巴比妥钠	大、小鼠	腹腔	2	2～3	3～5h
	豚鼠	腹腔	2	2～2.5	
	犬、家兔	静脉	3	1	
巴比妥钠	犬	静脉	2.5～3	1	2～4h
	大鼠	腹腔	1	0.3～0.4mL/100g	
氨基甲酰乙酯（乌拉坦）	犬、家兔	静脉	20	2.5～3.3	2～4h
	大、小鼠	腹腔	10	1.5mL/100g	
氯胺酮	家兔、犬	静脉	1	0.3～0.5	30min
	大鼠	肌肉	1	0.6mL/100g	
	豚鼠	腹腔	1	0.8mL/100g	
普鲁卡因	各种动物	脊髓、黏膜	1～2	视情况而定	30min

（五）常用实验动物的取血方法

1. 小鼠和大鼠

剪尾尖取血：将鼠装入固定器内，露出鼠尾，用手擦揉或置于45℃～50℃温水中浸泡，或用二甲苯涂擦，使尾静脉充血后，剪去尾尖，血即流出。此法适用于少量血样的采取，如血象检查。

球后静脉丛取血：此法的穿刺部位是在眼球和眼眶后界之间的后眼眶静脉丛。采用内径一端为1～1.5mm，另一端扩大成喇叭形的毛细玻璃管，管长约15cm。取血时，左手拇指和食指，中指捏住鼠颈部，利用捏紧的压力，使静脉丛淤血。眼球充分外突，右手持取血管，由内侧眼角将其尖端向眼眶后壁插入，平行地向喉头方向推进，深4～5mm即达静脉丛，轻轻转动玻管并少回缩一点，血液即流管内，如图2－11和图2－12所示。小鼠一次采血0.2mL，大鼠0.5mL。

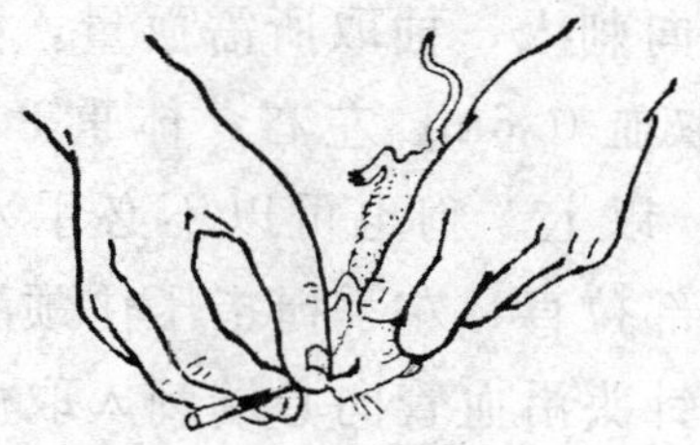

图2－11　小鼠后眼眶静脉丛取血方法

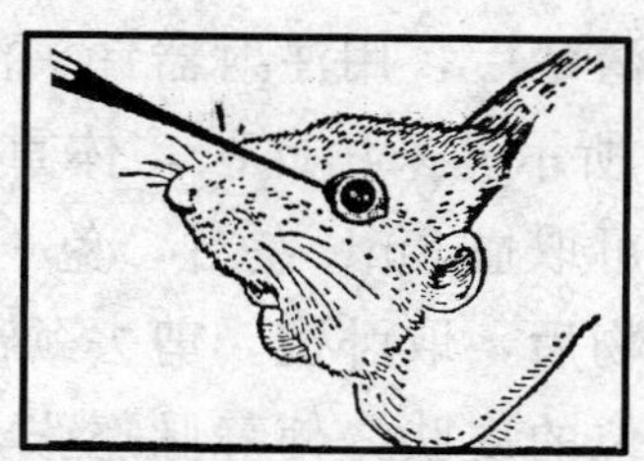

图2－12　大鼠后眼眶静脉丛取血方法

断头取血：如在实验结束时取血，可用剪刀在鼠颈部将鼠头剪掉，立即将鼠颈向下，提起动物，对准已备好的容器，鼠血即可从颈部很快滴入容器内，如图2－13所示。

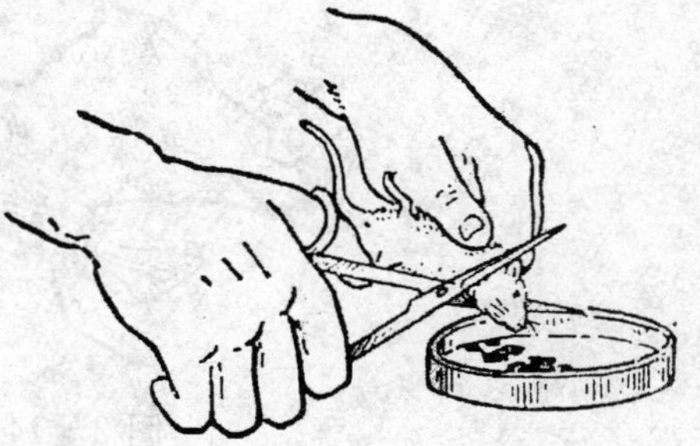

图2－13　小鼠断头取血方法

2. 家兔和豚鼠

心脏取血：将动物仰卧固定在手术台上，剪去心前区的毛，用碘酒和酒精消毒皮肤。用左手触摸胸骨左缘第3，4肋间隙，选心脏跳动最明显处作穿刺点。右手持注射器，将针头插入胸腔，通过针尖感到心脏跳动时，将针头刺入心脏，然后抽出血液。

兔耳缘静脉取血：用手轻弹耳壳，或用二甲苯涂擦皮肤使血管扩张，在兔耳中央有一条较粗且颜色较鲜红的中央动脉。以左手固定兔耳，右手取注射器，在中央动脉末端沿动脉平行向心方向穿刺于动脉，即可见动脉血进入针筒。取血后注意止血。此法一次可抽血 5mL。另外，也可待中央动脉充血后，用锋利小刀在靠耳尖动脉分枝处轻轻切一小口，兔血即由血管破口处流出，取装有抗凝剂的试管接血。

耳缘静脉取血法操作步骤基本同以上方法。

3. 犬

前后肢皮下静脉取血：方法与注射麻醉法相同。

颈外静脉或颈总动脉取血：狗，兔，大鼠都可采用此种方法取血。将麻醉动物固定于手术台上，作颈外静脉或颈总动脉分离手术。颈外静脉暴露清楚后，用注射器针头沿静脉平行方向刺入，抽取所需血量，如图 2－14 所示。采用此法，体重 20g 小鼠可取血 0.6mL 左右，体重 300g 的大鼠可取血 8mL 左右，兔一次取血 10mL 以上。狗也可以不必手术，固定动物后，取卧位，剪去颈部被毛，将颈部拉直，左手拇指压住颈静脉入胸部位的皮肤，使静脉怒张，右手持注射针头沿血管向心端刺入取血。此法一次可取较多量的血。

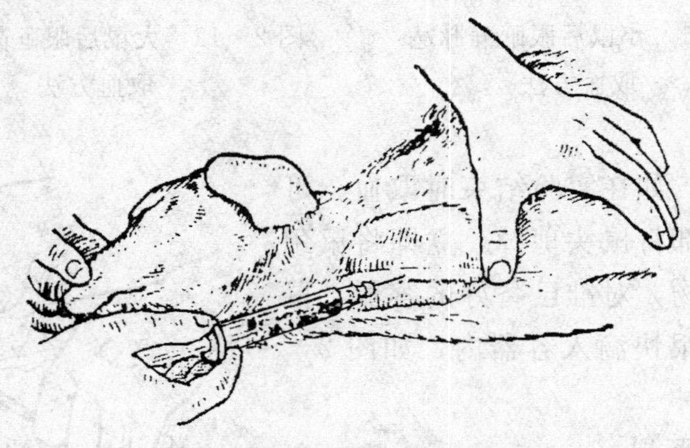

图 2－14　狗颈静脉取血方法

（陈维宁）

三、常用手术器械及用途

1. 手术刀　由刀片和刀柄组成，可分为大、中、小号不同类型。不同手术部位，使用不同类型的刀。如切割皮肤需用大号；一般脏器组织的切割可用中号；特殊部位的手术可用小号手术刀。

手术刀的基本使用方法有多种，常用持弓手法，该法类似于拉小提琴的持弓手法，即以右手中指、无名指按压在手术刀柄的外侧缘，拇指放在刀柄的内侧缘，食指按压在刀片后 1/3 处。使用过程中，以中指、无名指和拇指的力量控制切开组织的方向，以食指的按压力控制切开组织的深度。这种刀法适合于皮肤的切开，具有很大的随意性，既可作垂直切割，又可作水平切割。

2. 止血钳　主要用于止血和分离组织。止血钳有大、中、小 3 种规格，每一规格的止血钳又分为直、弯两种类型。正确的使用方法是：以拇指、中指或无名指分别套入止血钳的套扣内，控制止血钳展开的力度，以食指放在止血钳的关节部位，控制方向和钳夹组织的准确性。

3. 镊子　可分为组织镊和眼科镊。组织镊主要用于钳夹组织及分离组织。眼科镊在机能学实验中分离血管，以及在动静脉插管中使用。组织镊又分为大、中、小三种规格，眼科镊又分为直、弯两种规格。正确使用组织镊的方法是：以食指、中指放在镊子的外侧缘，集三指的力量实施操作动作。

4. 剪刀　有组织剪和眼科剪 2 种，每种又有直、弯两种规格，使用的手法与止血钳类似。组织剪用于剪动物皮肤和组织。眼科剪主要用于剪小的组织和血管。

5. 持针器　持针器是专门钳夹缝合针的一种器械，其结构、分类及使用方法与止血钳相同。持针器头要比相同大小的止血钳短而粗，此特点可与止血钳区分。

6. 缝合针　有圆针和角针两种，每种又有大、中、小多种类型。圆针的边缘呈圆钝样，用于缝合组织；角针边缘锋利，仅用于缝合皮肤组织。在使用时应与持针器合用。

7. 金属探针　在实验中主要用于破坏蟾蜍的脊髓用。

8. 玻璃分针　是由玻璃棒拉制成两头细尖的探针。主要用于分离神经和血管组织，虽然针端较尖细，因是玻璃而制，其表面光滑，所以分离时对神经组织和血管的损伤很小。

四、基本操作方法

（一）动脉插管及气管插管术

在急性血压实验中，一般采用颈动脉插管法来检测动物的血压变化。实验中动物以狗、猫、兔、大鼠常用。现以家兔为例，对实验过程加以介绍（见图 2－15）。

1. 实验器材　兔动脉插管，气管插管，手术器械 1 套。动脉夹，缝合线，兔解剖台。5mL 注射器，止血纱布。

2. 药品　20％乌拉坦溶液或 3％戊巴比妥钠溶液、1％肝素生理盐水溶液、3％枸橼酸钠溶液。

3. 方法与步骤

（1）术前准备：取家兔一只称体重后以 20％乌拉坦（4mL/kg 体重）或以 3％戊巴比妥钠（1mL/kg 体重）由耳缘静脉注射麻醉。麻醉后应密切观察动物的情况，待角膜反射消失，腹式呼吸平稳后，将动物四肢套上细绳，仰卧位固定于兔解剖台上。用兔头夹固定头部，或用细线绳拉住兔牙，尽量使颈部伸直。剪去颈部被毛，并用湿纱布清理手术范围。

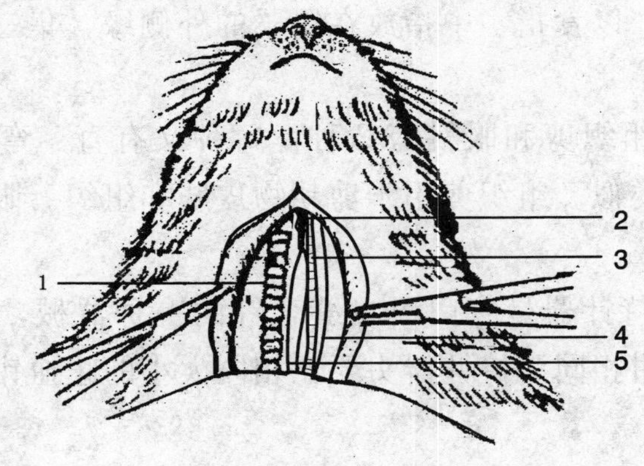

图 2－15　兔颈部解剖

1. 气管　2. 交感神经　3. 颈总动脉　4. 迷走神经　5. 减压神经

（2）分离颈总动脉：两手术者左手持组织镊轻轻提起颈部两侧皮肤，沿正中线离下颌下 3cm 至锁骨上 1cm 处剪开皮肤约 1cm 的小口。然后用止血钳由小口进入贴紧皮下向上钝性分离皮下筋膜约3cm，再用剪刀剪开皮肤。用同样的方法向下分离皮下筋膜，剪开皮肤约3cm，并及时止血、结扎出血点。此时用止血钳夹住两侧缘皮肤切口向外牵拉，以充分暴露手术视野。用止血钳钝性分离皮下筋膜，暴露肌层组织结构和气管。在气管的表面有2条肌肉组织走向。一条与气管走向一致，并覆盖于气管表面上的胸骨舌骨肌，另一条肌肉走向是向侧面斜行的胸锁乳突肌。在这2条肌肉组织的汇集点上插入止血钳，向下钝性分离肌肉组织后，即可清晰地暴露出深部组织内的颈动脉血管鞘。用蚊式止血钳细心分离血管鞘膜，分离颈总动脉表面的神经纤维。于靠近锁骨端，分离出约3cm长的颈总动脉血管，并在其下面穿入2根手术线备用。另一线结扎远心端血管，再用动脉夹夹住近心端，以便插管。

(3) 颈总动脉插管：在靠近颈总动脉血管远心端处，用眼科剪呈45°剪开血管直径的1/3。用弯眼科镊的弯头由剪开口处插入血管腔内，轻轻挑起血管，可见管腔呈现一小“三角口”，迅速沿着此切口准确地插入充满抗凝剂的动脉插管，并结扎固定。放开动脉夹，此时血液充入插管内，可进行动脉血压的测量。

(4) 分离气管：用止血钳插入到两侧的胸骨锁骨肌之间作钝性分离。用弯止血钳将气管与背侧面的结缔组织分离，游离气管约5cm，在气管下面穿一线备用。

(5) 气管插管：用手术刀或手术剪在喉头下2～3cm处的两气管软骨环之间作一倒T型切口，切口不宜大于气管直径的1/3。将气管插管由切口向胸腔方向插入气管内，用备用的细线绳结扎插管，并固定于分叉处，以免脱落。

4. 注意事项

(1) 颈部手术与其他部位手术一样，动作要轻柔，力戒粗暴操作。分离皮下结缔组织、肌肉组织，应顺肌纤维方向。

(2) 手术中要及时止血，若出现渗血，可用纱布压迫止血。少量出血时应及时找到出血血管进行结扎。

(3) 动脉插管有时可因插管过细和抗凝剂用量不足而致凝血，应将插管拔出，及时清除凝血块，重新插入。

(4) 在插管之前，颈动脉插管加入抗凝剂后压力应在120mmHg左右为宜。

(5) 实施插入气管手术前，如气管内有血液或分泌物，要用棉球擦净，以保证呼吸道通畅。

(6) 如果动物气管内有“呼噜”声或伴有呼吸困难时，可用连有细胶管的注射器进行抽吸，清除呼吸道分泌物，保证气道通畅。

(二) 输尿管插管术

在机能实验中输尿管插管术是基本手术方法之一。通过该手术来收集尿液，观察尿生成的变化规律，对尿液进行理化检验分析，验证药物的利尿作用和机理，以及分析肾脏泌尿功能改变的规律（见图 2－16）。

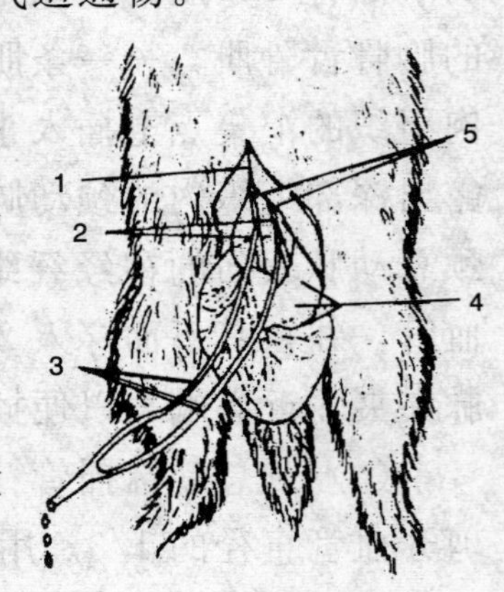

图 2－16　兔输尿管导尿法

1. 腹部切口　2. 导尿管插入处　3. 导尿管　4. 膀胱　5. 输尿管

1. 实验器材　兔解剖台、手术器械 1 套、缝合线、棉球、输尿管插管、注射器（2mL，10mL，50mL）。

2. 药品　20％乌拉坦溶液、生理盐水溶液。

3. 方法与步骤

(1) 术前准备：取体重在 2kg 以上的家兔一只，用 20％乌拉坦（4mL/kg 体重）由耳缘静脉缓慢注入麻醉。当动物出现肢体软弱无力，角膜反射基本消失时，即为麻醉较为合适。将麻醉后的家兔以仰卧固定于兔解剖台上。剪去耻骨联合以上腹部的部分被毛。

(2) 分离输尿管：切开下腹部皮肤，在耻骨联合上缘 0.5cm 处沿腹白线切开约 0.5cm 小口，用止血钳夹住切口边缘并提起。用手术刀柄上下划动腹壁数次（分离腹腔脏器），然后向上、向下切开腹壁组织 3～4cm。找出膀胱，轻压腹壁，将其向上翻移至腹外，辨清输尿管进入膀胱被侧的部位（即膀胱三角）后，细心用玻璃分针分离出一侧输尿管。

(3) 输尿管插管：在输尿管靠近膀胱处用丝线结扎，另用一线穿入输尿管下方，并将其轻轻提起，用小拇指托起输尿管，用眼科剪在输尿管表面呈 45°角剪开输尿管（约管径的 1/2），用镊子夹住切口的一角，向肾脏方向插入充满生理盐水的插管，并用丝线结扎固定，防止导管脱落。将输尿管导管平放，直至见导管出口处有尿液慢慢流出。

4. 注意事项

(1) 打开腹腔时，勿伤及内脏。手术结束后应用温热生理盐水纱布覆盖保持腹腔温度与湿度。

(2) 输尿管插管要准确地插入输尿管管腔内，防止将导管插入输尿管黏膜下。

(3) 输尿管插管内要先充满生理盐水，不能有气泡，不能扭曲，以免导尿不畅。

(4) 插管时掌握轻、准、快的原则。更应注意不能牵拉输尿管，以防输尿管挛缩导致尿液排出受阻。

(三) 迷走神经、交感神经及减压神经的分离

1. 颈部神经的分布情况　颈部神经的分布因动物种类而异。

兔：在气管外侧，颈总动脉与三根粗细不同的神经在结缔组织膜的包绕下形成血管神经束。其中最粗者呈白色为迷走神经主干；较细者呈灰色，为颈部交感神经干，交感神经有到心脏去的分支；最细者为减压神经，居于迷走神经和交感神经之间，属于传入神经。其神经末梢分布在主动脉弓血管壁内。

猫：迷走神经与交感神经干并列而行，粗大者为迷走神经干。较细者为交感神经，减压神经并入迷走神经中移行。

狗：在颈总动脉背侧仅见一较粗大的神经干，称为迷走交感神经干。迷走神经的结状神经节与交感神经的颈前神经节相邻。迷走神经于第一颈椎下面进入颈部，与交感神经干紧靠而行，并被一总鞘所包，联合而成迷走神经干。但进入胸腔后，迷走神经与交感神经即分开移行。

兔、猫、狗左侧颈部神经的分布比较如图 2－17 所示。

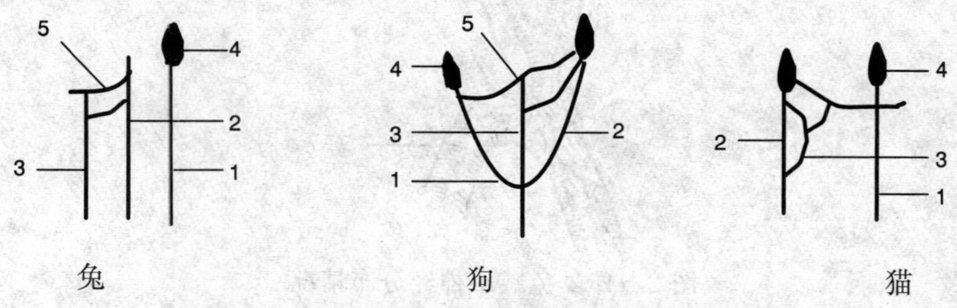

图 2－17　兔、狗、猫左侧颈部神经分布比较

1. 交感神经　2. 迷走神经　3. 减压神经　4. 上颈神经节　5. 上喉头神经

2. 颈部神经的分离方法　分离方法同颈总动脉。只是在找到颈总动

脉神经束后，将动脉附近的结缔组织捏住，轻轻拉向外侧，或在动脉下面穿过一根线，轻轻提起，即可看到血管、神经自上而下排列在结缔组织膜上。根据各条神经的形态、位置和行走方向等特点来辨认。迷走神经和交感神经很容易辨别。减压神经在家兔为一条独立的神经，沿交感神经外侧向后走行（在人、马、牛、猪、狗、猫，此神经并不单独走行，而是走于迷走、交感干或迷走神经中）。因减压神经易受损伤，故应先用玻璃针将其周围组织分离，然后再分离其他神经，一般分离 2～3cm 长即可。分离后，用经生理盐水湿润的细线分别穿好，并各打一虚结备用。为了便于识别，不同神经最好用不同颜色的线。

（1）兔减压神经在颈部的正常结构和位置：兔的迷走神经结状神经节发出两支神经：一支为喉前神经，另一支为减压神经。减压神经在甲状软骨后缘水平位自结状神经节的后端发出，向后行于交感神经的外侧方。此神经很细，在胸腔前口与交感神经交叉。左侧减压神经沿颈总动脉向后走行，然后行于颈动脉的背侧，右侧减压神经在动脉弓和心外神经丛内分支（见图 2－18）。

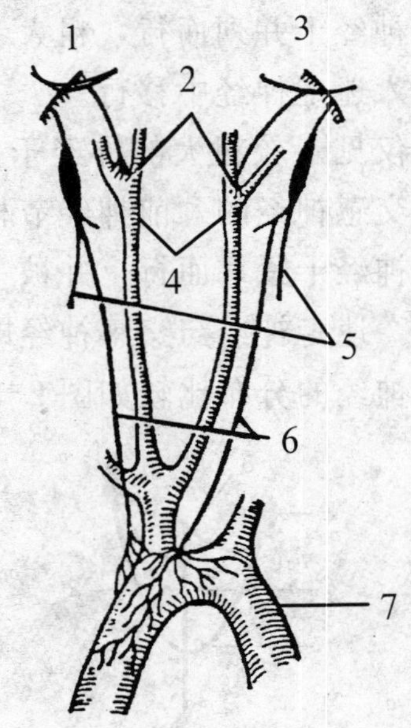

图 2－18　兔减压神经分布情况

1. 延脑　2. 颈动脉窦　3. 延脑　4. 颈动脉　5. 迷走神经　6. 减压神经　7. 主动脉弓

（2）减压神经的正常位置：一般介于交感和迷走神经之间，但其位置常有变异，且变异率很大（见图2—19）。

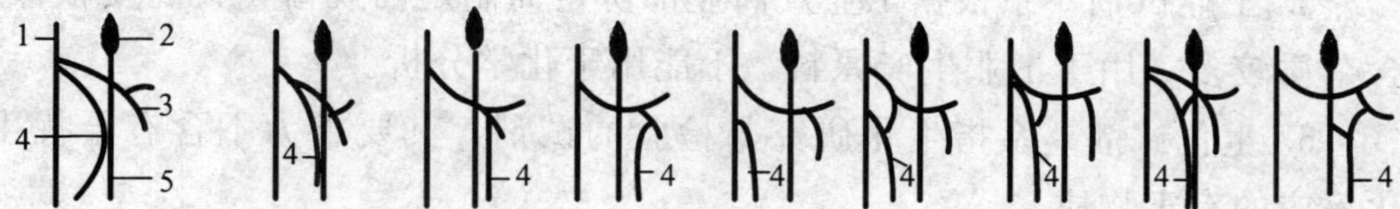

图2—19　兔减压神经变异类型

1. 迷走神经　2. 上颈神经节　3. 上喉头神经

4. 减压神经　5. 交感神经

3. 注意事项

（1）动物颈部神经的分布因种类不同有较大差异，故在手术前应充分了解该动物颈部神经分布情况，以便能准确无误地将神经分离。

（2）分离神经时手法要轻，最好用玻璃分针分离，减少组织损伤。

（陈维宁）

第二节　常用生理溶液的制备

一、化学试剂的规格和溶液的溶解度

（一）化学试剂的规格

化学试剂的规格，一般是指化学药品的纯净度以及特殊用途而言。目前市场上供应的化学试剂的规格可分为以下几类：

1. 试剂一级　又称保证试剂（G. R.）或称为优质纯，含杂质极少，纯度很高，适用于最精密的科学研究和分析工作。国产的一级试剂瓶签常以绿色为标志。

2. 试剂二级　又称分析试剂（A. R.）。所含杂质较少，纯度较高，用于精密的科学研究及分析工作。实验常用于配制标准溶液用以微量分析。试剂瓶签常以红色为标志。

3. 试剂三级　又称化学试剂（C. P.），质量略低于试剂二级，用于一般的定性与定量分析实验，试剂瓶签上常以蓝色为标志。

4. 试剂四级　又称实验试剂（L. R.），适用于普通的实验研究及一

些要求较高的生产原料，不能用于配制标准溶液及定量分析。

5. 工业试剂　系根据工业及商业部协定而制定的规格，其纯度很低，含杂质较多，用于工业生产原料，不能用于化学分析。

6. 生化试剂　系指生化研究与检验的试剂，其要求为不含有干扰生化反应的有害物质。

7. 生物试剂　用于生物研究的试剂（B. R.），如细菌检验用的各种培养基等。要求不含有能抑制培养生物生长繁殖的有害物质。

8. 生物染色素（B. S.）　用于组织或微生物染色镜检。

9. 指示剂　专供化学分析，显示反应终点或特殊反应用，对其灵敏度有一定的规定，在瓶签上标以注明，如实验室常用的 pH 指示剂。

（二）溶液和溶解度

溶液乃是溶质溶解在溶剂中而成。溶质是均匀地分布于溶剂中。

溶质在溶剂中溶解的多少，即为溶解度。一般说来，溶解度与温度成正比，温度愈高，溶解度就愈大。

二、药物的浓度、剂量与换算

（一）药物浓度与剂量的计算

1. 百分浓度的表示及计算公式　一定量的溶液中所含溶质的量，称为浓度。浓度的表示有各种不同的方式。

(1) 质量比体积百分浓度：即每 100 mL 溶液中所含溶质的克数或毫升数，用%（g/mL）或（w/v）表示，如 5%氯化钠溶液，即 100mL 溶液中含有氯化钠 5g。

计算公式：

$$\text{质量比体积百分浓度（g/v）}=\frac{\text{溶质质量（g）}}{\text{溶液体积（mL）}}\times 100\%$$

(2) 体积比体积百分浓度：指 100mL 溶液中所含溶质的毫升数，以符号%（mL/mL）或（v/v）表示。常用于表示液态溶质的浓度，如乙醇的浓度表示等。

计算公式：

$$\text{体积比体积百分浓度\%（mL/mL）}=\frac{\text{溶质体积（mL）}}{\text{溶液体积（mL）}}\times 100\%$$

(3) 质量比质量百分浓度：指 100g 溶液中所含溶质的克数，以符号%（g/g）或%（w/w）表示，化学试剂常用此法表示，如 98%的浓硫酸。

计算公式：

$$质量比质量百分浓度\% = \frac{溶质质量（g）}{溶液质量（g）} \times 100\%$$

2. 比例浓度　指 1 份溶质配制成多少溶液。如 1∶1000 肾上腺素溶液，即 1g 肾上腺素配制成 1000mL 溶液。

3. ppm 浓度　系以一百万份质量的溶液中所含溶质的质量份数表示的溶液浓度。所谓的几个 ppm 即百万分之几，常用以表示溶液中含量极低的成分。

4. 摩尔浓度　指以 1 升溶液中所含溶质的摩尔数，用符号 mol/L 表示。

计算公式：

$$摩尔浓度（mol/L）= \frac{溶质摩尔数（mol）}{溶液的体积（L）} \times 100\%$$

$$溶质摩尔数（mol）= \frac{溶质的重量（g）}{溶质的摩尔质量（g）}$$

[**例**]　已知氢氧化钠溶液 450 mL 中含 39.6g 氢氧化钠，试求溶液的摩尔浓度。

解：已知 NaOH 摩尔质量 40g，代入公式：

溶质摩尔数＝39.6/40＝0.99（mol）

溶液体积＝450 mL＝0.45L

摩尔浓度＝0.99/0.45＝2.2（mol/L）

（二）不同浓度表示法之间的换算

1. 各种百分浓度之间的换算

计算公式：%（g/mL）＝%（g/g）×d 溶液（溶液比重）

%（g/mL）＝%（mL/mL）×d 溶质（纯溶质比重）

%（g/g）×d 溶液＝%（mL/mL）×d 溶质

2. 百分浓度变为比例浓度间的换算

计算公式：

1∶x＝1∶1%（g/mL）

比例浓度（1∶x）＝1∶1/%（g/mL）

3. 比例浓度变为百分浓度

计算公式：

$$浓度的百分数=\frac{比例浓度第一项}{比例浓度第二项}\times 100\%$$

4. 溶液配制时的换算

（1）用纯药配制溶液求所需要的纯药量：

计算公式：所需纯药量＝所需溶液量×所需浓度

（2）将浓溶液配制成稀溶液时，求浓溶液量：

计算公式：

$$浓溶液量=\frac{稀溶液浓度\times 稀溶液量}{浓溶液浓度}$$

5. 百分浓度与摩尔浓度间的换算

（1）重量比体积百分浓度%（g/mL）与摩尔浓度间的换算

计算公式：

$$摩尔浓度（mol/L）=\frac{\%（g/mL）\times 1000}{摩尔质量}$$

$$\%（g/mL）=\frac{mol/L\times 摩尔质量}{1000}$$

[例] 临床常用的11.2%（g/mL）乳酸钠注射液，求其摩尔浓度。

解：已知乳酸钠（$C_3H_5O_2Na$）摩尔质量为112g

代入公式：摩尔浓度（mol/L）＝11.2%×1000/112

＝1mol/L

（2）重量比重量百分浓度与摩尔浓度之间的换算

计算公式：

$$摩尔浓度=\frac{1000\times d\times \%（g/g）}{摩尔质量}$$

$$重量百分比浓度\%（g/g）=\frac{mol/L\times 摩尔质量}{1000\times d}$$

[例] 市售浓硫酸，含H_2SO_4 98%，比重1.84，求其摩尔浓度。

解：已知H_2SO_4摩尔质量为98g

代入公式：

$$摩尔浓度（mol/L）=\frac{1000\times1.84\times98\%}{98}=18.4mol/L$$

［例］比重 1.103 的 Na_2CO_3 溶液的摩尔浓度是 1.041mol/L，计算此溶液中 $Na_2CO_3\cdot10H_2O$ 的百分含量。

解：已知　d=1.103；$Na_2CO_3\cdot10H_2O$ 摩尔质量：286.1

代入公式：

$$百分浓度（\%）=\frac{1.041\times286.1}{1000\times1.103}\times100\%=27\%（g/g）$$

（三）含结晶水化合物与不含结晶水化合物的换算

$$W:X=M:MH_2O$$

$$X=\frac{W\times MH_2O}{M}$$

W：无水物质的质量

X：结晶水物质的质量

M：无水物质的摩尔质量

MH_2O：含结晶水物质的摩尔质量

例如：配制试剂无水氯化钙（分子量为 110.99）2.0g，需要多少分子量为 219.08 的含结晶水的氯化钙（$CaCl_2.6H_2O$）？

计算：已知：　W=2.0g　M=110.99g　MH_2O=219.08g

代入公式：

$$2\times219.08\div110.99=3.95g$$

答：需要含 6 个结晶水的氯化钙 3.95g。

（四）药物的比例浓度与百分浓度的关系（见表 2-4）

表 2-4　　药物的比例浓度与百分浓度的关系

比例浓度=百分浓度	每 1mL 中含药量	比例浓度=百分浓度	每 1mL 中含药量
1∶10 = 10%	100mg	1∶10 000 =0.01%	100μg
1∶20 = 5%	50mg	1∶50 000 =0.002%	20μg
1∶50 = 2%	20mg	1∶1 000 000 =0.0001%	1000ng
1∶100= 1%	10mg	1∶5 000 0000 =00002%	200ng

（五）碘酊的制备

取碘化钾 1.5g，溶于约 2mL 蒸馏水中，再取 2.0g 碘，加到碘化钾溶液内摇匀，然后加入 95%酒精 73mL，待碘完全溶解后，再加蒸馏水至 100mL 即可。

（六）清洁液的制备

清洁液（洗液）主要成分是重铬酸钾与硫酸，是强氧化剂。其反应式如下：

$$K_2CrO_7+4H_2SO_4 \longrightarrow K_2SO_4+Cr_2(SO_4)_3+3[O]+4H_2O$$

一般的有机物如血、油脂等，均可被氧化破坏而洗净。新鲜清洁液呈棕红色，用的次数过多，重铬酸钾被还原为绿色的硫酸铬，其效力减低。最常用的清洁液有下面两种，其配制方法如下：

1. 用粗制浓硫酸（工业硫酸）80 份，放入一硬质玻璃烧杯内，加热煮沸，再称取 20 份重铬酸钾（最好研细），缓慢加入煮沸浓硫酸中，边加边用玻璃棒轻轻搅动，继续加热，直到重铬酸钾完全溶解为止。待冷却后，装入瓶中备用。

2. 称取重铬酸钾 80g 加入少量蒸馏水加热，使其溶解，待半冷后，缓慢地加入粗制硫酸 100mL，然后加蒸馏水至 1000mL 即可。采用此种方法制备时一定要注意安全，切不可把重铬酸钾的水溶液加入硫酸内，否则会引起发热致爆炸事故。

使用注意事项：

1. 先将玻璃器皿用肥皂水刷 1～2 次，用清水冲洗干净，然后放入清洁液中浸泡约 2 小时，有时需加热，使清洁效果更好。经清洁液浸泡的玻璃器皿，可先用自来水冲洗多次，然后用蒸馏水冲洗 1～2 次即可。

2. 附有蛋白质类或血液较多的玻皿，切勿使用清洁液，因易使其凝固。更不可在有某些溶媒如酒精、乙醚等的情况下使用清洁液。

3. 清洁液对皮肤、衣着等均有腐蚀性，故需妥善保管。使用时尤需注意，双手应戴保护手套。

4. 为防止吸收空气中的水分而变质，清洁液应贮存在有盖的容器内，如溶液变成黄绿色即丧失氧化能力，不能再用。

七、处方中常用简写拉丁字及其意义（见附表 2）

八、常用生理溶液成分含量（见附表 3）

（王建英）

第三节　常用实验仪器的原理与使用

一、心电图机的性能测定

【实验目的】

学会测试和校验心电图机的主要性能指标，以保证心电图机的功能正常。

【实验器材】

心电图机、心电图记录纸、秒表等。

【方法与步骤】

心电图机是用来放大和记录心电信号波形的仪器。所记录的心电波形图称为心电图（ECG），它是人体体表某部位的心电电位或某两部位的心电电位差随时间的变化曲线，是心脏去极化和复极化的图示。

1. 心电图机的工作原理　测绘心电图时电极在体表的安放位置和导线与心电图机的连接方式叫心电图的导联，连接导线称为导联线。心电图导联有两大类：一类是双极导联，所测量的是体表某两点间心电电位差的变化曲线；另一类是单极导联，所测量的是体表某部位的心电电位随时间的变化曲线，无关电极连接零电位点（或近似零电位点）。通常在连接左、右上肢和左下肢的导联线上各串联一只5～500kΩ的电阻，这三只电阻的另一端联在一起，构成公共端，称为中心电端（“0”）。这个中心电端就作为单极导联的零电位点。目前，临床常用的电极安放位置是肢体电极和胸电极。肢体电极安放在上肢近腕部内侧和下肢近踝部内侧；胸电极安放在胸部相应的位置。电极符号和导联线颜色如表2－5所示。一般心电图机都有四条肢体导连线和一条或数条（至多六条）胸导连线。常用的双极导联是三个标准肢体导联（简称标准导联）：Ⅰ（L_+-R_-），Ⅱ（F_+-R_-）和Ⅲ（F_+-L_-）。常用的单极导联有三个加压肢体导联（aVR，aVL和aVF，测量时将连接中心电端和相应肢体的电阻断开）以及六个胸（心前）导联（V_1～V_6）。图2－20（a）为双极标准肢体导联，（b）为单极加压肢体导联和胸导联。图2－21所示是正常人标准导联Ⅱ的心电图波形。它由P波、QRS波群、T波和U波等组成。P波代表心房肌的电激动过程。心脏的激动起源于窦房结，最先传到心房，使之激动，所以P波是心电图中最先出现的波动。QRS波群包括3个紧密相连出现的波形，这三个波形反映心室的激动过程。T波代表心室肌激动后恢复过程产生的电位变化。U波是T波之后有时可能看到的一个很小的正向波，U波可能表示心肌激动的后电位变化。

表2－5 心电图机的电极部位、符号和导连线颜色

电极部位	左臂	右臂	左腿	右腿	胸
电极符号	LA（L）	RA（R）	LL（F）	RL	CH（V）
导连线颜色	黄	红	绿	黑或黄绿相间	白

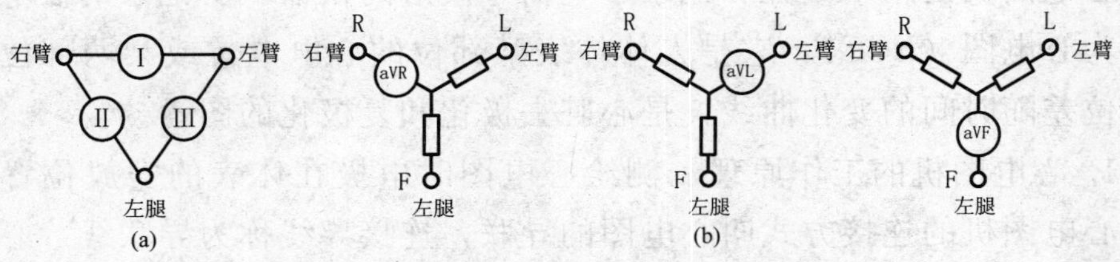

图2－20 心电图导联示意图

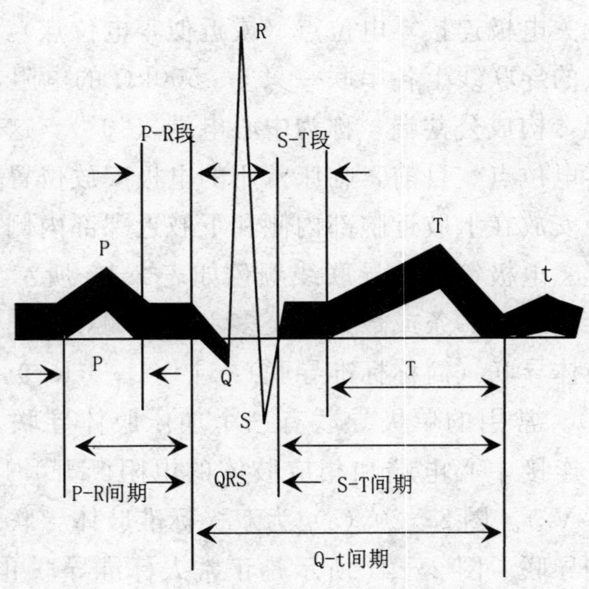

图2－21 正常人心电图（Ⅱ导联）

心电图机已广泛用于心血管系统疾病的诊断与研究中，也可用于麻醉手术过程中血循环系统的监测中。能够定期对心电图机的性能指标进行测试和校验，是正确使用心电图机的基础。心电图机的机型种类很多，但它们必须具有统一的技术标准，即具有特定一致的性能指标，否则所记录的心电图就没有诊断价值。但是，有些性能指标有一定调节范围，机上有调节旋钮，使用时要按统一标准进行调节；有些性能指标随着心电图机的不断使用和老化而发生某些变化。因此，为了使心电图机能够按统一标准准确地记录心电图，必须定期对心电图机的性能指标进行测试和校验。

2. 心电图机各控制部件及作用　心电图机各控制部件（旋钮、按键、开关等）在面板上的布局随机型而异。现以 ECG6511 型心电图机为例说明之（见图 2—22 和图 2—23）。

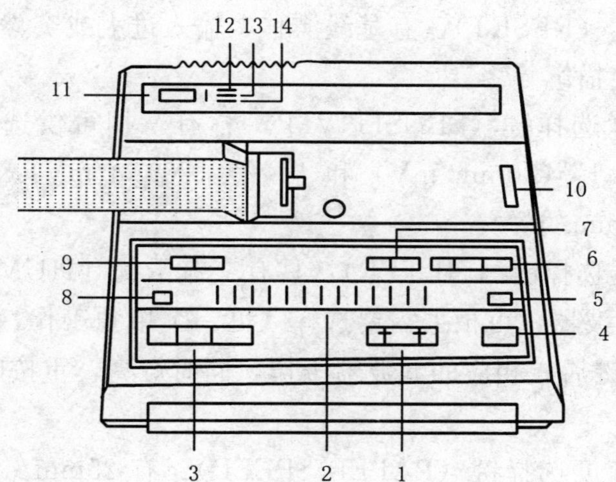

图 2—22　6511 型心电图机正面面板图

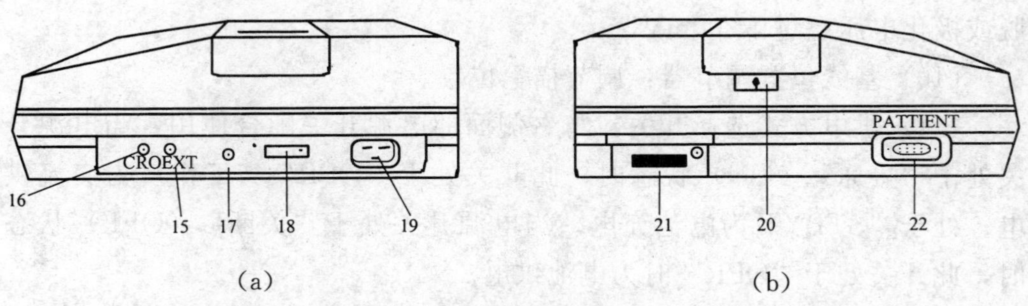

图 2—23　6511 型心电图机右侧面（a）和左侧面（b）

(1) 导联选择键(LEAD SELECTOR):一般根据需要按压标有相应方向的键可任意选择心电图导联。

(2) 导联显示:灯亮的导联表示被选择的现行的导联。

(3) 记录开关:各按键工作如下:

停止键(STOP),按下该键后,走纸停止,描笔不工作,但处于预热状态;观察键(CHECK),按下该键后,描笔按输入信号规律动作,笔温仍处于预热状态,但不走纸;走纸键(START),按下该键后,开始走纸,同时描笔处于加热状态,开始描记波形。按下各键后,相应的指示灯亮。

(4) 1mV 定标键:间歇按动此键时,断续输入 1mV 标准电压,可记录 1mV 方波,用于检查仪器灵敏度和工作是否正常。

(5) 封闭键(RESET):有基线漂移、输入过大或突然发生交流干扰时,按下此键使描笔复零。

(6) 灵敏度选择键(SENSITIVITY):有三挡可供选择:"×1/2"(5mm/mV)"×1"(10mm/mV)和"×2"(20mm/mV)。通常选择"×1"挡,即(10mm/mV)。

(7) 滤波器选择键(FILTER):具有交流干扰(HUM)和肌电干扰(EMG)两种滤波器,可根据需要选择(可一个单独工作,也可两个同时工作)。按下按键后,相应的滤波器工作,同时灯亮,重按时,停止工作,灯灭。

(8) 走纸速度选择键(PAPER SPEED):有 25mm/s 和 50mm/s 两种走纸速度可供选择,通常选用 25mm/s。

(9) 电极异常指示灯(ELECTRODE CHECK):灯亮时表示电极松脱或极化电压超过±200mV。

(10) 基线位置调节器:调节描笔位置。

(11) 供电方式选择开关:与右侧面的电源开关配合使用,当电源开关处于"接通"(ON)状态时,此开关处于"OPR"(工作)为交流供电;处于"STBY"为电池充电。当电源开关处于"关断"(OFF)状态时,此开关处于"OPR"时为电池供电。

(12) 交流电源指示灯(LINE)。

(13) 电池电量指示灯(BATTERY):电池供电时,三灯亮表示电量充足；二灯亮表示电量降低；一灯亮表示电量不足，已需充电；若此灯亮度又降低时，表示还只能工作 3～5min（灯闪后电源自动关断）。

（14）充电指示灯（CHARGE）：灯闪表示正在充电；灯亮表示充电完毕。

（15）外接输入接口（EXT）：可输入脉搏、心音等外接信号进行描记。

（16）示波器插口（CRO）：可将心电信号由此输出接到示波器或其他记录装置。

（17）接地螺栓（GND）。

（18）电源开关（POWER）：交流电源开关，“OFF”—关，“ON”—开。

（19）交流电源插座（AC　SOURCE）。

（20）记录纸盖开放钮：按下此键可开盖装入记录纸。

（21）电池盒：旋松螺丝，卸下盖可装卸电池。

（22）导联线插座（PATIENT）。

3. 心电图机的主要性能指标及其测试和校验

（1）增益：增益是心电图机放大器的放大倍数，它决定心电图机的灵敏度。一般情况下，增益要求达到 5000～10000 倍。在选用 10mm/mV 灵敏度情况下，1mV 标准信号电压经放大后记录的波形幅度应为 10mm，此时增益为 5000 倍。通常要求心电图机增益最低在 5000 倍以上。

检测增益时，只需打出几个 1mV 的标准方波信号，看其被描记的幅度是否为 10mm 即可，若其幅度偏离 10mm，可通过调节“增益（GAIN）”微调器（在笔盖下面）将其幅度调整到 10mm。

（2）放大器的对称性：放大器的对称性是指心电图机的放大器对正负信号放大能力的等同性，它的好坏可用心电图机对等幅正、负信号放大倍数之比来表示。由于心电信号中包含有正、负信号，所以当放大器对正负信号的放大不对称时，所描记的心电波形就会失真。

测试放大器对称性的方法如下：在校准 1mV 标准信号描记幅度为 10mm 后，让心电图机走纸，将 1mV 标准电压按键按下并持续不放，这时描笔笔头向上跳动 10mm 后，便慢慢回到原来的基线位置；然后将按着的 1mV 标准电压按键突然放开，这时笔头便有一个反向（向下）的振幅跳变，如图 2－24 所示。若两个方向的跳变幅度相等，则表明放大器的放大性能是对称的。

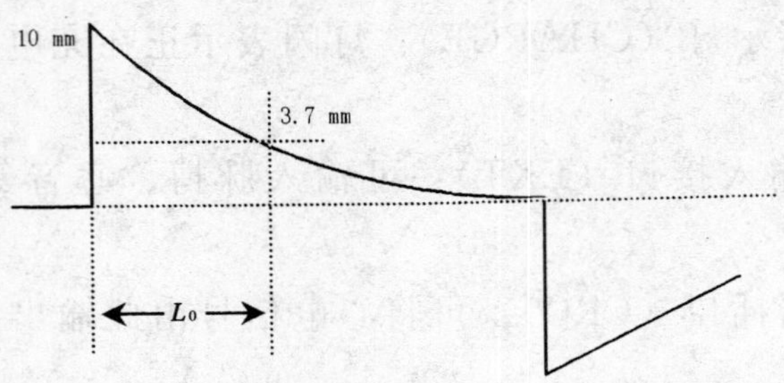

图 2－24　心电图机对称性与时间常数测定

(3) 频率相应（时间常数）：心电信号可看成是由很多不同频率、不同幅度的正弦波信号合成的。其最低频率不到 1Hz，最高频率可达 200Hz 左右。这样就要求心电放大器对不同频率信号的放大能力要相同，这样才能对心电信号进行不失真放大。但由于电路元件本身的性能限制等因素，放大器对不同频率信号的放大能力不尽相同。我们通常把心电图机的增益随频率变化的特性称为它的频率响应特性。常用时间常数（τ）来表示频率响应特性的好坏。所谓时间常数是指方波幅值从 100％下降到 37％时所经过的时间（见图 2－24）。现代心电图机的时间常数一般应不低于 1.5～3.5s。如果 S_τ＜1.5s，表明低频率响应差，可致心电图 ST 段平线下降。心电图机的频率响应特性除主要决定于放大器的性能外，还与记录器的性能有关。

(4) 阻尼：心电图机用来抑制记录器产生自身振荡的作用叫做阻尼。阻尼的大小与阻尼调节电路元件有关，还与描笔的压紧程度和笔温有关，描笔压得过紧、笔温过高都会使阻尼变大。阻尼过大或过小都会使所描记的心电图失真。阻尼不足可使心电图的 R 波变高，S 波变深；阻尼过度可使 QRS 波群间期延长，R 波尖端变钝，小 S 波消失，S 波未到 T 波开始，该段变成弧形，ST 段平线上升，T 波变平等。

阻尼试验的方法如下：连续记录 3～4 个 1mV 标准方波信号。根据其波形判断其阻尼状况：正常时方波信号的转折点应近似为直角（此时信号的上升时间和下降时间均在 0.01s 以内）；阻尼不足时跳变时有过冲击现象；阻尼过大时跳变的转折点附近为弧形，如图 2－25 所示。

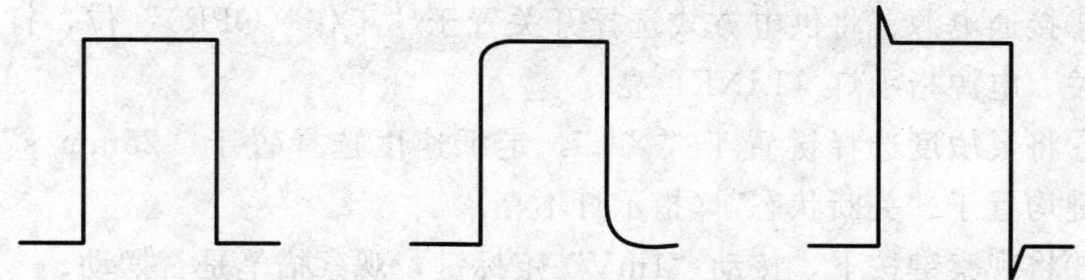

图 2—25　心电图机的阻尼

阻尼不正常时，可通过调节“阻尼（DAMP）”调整旋钮或描笔压力进行校正（应根据实际情况进行调整）。当笔温过高时（描迹浓而粗），降低笔温也可减少阻尼。阻尼和笔温（TEMP）调节电位器旋钮均在笔盖下面。在调节阻尼和笔温时，滤波器应置于“关断”位置。

（5）记录速度：心电图机的时间坐标决定于走纸速度。走纸不准会造成时间计算的不应有的误差，影响到诊断的准确性。国际上规定的走纸速度为 25mm/s 和 50mm/s 两种，误差不能超过 5%。

通过测定两个方波信号的间距（L）和走纸时间（t），即可计算出走纸速度。

$$\upsilon = L/t$$

除上述几个性能指标外，心电图机尚有其他一些性能指标，此处不再介绍。

在一般情况下，每次使用心电图机时只需描记几个标准方波信号，检查和校正增益及阻尼即可；对其他性能指标，心电图机每用过一段时间后，可进行一次检验。如果它的指标通过心电图机本身的正常调整仍不能达到规定标准时，则应送专门的维修人员或部门进行检修。

4. 实验步骤

（1）测试前的准备工作

①装入心电图记录纸。

②心电图机地线连接：将接地线的一端连接心电图机的接地螺栓，另一端连接实验室的公共接地端。

③电源线的连接：关闭电源开关，将三芯电源线的连接头插入心电图机交流电源插座内，另一端的电源插头插入交流电源的电源插座内。

注：本实验不做心电图描记，故无需连接导联线。

④接通电源：将供电方式选择开关置于“工作（OPR)”位，打开电源开关。电源指示灯（LINE）亮。

⑤将灵敏度选择键置于“×1”，走纸速度选择置于“25mm/s”，滤波器键均置于“关断状态”（指示灯不亮）。

⑥将观察键按下，按动“1mV”定标键，观察描笔是否摆动。

⑦笔温调节：按下走纸键，开始走纸，描记几个标准方波信号，按下停止键。观察所描线条是否浓淡粗细适中，否则应调节笔温，使其适中。

(2) 心电图机性能测试与校验

①增益与阻尼的测试与校验：按下走纸键，并将基线调到记录纸中心位置。描记3～4个1mV标准方波信号后按下观察键。观察增益和阻尼是否符合标准要求。若方波幅度不是10mm，则应调节“增益”微调，使其正好为10mm为止，若阻尼不正常，则可调节“阻尼”调节器或描笔笔头压力，直到重新记录的波形正常为止。

②走纸速度的测定：按下走纸键，然后同时按动“1mV”定标键和启动秒表，记录5秒钟左右，再同时按动“1mV”定标键和按动秒表停止计时。然后按下观察键。

③放大器对称性和时间常数的测定：按下走纸键，将基线调到记录纸中心位置；按下“1mV”定标键且持续不放，待笔头回到原来基线位置时突然放开定标键，稍候，停止走纸，将记录纸撕下。

测试完毕后，断开电源，取下电源线和接地线，将仪器整理收拾好。

【结果与分析】

根据实验中心电图记录纸上记录的有关波形进行数据处理与计算。

1. 走纸速度及其误差的计算　根据记录纸上两个方波信号之间的距离（以起始点为准）和记录时间，求出走纸速度。并以25mm/s为标准值计算走纸速度相对误差，看是否符合标准要求。

走纸速度的测定　$v_0 = 25$mm/s

走纸时间 t（s）	走纸距离 L（mm）	走纸速度 v（mm/s）	相对误差

2. 放大器对称性计算　从记录纸上求出描笔头上跳和下跳的幅度，

并算出其比值。

放大器对称性的测试

上跳幅度（mm）	下调幅度（m）	比值

3. 从记录纸上找出描笔笔头上跳 10mm 到下降到 3.7mm 时的走纸距离 L_0，利用下列公式求出时间常数：

$$\tau = 0.04\ (s/mm) \times L_0\ (mm) =$$

4. 将心电图记录纸剪贴在实验报告纸上。

【思考题】

1. 心电图机的主要性能指标有哪些？

2. 为什么要定期对心电图机的主要性能指标进行测试和校验？

3. 实验所研究的心电图机的几个性能指标不符合标准要求时，对所描记的心电图波形各会产生怎样的失真？

（刘发明　郭顺生）

二、分光光度计的原理与使用

【目的要求】

了解分光光度计的工作原理；掌握分光光度计的使用方法。

【实验器材】

721 型分光光度计、751 型、S22PC 型、755 型紫外/可见光分光光度计。

【方法与步骤】

1. 实验原理　光通过物质时，它的强度会或多或少地减弱，这种现象叫做光的吸收。光谱分析仪器就是利用溶液中物质对光的吸收，从而对物质进行定性和定量研究的一种生化分析仪器。分光光度计是其中之一，它可分为单、双光束紫外/可见光分光光度计、红外分光光度计等，其基本原理依据比尔—郎伯（Beer-Lambert）定律，是说明物质对单色光吸收强弱与吸光物质的浓度和厚度间关系的定律。当单色光通过溶液时透射光的强度 I 遵从下列定律。

$$I = I_0 10^{-KCL} \qquad ①$$

式中 I_0 为入射光强度；C 是溶液的浓度，单位是 mol/L；L 是溶液的厚度，单位是 cm；K 是常数，单位是 L/cm · mol，叫做消光系数或叫做吸收系数，K 的数值与吸光物质的种类和入射光的波长有关，在生化分析中，①式常写成另外的形式。

$$T = \frac{I}{I_0}10^{-KCL} \qquad ②$$

式中 T 表示透光度，又称透光率，T 值大小反映了溶液的稀稠情况，但 T 值的大小和浓度 C 值的大小不成线性关系，所以常用另一形式吸光度 A 表示。

$$A = \lg\frac{1}{T} = \lg\frac{I}{I_0} = KCL \text{ 或 } A = KCL \qquad ③$$

我们把 A 值叫做吸光率或消光度或吸收度。

①式和③式都是比尔定律，只是表达公式不同，分光光度计测量出 I_0 和 I 值后，若进行 I/I_0 运算，则指示值为 T 值；若进行 $\lg I/I_0$ 运算，则指示值为 A 值，一般仪器都有 T 值和 A 值指示，由使用者选择，在实际测量中，通常选择 A 值。

利用分光光度计测量溶液中物质的含量 C，通常使用下列方法。

(1) 比较法求浓度 C：用两个同样比色杯（L 相等，透明度相等），一个盛待测溶液，一个盛浓度已知的同品种溶液（称为标准溶液），用同一波长测量，消光系数 K 相等，由③式得知。

$$A_{待测} = KC_{待测}L$$

$$A_{标准} = KC_{标准}L$$

上两式比较整理得

$$C_{待测} = \frac{A_{待测}}{A_{标准}} \times C_{标准}$$

所以只要测出待测溶液和标准溶液的吸光度 A，代入上式就可以计算待测溶液浓度。

(2) 用标准曲线法求浓度：先配制一组同品种不同浓度的标准溶液 C_1，C_2，…，C_n，再分别测量该组不同浓度标准溶液的吸光度 A_1，A_2，…，A_n。取吸光度 A 为纵坐标，浓度 C 为横坐标，画出标准溶液的曲线，由于 A 和 C 呈线性关系，所以为一直线，求待测溶液的浓度时，先用分光光度计测出该溶液的吸光度 A_i，然后由标准曲线求出该溶液的浓度

值 C_i。

2. 仪器结构　分光光度计主要由下列几部分组成：光源、单色分光系统、样品池、检测系统、电源，如图 2－26 所示。

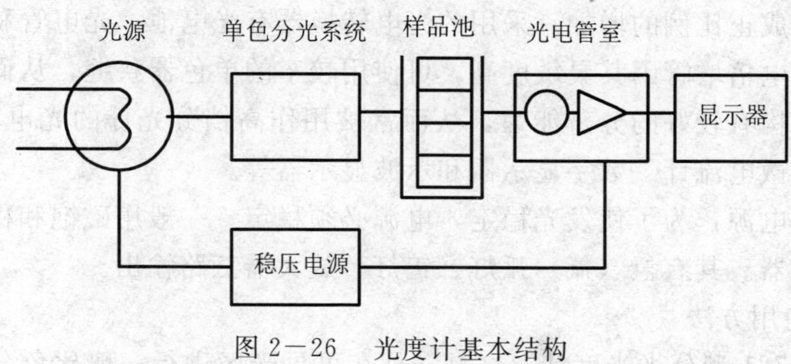

图 2－26　光度计基本结构

（1）光源：可见光分光光度计采用可见光区的光源一般是钨灯或钨卤素灯，其光谱是连续的，波长范围 320～1000nm；紫外/可见光分光光度计采用可见光区的钨灯和紫外光区氢灯或氘灯作光源，其紫外光范围为 165～350nm。现代较高级的分光光度计大多采用发光效率更高的钨卤素灯、溴灯和氘灯。

（2）单色分光系统：分光光度计分光系统的作用是将光源中不同波长的光在空间分开，然后发射出待测溶液能吸收的单色光。可见光分光光度计将玻璃制成的三棱镜和透镜作为色散装置，装在一个可以转动的圆盘上，旋转波长选择钮可使之发生偏转，使相同波长的光线通过狭缝形成单色平行光线，同时波长盘也随之转动以指示波长数字，其波长范围为 360～800nm，在 410～710nm 之间灵敏度更高。紫外/可见光分光光度计的分光装置与可见光光度计相近，所不同的是其色散装置采用对紫外光和可见光都不吸收的石英玻璃制成的三棱镜和透镜，石英棱镜的工作波长范围为 185～400nm。

目前一些质量较好的紫外/可见光分光光度计如上海 752C 型、UV-755 型，日本岛津 UV-260 型等都采用石英光栅来分光。

（3）样品池：可见光区用玻璃吸收池，紫外线区用石英吸收池。用作盛空白溶液的吸收池与盛试样溶液的吸收池相同，即有相同的厚度与相同的透光度。在测量吸收系数或利用吸收系数进行定量测定时，还要求吸收池有准确的厚度或用同一只吸收池。

(4) 检测系统：是将透过吸收池光能量转变成电信号经放大显示记录的装置。其中最主要的元件是能产生光电效应的光敏器件，产生光电流随光强增加成正比例的增加。采用的光电转换器有光电池、光电管和光电倍增管，光电倍增管因其灵敏度高，可使用较窄的单色器狭缝，从而对光谱的精细结构有较好的分辨能力，从而常被用作高档分光计的光电转换器。显示器有微电流计、数字显示器和示波显示器等。

(5) 电源：为了使发光稳定，电源必须稳定。一般用磁饱和稳压器或直流稳压器。其有氢（氚）弧灯、钨灯、放大器三路输出。

3. 使用方法

(1) 721 型分光光度计：这是一种在可见光区进行一般比色分析用的单光束分光光度计，其波长范围为 360～800nm，但在 410～710nm 之间的灵敏度较好。其外观如图 2—27 所示。

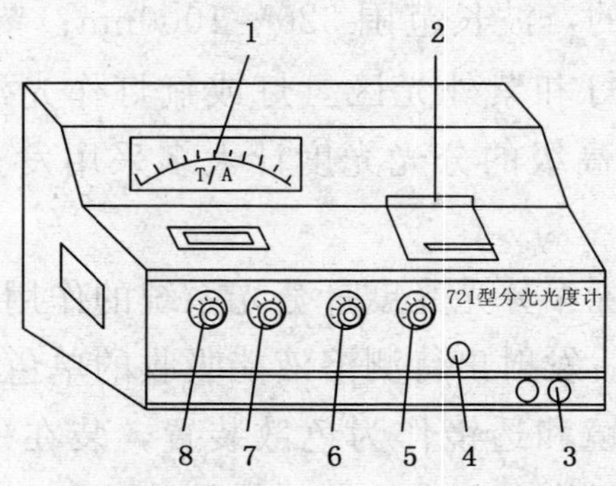

图 2—27 721 型分光光度计

1. 读数表头 2. 比色杯暗箱 3. 电源开关 4. 比色杯座架拉杆
5. 光量调节器 6. “0” 电位钮 7. 波长选择钮 8. 灵敏度挡

使用方法如下：

①检查微电流计是否位于零刻度上，不指零位，要先进行调整。

②将仪器的电源接通，打开比色杯暗箱盖，根据实验要求转动波长选择钮，选好所用波长；将放大器灵敏度挡调整在最低位“1”挡；转动“零”电位钮，使微电流计指针读数恰好在透光度 T 为“0”处。

③将盛有空白溶液的比色杯放入比色杯架中第一格内，把比色杯暗箱盖轻轻盖上，转动“100%”电位钮，使表头指针指在透光度为“100”处，如果指针不能指到“100”处，需依次增加灵敏度选择旋钮，直到满

足要求，但改变灵敏度后需重新校正“0”和“100”。

④仪器接通电源 20min 后，将盛有待测溶液的比色杯放入比色杯架中其他格内，盖上暗箱盖，拉动比色杯架的旋杆，使测定杯进入光路，此时表头指针所示为该待测溶液的吸光度 A，读数后打开比色杯暗箱盖切断光路。

重复上述测定操作 1～2 次，读取相应的吸光度 A_i，取其平均值。

⑤比色完毕后，关上电源开关，取出比色杯将暗箱盖好，清洗比色杯并晾干。

（2）751 型分光光度计：这是一种单光束紫外/可见光分光光度计，在波长 320～1000nm 范围内用钨灯做光源；在波长 200～320nm 范围内用氢灯做光源，它的波长精度、测量灵敏度都比可见光分光光度计要好得多，但该仪器操作复杂，使用时必须按操作规程进行，防止损坏仪器，其外观如图 2—28 所示。

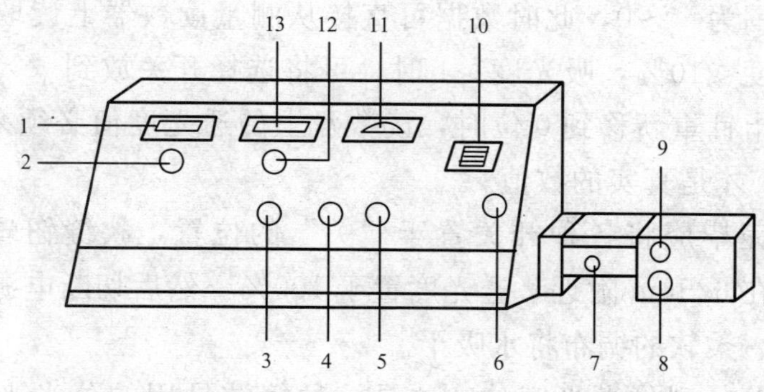

图 2—28　751 型分光光度计

1. 波长刻度盘　2. 波长选择钮　3. 选择开关　4. 灵敏度钮　5. 暗电流调节钮　6. 狭缝选择钮　7. 换样拉杆　8. 光电管选择钮　9. 光电钮　10. 狭缝宽度　11.“0”位计　12. 读数钮　13. 测量读数盘

使用方法和步骤如下：

①关闭光门，将选择开关放在“校正”位置后，打开电源开关，预热 10min，将波长刻度盘转到所需波长处，然后根据所选波长选择适当的光电管和比色杯（光电管选择拉杆推入为紫敏光电管，波长 200～625nm；拉出为红敏光电管，波长 625～1000nm；测定波长 350nm 以上用玻璃比色杯，350nm 以下用石英比色杯）。

②灵敏度旋钮从左侧“停止”位置顺时针旋转3～5圈，调节暗电流调节钮“0”位计表头指针指到“0”位。为了得到较高的准确度，每测量一次应随时进行暗电流调整。

③将空白液及测定液分别装入比色杯，置入比色盒中将试样箱盖盖好。拉动换样拉杆，使空白液移入光路中，旋转读数钮使测量读数盘指到透光度“100”处，然后将选择开关扳到“×1”位置，拉开光门使单色光通过空白液后射到光电管上，旋转狭缝选择钮使“0”位计指针指向零位，并用灵敏度钮细调，使指针准确指到0位上，狭缝调好后，测量时就不要随意变动。

④拉动换样拉杆将待测液移入光路中，此时“0”位计指针会偏离零位，旋转读数钮使“0”位计指针重新指向零位，此时从读数盘上便可读出透光度和吸收度数值，当指针在0位时，随时关闭光路以保护光电管。

⑤如选择开关放在“×1”位置时，透光度的范围是0～100%，相应的吸光度范围为∞～0，此时数据可直接从测量读数器上读取。如果样品过浓，透光度＜10%，吸光度＞1时，可将选择开关放到“×0.1”位置。此时0位计指针重新移到0位时，读数盘上的透光度值必须乘以0.1，吸光度值加1，才是真实的数值。

⑥测量完毕应将各种开关置于“关”的位置，狭缝钮置于0.01mm处，波长调在625nm附近，透光度置于100%。然后切断电源，洗净比色杯并用干净、柔软的绸布将水吸干。

(3) S22PC型分光光度计：这是一种简洁易用的分光光度法通用仪器、能在340～1000nm波长范围内执行透光率、吸光度和浓度直读测定，其特点是4位LED显示、非球面光源光路、CT光栅单色器、大样品室、自动调零、自动调100%T，有浓度因子设定或浓度直读功能且附有RS-232C串行接口，其外观如图2－29所示。

使用方法和步骤如下：

①功能设置

a. 100%T键　在TRANS灯亮时用作自动调100%T（一次未到位可加按一次）；在ABS灯亮时用作自动调节吸光度0（一次未到位可加按一次）；在FACTOR灯亮时用作增加浓度因子设定，点按点动，持续按1秒后，进入快速增加，再按MODE键后自动确认设定值；在CONC灯亮时用作增加浓度直读设定，点按点动，持续按 1 秒后进入快速增加设定。

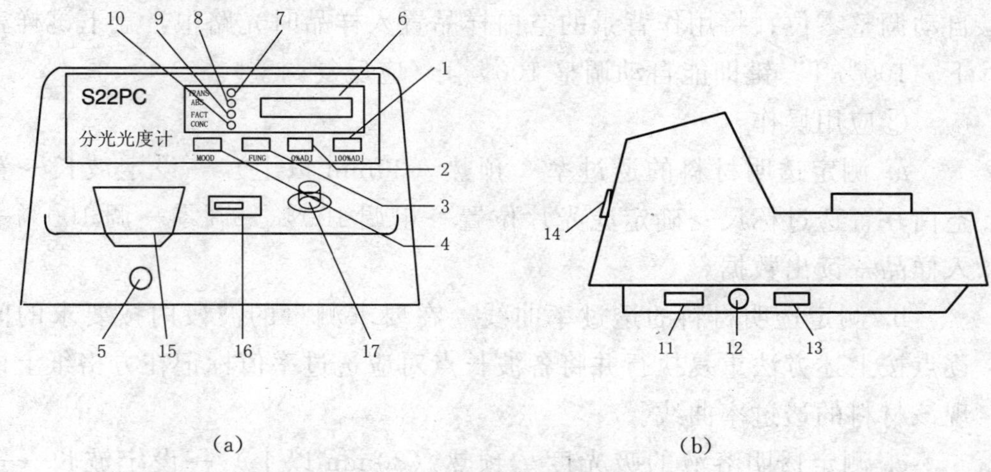

图 2－29　S22PC 型分光光度计

1. 100%T 键　2. 0%T 键　3. Function 键　4. MODE 键　5. 试样槽拉杆
6. 数据显示窗　7. 透射比数据指示灯　8. 吸光度数据指示灯　9. 浓度因子数据指示灯
10. 浓度直读数据指示灯　11. 电源插座　12. 熔丝座　13. 总开关
14. RS232 串行接口插座　15. 样品室　16. 波长指示窗　17. 波长调节钮

b. 0%T 键　在 TRANS 灯亮时用作自动调 0%T（调整范围＜10%）；在 ABS 灯亮时不用，如按下出现超载；在 FACTOR 灯亮时用作减少浓度因子设定，方法同上；在 CONC 灯亮时用作减少浓度直读设定，方法同上。

c. FUNCTION 键　按下时将当前显示从 RS232C 口发送至计算机或打印机。

d. MODE 键　用作选择显示标尺，按透射比（TRANS 灯亮），用于对透明液体和透明固体测量透点；按吸光度（ABS 灯亮），用于采用标准曲线法或绝对吸收法，在作动力学测试时亦能利用本系统；按浓度因子（FACTOR 灯亮），用于在浓度因子法浓度直读时设定浓度因子；按浓度直读（CONC 灯亮），用于标样法浓度直读时，作设定和读出，亦用于设定浓度因子后的浓度直读。

e. 确定滤光片位置　为减少杂散光提高 340～380nm 波段光度准确性的滤光片，位于样品室内侧，用一拨杆来改变位置。当测试波长在 340～380nm 波段内如作高精度测试可将拨杆推向前，否则不用。

f. 调整 0%T，100%T　打开试样盖（关闭光门），按“0%”键，即自动调整零位；将用作背景的空白样品置入样品时光路中，盖下试样盖按下“100%T”键即能自动调整 100%T（应反复调整）。

②应用操作

a. 测定透明材料的透过率　预热（30min 以上）→设定波长→置入空白→置透过标尺→确定滤光片位置→粗调 100%→调零→调 100%→置入样品→读出数据。

b. 测定透明材料的透过率曲线　在要求测量的波段内按要求的间隔逐点按上述方法重复执行并将各波长点对应透过率值标记在方格纸上即呈现该材料的透过率曲线。

c. 测定透明溶液的吸光度　预热（30min 以上）→设定波长→置入空白→调 100%T，0%T→置吸光度标尺→置入样品→读出数据。

d. 用标准曲线法对物质定量　取已知含量的标准样品，按样品各自的分析规程制备样品溶液及背景溶液，设波长、置空白、调零、置“ABS”，读出样品吸光度，重复上步读出各标准溶液吸光度，以各样品中已知含量及读得吸光度绘制坐标图并画出相关最佳的曲线，读未知样品的吸光度，在曲线表上找出对应浓度。

e. 直接使用浓度直读功能　当对象分析规程比较稳定，在标准曲线基本过零情况下，可不必用手续较复杂的标准曲线法而直接采用浓度直读法定量，本方法仅需备一种在用户要求定量浓度范围 2/3 左右的标准样品，步骤如下：测出标准样品吸光度→置标尺为浓度直读→按 100%或 0%键使读数达已知含量或含量的 10n 倍→置入未知样品溶液→读出显示值即含量值。

f. 直接使用浓度因子功能　预热、设定波长、置入背景溶液、调 100%T，0%T→置浓度因子标尺→按↑或↓使显示值为输入因子数→置浓度直读标尺→置入未知样品溶液→读出数据即浓度值。

（4）755 型分光光度计：这是一种微机控制的单光束紫外/可见光、近红外光谱范围的新一代普及型分光光度计，其光源采用溴钨灯、氘灯，分光器采用衍射光栅，其功能全，波长范围广可满足多方面的定量分析，其控制面板如图 2—30 所示。

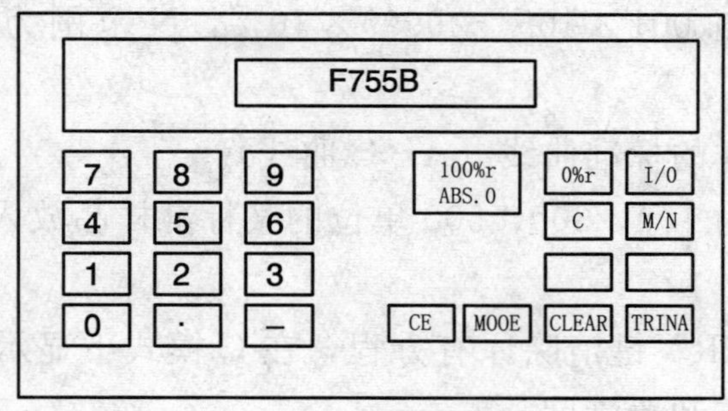

图 2—30　755 型分光光度计控制面板图

使用方法和步骤如下：

①打开电源开关，仪器显示“F755B”，按“MODE”键，仪器显示 T“＊＊”。(MODE 模式转换键，连续按该键仪器显示状态按 T—A—C 顺序轮回)。检查仪器后面反射镜位置是否是你需要的灯源，H 为 200～300nm 的氚灯；W 为 330～1000nm 范围内的钨灯，仪器初始化结束，预热 30min 后，即可使用。

②调节波长旋钮选择所需要的波长（旋钮位于机箱左侧）。

③将放有参比试样、待测试样的比色杯放入样品池内的比色杯架中，按“0%τ”键显示“T0.0”或“AE_1”（表示 T＝0 正常），盖上样品池盖。

④将参比试样移入光路，按“MODE”键，使显示 τ（T）状态或 A 状态，然后按“100%τ”键，显示“T100.0”或“A0.000”。

⑤将待测样品移入光路，显示试样的 τ（T）值或 A 值。如果要将待测试样的数据记录下来，只要按“PRINT”键即可。利用仪器建立的浓度曲线方程，操作者就可以直接测得待测溶液的浓度值。

附　标准样品浓度曲线的建立：

仪器可以按照两种方法建立浓度曲线方程 A＝MC＋N

(1) M，N 系数直接输入。

若已知系数 M，N，则可直接将 M，N 依次输入仪器建立曲线方程(必须先输入 M，再输入 N)，如已知 $M=2.123\times10^{-3}$，$N=1.025\times10^{-3}$，则只要将 M，N 依次输入即可，即按“2.123、M/N”键入 M，按“1.025，M/N”键输入 N，在 C 模式下显示实际数字（$\times10^{-3}$仪器内已自动生成)，则说明方程已建立，若需打印出方程，则按“TABLE”键。

（参数 M 范围为 $0.001\times10^{-3}\sim9999\times10^{-3}$，N 范围为 $-9999\times10^{-3}\sim9999\times10^{-3}$）。

（2）建立试样的标准曲线（A—C 曲线）。

将浓度分别为 100，300，500 单位的某标准样品放入仪器建立标准曲线，步骤如下：

①按“CLEAR”键清除原有方程，在 C 模式下显示“CEO”按前述选择波长，调整零和置满度。

②将 100 单位标准试样推入光路，按“100C”键显示“C01”，则一点已输入，其余点输入同上，标准样点输入微机，即可建立标准曲线。

上述所讲的皆为单光束的，其有如下缺点：

①测量时需分两步，首先测量空白调节光亮使透光率为 100，然后才能测量样品。

②每更换一次波长需要重新校正。

③电源波动对测量影响很大，为解决上述问题，目前很多分光计如日本岛津 UV-260 型自动记录分光光度计、英国 SPR-100 型紫外/可见光分光光度计皆采用双光束方式，由于篇幅所限，不再赘述。

【结果与分析】

分别测定浓度为 25%，50%，75%硫酸铜溶液的透光度或吸光度。

【注意事项】

1. 使用仪器时要认真、谨慎、严格按照操作要求进行。

2. 仪器必须放置在固定且不受震动的仪器台上，不得随意挪动。严防振动、潮湿和强光直射。

3. 比色杯盛液量以达到容积的 2/3 左右为宜。若不慎使溶液流出比色杯外，必须先用滤纸吸干，再用擦镜纸或绸布擦净才能放入比色杯槽内，移动比色杯架要轻，以防溶液溅出，腐蚀机体。

4. 一般制成的溶液浓度应尽量使吸光度值在 0.1～0.7 的范围内进行测定，这样读数误差较小，如吸光度不在此范围内，可调节比色液浓度，适当稀释或加浓，使其在仪器准确度较高的范围内进行测定。

5. 大幅度改变测试波长时，需要等数分钟后，才能正常工作，且改变波长后，需要重新调零和满刻度。

6. 用完比色杯后应立即用自来水冲洗，再用蒸馏水洗净。若上法洗不净时，用5%中性皂溶液或洗衣粉稀溶液浸泡，也可用新配制的重铬酸钾—硫酸液短时间浸泡，立即用水冲洗干净。洗净后比色杯倒置晾干或用滤纸将水吸去，再用擦镜纸轻轻揩干。

7. 严禁用手拿比色杯光学面，不能用毛刷等物摩擦比色杯的光学面。

8. 仪器连续使用时间不超过2h，每次使用后需要间歇半小时以上，才能再用。

9. 暂停测试或读数时，应及时关闭光电管闸门，以保护光电管免受强光长时间照射而损坏。

10. 每套分光光度计的比色杯及比色杯架不得随意更换。

11. 分光光度计内放有硅胶干燥袋，需定期更换。

【思考题】

1. 双光束分光光度计相对单光束分光光度计的优点是什么？

2. 紫外/可见分光光度计的使用范围是什么？

3. 单色仪的分光原理是什么？

（赵仁宏）

三、医用换能器的研究与应用

【目的要求】

了解换能器的原理，学会换能器的应用。

【实验器材】

台式自动平衡记录仪、热敏电阻式呼吸换能器、肌肉张力传感器、负荷。

【方法与步骤】

1. 实验原理

自然界中存在着各种形式的能量。能够把一种形式的能量转化成另一种形式的能量的装置称为换能器（或称传感器）。利用换能器可以测量生物体各种形式的生理信号，如非电量生理信号的呼吸、脉搏、心音、血压等，可以通过换能器转化成电量信号来进行测量，为临床诊断和治疗提供依据。

（1）热敏电阻式呼吸换能器：这种换能器是利用圆柱状半导体热敏电

阻（其测温范围为0℃～50℃）作为换能元件。半导体热敏电阻的阻值随环境温度的变化而变化，当把它按放在鼻孔呼吸区（不能接触皮肤）时，呼吸气流温度变化就会使热敏电阻的阻值发生改变。当热敏电阻接到如图2—31所示的桥式电路中时，热敏电阻阻值的变化就会使电桥失去平衡，A，B两点间就会有相应的电信号输出。

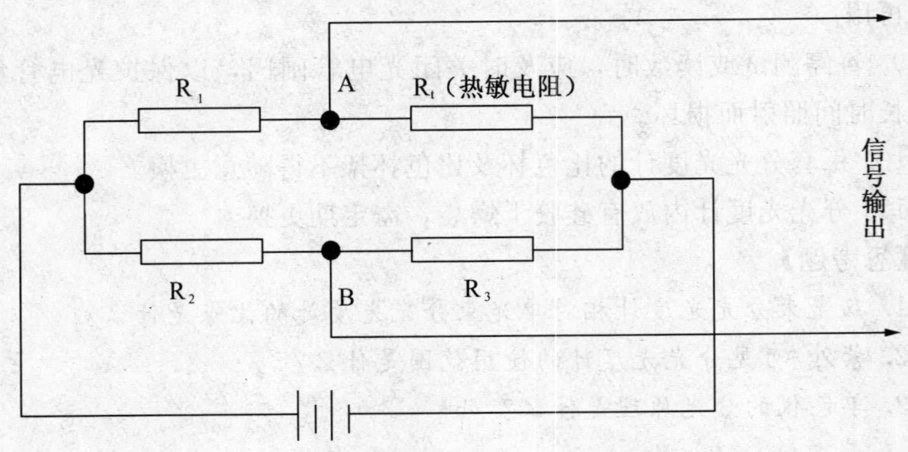

图2—31　桥式热敏电阻呼吸换能器

将A，B端输出的与呼吸规律相同的电信号连接到台式自动平衡记录仪进行观察或送到示波器进行观察。

(2) 肌肉张力传感器：该传感器是利用两只应变片设计而成的张力传感器，可对生物体各种张力进行测量。其原理如图2—32所示。

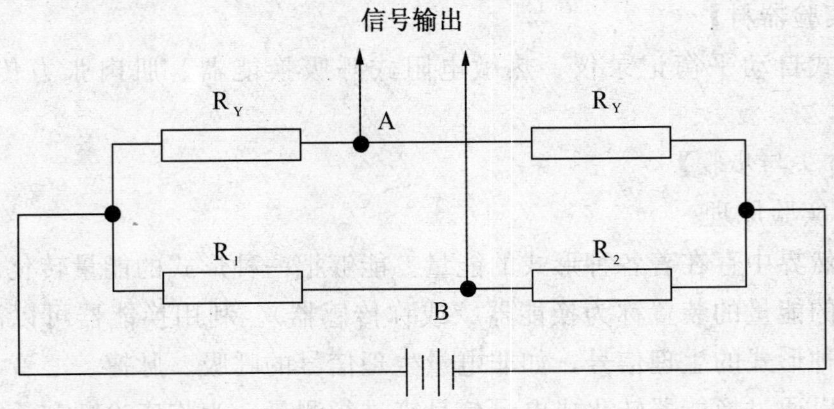

图2—32　张力传感器

2. 方法与步骤

（1）呼吸换能器与台式自动平衡记录仪的信号输入端相接。

（2）调整台式自动平衡记录仪。“量程选择”调至 0.1～0.5mV，“走纸速度”选取“mm/min”的 30～60 挡。记录笔调至 20 基线处，开启电源开关。

（3）“走纸速度”选择开关调至 0，将通道开关打开，拿起呼吸换能器放置于鼻孔处。观察记录笔是否随呼吸的变化而走动。如接线正确，记录笔应该随呼吸而动。适当调整“量程”选择开关，使记录笔随动幅度值在 20 线范围内。

（4）保持呼吸正常，选择“走纸速度”在 30～60 挡，记录呼吸波。

3. 肌肉张力换能器的定标

（1）张力换能器与台式自动平衡记录仪连接。

（2）调整记录仪。“量程选择”调至 2～10mV，“走纸速度”调至 0。记录笔调至某一基线位置。

（3）择负荷 1～2g 加于张力传感器的线绳末端。

（4）测记录笔横向运动的格数，计算出该张力传感器的偏转格数。

【结果与分析】

每格张力（g/格）＝负荷重量（g）/横向偏转格数；

该张力传感器记录系统定标为：　　　（g/格）。

【注意事项】

1. 严禁使用手指强烈拨动张力传感器的金属舌簧及超载负荷，防止张力过大损坏传感器内部晶体芯片。

2. 正确调整“调零”旋钮，节约记录纸。

【思考题】

定标后的传感器，在实际测量过程中，放大器的增益是否可以调整？

（李田勋）

四、电子示波器的原理和使用

【目的要求】

了解电子示波器的原理；初步学会使用示波器；利用示波器观察各种

波形，测量几种信号的电压幅值和频率。

【实验器材】

电子示波器、多波形信号发生器等。

【方法与步骤】

电子示波器是一种近代电子测量仪器，它能把人们无法直接看到的信号显示在屏幕上进行观察和测量。示波器的应用范围非常广泛，主要用途有：观察和研究各种电信号的波形；测量电信号的幅值、周期、频率及位相差等；通过换能器观测诸如温度、压强等非电学量信号的变化；在医学上也经常用示波器观察研究心电、脑电、动作电位、脉搏等波形。

1. 示波器的构造和原理　示波器主要由显示系统、Y 轴系统、X 轴系统和电源等四大部分组成。其中 Y 轴系统包括垂直衰减器和垂直放大器等；X 轴系统包括水平衰减器、水平放大器、扫描电路、触发及整步电路等。示波器结构的方框图如图 2－33 所示。

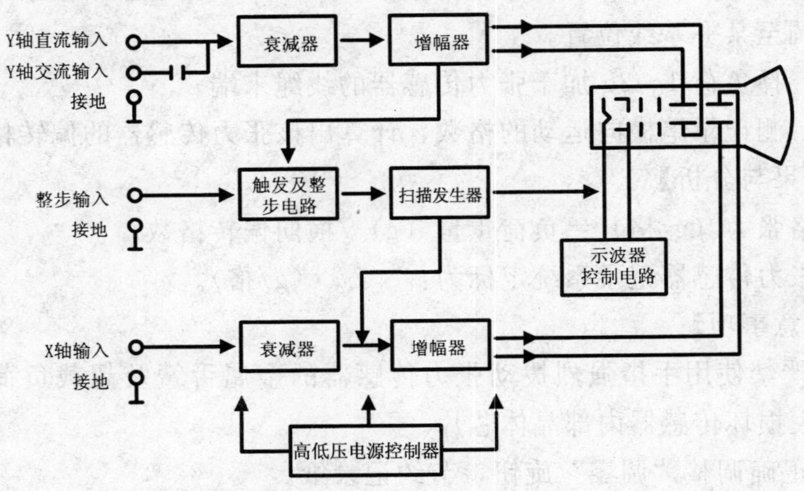

图 2－33　示波器结构方框图

（1）显示系统：显示系统由示波管及其控制电路组成。

①示波管：示波管是示波器的核心部件。在抽成真空的玻璃管腔内装有电子枪、偏转系统和荧光屏，如图 2－34 所示。

a. 电子枪：电子枪是由灯丝 H、阴极 K、栅极 G、第一阳极 A_1、第二阳极 A_2 和第三阳极 A_3 组成。其作用是发射电子并形成很细的高速电子流。用低电压加热灯丝，使阴极发射大量电子。阳极（A_1，A_2，A_3）电压一方面加速电子，另一方面起聚集电子束的作用，形成很细的电子束射向荧光屏。调节栅极负电压，可以控制发射的电子流密度。

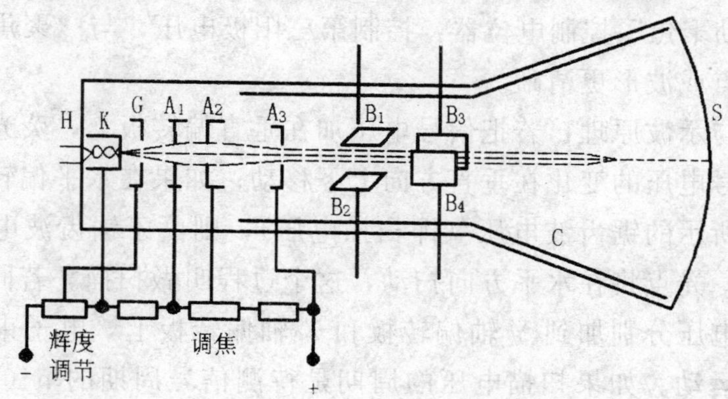

图 2—34　示波管结构

H 灯丝，K 阴极，G 栅极，A_1 第一阳极，A_2、A_3 为第二、第三阳极（静电电子透镜），B_1、B_2 为垂直偏转板，B_3、B_4 为水平偏转板，C 是导电石墨层，S 荧光屏

b. 偏转系统：在电子射线束所经途中，装有相互垂直的两对金属极板 B_1，B_2 和 B_3，B_4。B_1，B_2 称垂直偏转板或 Y 轴偏转板；B_3，B_4 称水平偏转板或 X 轴偏转板。当两对极板上不加电压时，电子束将沿直线方向射到荧光屏的中心点。在 B_1，B_2 加上电压后，电子束在其电场的作用下将在垂直方向上发生上下偏移；同样，在 B_3，B_4 上加上电压后，电子束将在水平方向上发生左右偏移。电子束在荧光屏上偏离中心位置的距离正比于加在偏转板上的电压。使荧光屏上的光点偏转 1cm（或 1 格）所需加在偏转板上的电压，称为偏转板的灵敏度，单位为 V/cm。

c. 荧光屏：在示波管的顶部是圆形的荧光屏，屏上涂有荧光物质，如硅酸锌等。当电子束射到屏上时，可发出荧光点，由于荧光材料的不同，可产生不同颜色（如黄、绿、蓝等）和不同余辉时间的荧光。按荧光持续时间的长短示波管可分为长余辉、中余辉和短余辉等类型。实验中常用中余辉示波器，医学上常用慢扫描长余辉示波器，因为生物电信号一般频率较低。

②示波管的控制部分

a. “辉度”控制电位器：调节示波管栅极负压，以改变电子束密度，从而改变屏幕上光点或波形的亮度。

b. “聚焦”调节电位器：调节第二阳极电压、改变电子束聚焦程度，使屏幕上光点或波形线清晰。

c.“辅助聚焦”控制电位器：控制第三阳极电压，与“聚焦”电位器配合，使光点或波形更清晰。

③扫描与示波原理：若把信号电压加在垂直偏转板上，荧光屏上的光点就要随信号电压的变化在垂直方向上下移动；如果在水平偏转板上加上如图 2—35 所示的锯齿波电压（即扫描电压），则由于锯齿波电压随时间正比地增加，光点将在水平方向扫动，这个过程叫做扫描。若同时将待测电压和扫描电压分别加到 Y 轴偏转板和 X 轴偏转板上，电子束将同时参与上述两种运动。如果扫描电压的周期是待测信号周期的 n（整数）倍，即待测信号的频率是扫描电压频率的 n 倍时（可通过调节“扫描微调”旋钮实现），则在荧光屏上即可显示出几个待测信号电压的稳定波形。在这里扫描电压的作用就是给波形提供了一个“时间轴”。

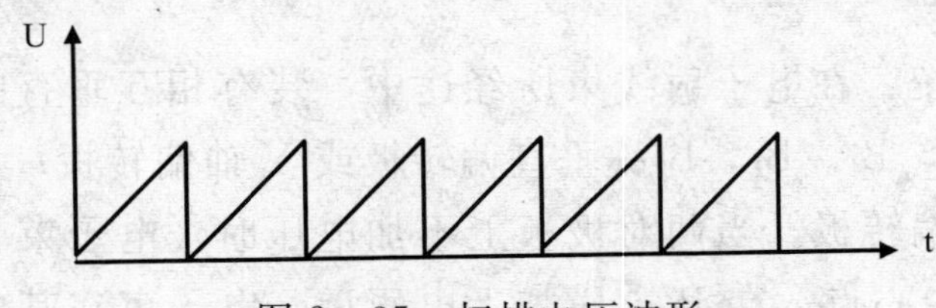

图 2—35　扫描电压波形

（2）Y 轴系统：Y 轴系统的作用是把待测信号从 Y 轴输入，经放大后，送到示波管的 Y 轴偏转板以供观察。衰减器的作用是控制输入放大器的信号有一个适当的幅度以利观察，避免信号过强产生畸变。在无衰减的情况下，使荧光屏上的光点移动 1cm（或 1 格）所需要加在 Y 轴输入端的电压，称为 Y 轴系统的灵敏度，单位为 V/cm。

（3）X 轴系统：X 轴系统的主要作用是由扫描电压发生器产生锯齿波电压，经放大后送至示波管的 X 轴偏转板作扫描时间基准电压。但有时也需要从“X 轴输入”端输入外来信号，经放大后送至 X 轴偏转板。

为了获得稳定的波形，在 X 轴系统中还设有触发同步（亦称触发整步）电路。它的作用是产生具有一定幅度、宽度、陡度和极性的并与被测信号严格同步关系的正向尖脉冲，去触发扫描电压发生器电路，使扫描电压与被测信号严格同步。触发方式可以是内触发（被测信号放大后取出一部分作为触发信号）、外触发（用外部信号作为触发信号）和电源触发（从电源变压器引出的电源电压作为触发信号）。有的示波器没有电源触发。

(4) 电源部分：供给示波器各部分所需的各种电源电压。

除上述四部分外，还有校准信号（或试验信号）发生器等附属电路。

2. 示波器面板上的各控制部件和作用　示波器有各种型号，现以XJ18型长余辉慢扫描示波器为例，说明示波器面板上主要旋钮及开关的作用。面板如图2—36所示。

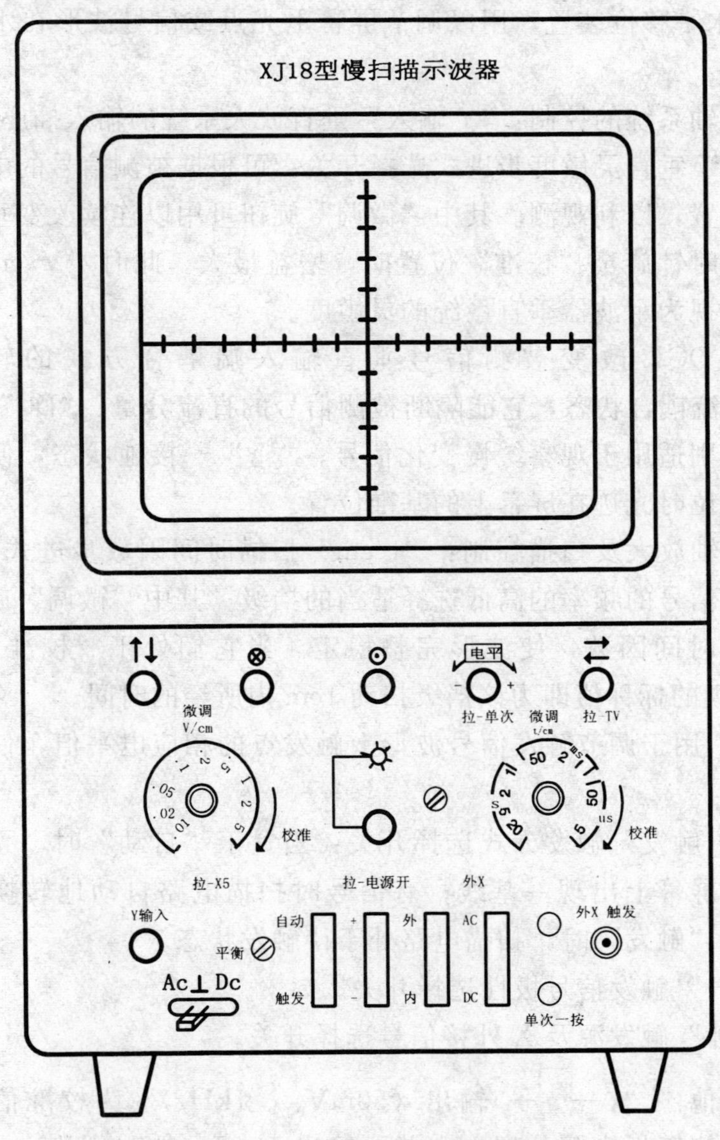

图2—36　XJ18型慢扫描示波器

（1）电源及显示部分的控制：“拉—电源开”仪器电源开关，当旋钮拉出时，电源接通，指示灯亮。本旋钮兼作辉度调节装置。亮度调节要适中，太亮会影响荧光屏寿命。

“⊙”聚焦调节装置。

“↕”垂直移位装置。用以调节屏幕上光点或信号波形在垂直方向上的位置。

“↔”水平移位装置，用以调节屏幕上光点或信号波形在水平方向上的位置。

（2）Y轴系统的控制：“Y输入”垂直放大系统的输入插座。

“V/cm”垂直灵敏度步进式选择开关：可根据被测信号的电压幅值选择合适的位置，以利观测。其中“微调”旋钮可用以连续改变垂直放大器的增益，顺时针旋至“校准”位置时，增益最大。此时“V/cm”挡级的标称值即可视为示波器垂直系统的灵敏度。

“AC⊥DC”改变被测信号垂直输入端耦合方式的转换开关：“AC”—交流耦合状态，它能隔断被测信号的直流分量；“DC”—直流耦合状态，特别适用于观察缓慢变化信号；“⊥”—接地状态，便于确定输入端为零电位时光迹在屏幕上的基准位置。

（3）X轴放大及扫描控制：“t/cm”扫描时间因数步进式选择开关：可根据被测信号的频率的高低选择适当的挡级。其中“微调”旋钮用于连续调节扫描时间因数，使波形完整稳定。当它们处于“校准”位置时，“t/cm”挡级的标称值即为该挡级扫动1cm内所经的时间。

“电平”用于调节触发信号波形上触发点的相应电平值，使波形趋于稳定。

“自动、触发”触发方式选择开关：当置于“自动”时，无信号时为自动扫描，屏幕上出现一基线；有信号时扫描电路自动地转换到触发状态；当置于“触发”时，扫描电路处于待触发状态。

“+、−”触发信号极性选择开关。

“内、外”触发源及X外接信号选择开关。

（4）其他：“ ⎍ 输出（$50mV_{p-p}$/1kHz）”为校准信号输出插座，位于右侧箱板中间位置。由此可输出50mV（峰—峰值）1kHz的方波信号。

3. 电压幅度与频率的测量方法

(1) 电压幅度的测量：利用示波器可测量信号电压的幅值。常用的测量方法有以下几种：

①直接测量法：对于Y轴输入衰减器的步位开关直接标明相应的Y轴偏转灵敏度的示波器，可用直接测量法测被测信号电压的幅值（峰—峰值）。所谓直接测量法就是直接从荧光屏上测出被测电压波形的高h（cm或格数），然后乘以相应的偏转灵敏度K，求得被测电压峰—峰值（V_{p-p}）即

$$V_{p-p}=kh$$

采用直接测量法时，Y轴增益中的微调旋钮必须置于“校准”位置。当用带衰减器的探头时，计算时应考虑上探头的衰减率。

②比较测量法：比较测量法就是用已知电压值（峰—峰值）的信号电压波形与被测信号电压波形在荧光屏上的高度的比较来求得被测电压峰—峰值。已知电压波形可用示波器内校准信号（或试验信号）电压，也可用外来信号电压。若已知的电压值为V_{0p-p}，其波形在荧光屏上的高度为h_0，被测电压波形的高度为h，则被测电压的大小为

$$V_{p-p}=V_{0p-p}\cdot h/h_0$$

比较法的测量误差一般比直接法小。但须注意，在两次测量过程中，Y轴增益不能变动。

(2) 时间与频率的测量方法

①直接测量法：当“扫描微调”旋钮置于“校准”位置时，扫描速度选择开关所指示的数值就是荧光屏时间轴上每cm（或每格）代表的时间。因此，测出波形的某时间间隔对应于时间轴的长度，就可换算出所测的时间间隔。这种方法的缺点是由于“扫描微调”旋钮不能动用，用时波形难以稳定。

②比较测量法：将待测信号从Y轴输入端输入，调节扫描速度和微调，使荧光屏上呈现n个完整的稳定波形（n为整数）。此时，待测信号频率f与扫描频率f_s的关系是$f=nf_s$（由于扫描电压频率不能准确读出，故不能直接求得f）。然后换用一个标准信号从Y轴输入端输入，调节标准信号频率f_0（此时，扫描速度及微调旋钮不能变动），使荧光屏上呈现m个完整的稳定波形（m也是整数，常取1～2），此时$f_0=mf_s$。由此可

得 $f=f_0 \cdot n/m$。

测量时间或频率的方法还有多种，在此不再列举。

4. 步骤

(1) 对照所用示波器熟悉面板上各部件的位置和作用。通电以前，将仪器面板上各个控制机件放置如下：辉度、聚焦、水平及垂直移位旋钮均居中，“V/cm”开关置 0.01，微调置“标准”位置，“AC⊥DC”开关置“AC”，“电平”旋钮居中，“t/cm”开关置 0.1，微调置“校准”位置，“+、-”，“内、外”、“自动、触发”、“AC，DC”各开关分别置“+”、“内”、“自动”、“AC”位置。

(2) 接通电源，指示灯亮，稍待片刻仪器进入正常工作，此时荧光屏上得到一条水平亮线，调节 X 轴和 Y 轴移位，使亮线在中间位置，调节辉度和聚焦旋钮使亮线亮度适中、清晰。

(3) 观测多波形信号发生器产生的各种波形，并描记之。

(4) 用直接测量法测量方波和正弦波信号电压的幅值。

(5) 用直接测量法测量信号的频率。

5. 实验记录　根据实验要求描绘波形和记录数据。

【注意事项】

由于本仪器使用长余辉示波管，因此在使用过程中，一定要注意辉度处于中等程度，且不能长期停留于一点，以免屏面灼伤。不测量时尽量调暗，以保护示波器。

（吕　磊）

五、心电图机系列元件（晶体三极管）特性分析

【目的要求】

学习测绘晶体三极管输入、输出特性曲线的方法；根据测量结果计算三极管的电流放大系数；进一步了解晶体三极管各参数之间的关系与工作特性。

【实验器材】

实验电路板一块，三极管（8050）一只，直流稳压电源（0～30V）一台，直流微安表（0～100μA）一台，直流毫安表（0～10mA）一台，

直流电压表（0～5V）一台，晶体管毫伏表一台，计算纸等。

【方法与步骤】

1. 原理与说明

（1）晶体三极管的输入特性曲线：三极管的集电极与发射极间的电压 U_{ce}一定时，改变基极与发射极之间的电压 U_{be}，基极电流将随之变化。这种在一定的 U_{ce}下，I_b与 U_{be}之间的对应关系，称为三极管的输入特性。表示这种关系的曲线称为三极管的输入特性曲线。与不同的 U_{ce}相对应的 I_b与 U_{be}间的关系曲线，称为三极管的输入特性曲线族。

（2）晶体三极管的输入特性曲线：三极管的基极电流 I_b一定时，改变集电极与发射极间的电压 U_{ce}，集电极电流也随之变化。这种在一定的 I_b下，I_c与 U_{ce}间的对应关系，称为三极管的输出特性。表示这种关系的三极管的输出特性曲线。与不同的 I_b相对应的 I_c与 U_{ce}间的关系曲线，称为三极管输出特性曲线族。输入输出特性曲线可以表示晶体三极管的特性与工作状态。

（3）三极管电流放大系数的计算：电流放大系数是三极管的基本参数，用来表示三极管放大能力的大小。集电极电流 I_c 与基极电流 I_b 之比定义为直流放大系数。

$$\bar{\beta}=\frac{I_0}{I_b}$$

集电极电流变化绝对量 ΔI_c与基极电流变化绝对量 ΔI_b之比定义为交流放大系数。

$$\beta=\frac{\Delta I_\sigma}{\Delta I_b}$$

（4）实验电路：测绘晶体三极管特性曲线的电路原理如图 2－37 所示，实验电路板参考图 2－38。

2. 实验步骤

（1）参考图 2－37、图 2－38 将实验电路板接好，其中 V_1 为晶体管毫伏表，V_2 直流电压表。将电位器 R_2、R_3、R_4 全部旋到中间位置，仔细检查接线无误后接通直流电源。

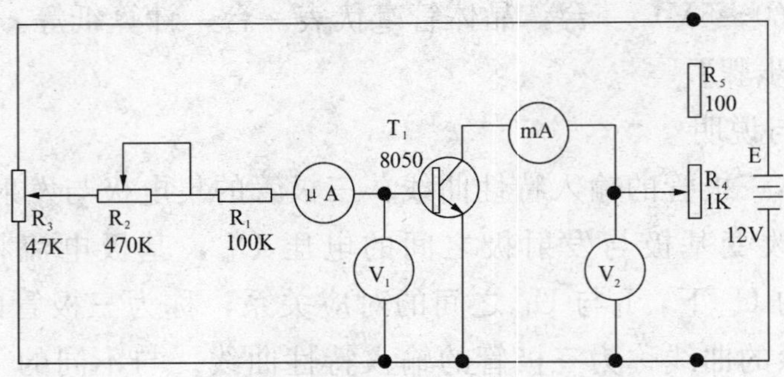

图 2－37 三极管特性曲线测量电路

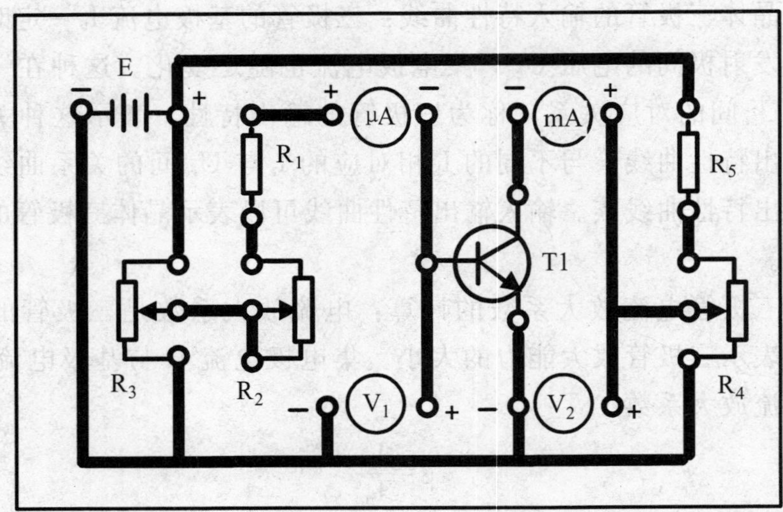

图 2－38 三极管特性曲线测量实验板

（2）测绘输入特性曲线

①作 U_{ce}＝0V 时的输入特性曲线。调节 R_4 使 U_{ce}＝0V，调节 R_3 使 I_b＝0，根据 V_1 的示数，读出 U_{be}，填入表 2－6 中；保持 U_{ce}＝0V，调节 R_3 使 I_b分别等于表 2－6 中各数值，读出相应的 U_{be}填入表中。

②作 U_{ce}＝5V 时的输入特性曲线。调节 R_4 使 U_{ce}＝5V，并保持不变化，重复上述有关步骤，调节 I_b为不同值，读出相应的 U_{be}填入表中。

（3）测绘输出特性曲线：

①作 I_b＝0 时的输出特性曲线。调节 R_2、R_3 使 I_b＝0 并保持不变，调节 R_4 使 U_{ce}分别等于表 2－7 中各值，读出相应的 I_c填入表中。

②作 I_b＝10，20，40，60，80μA 时的输出特性曲线。调节 R_2、R_3 使 I_b分别等于上述各值，并保持不变，调节 R_4 使 U_{ce}分别等于表 2－7 中

各值，读出相应的 I_c 填入表中。

【结果与分析】

表 2－6　　**输入特性，U_{be}（V）测量数据**

I_b（μA）	0	2	6	10	20	40	60	80
U_{ce}＝0V								
U_{ce}＝5V								

以 I_b 为纵坐标，U_{be} 为横坐标，在坐标纸上分别做出 U_{ce}＝0V，5V 的特性曲线，并与理论特性曲线比较，若有不符合，分析产生的原因。

表 2－7　　**输出特性，I_c（mA）测量数据**

U_{ce}（V）	0	0.5	0.7	1	2	4	6	8
I_b＝10μA								
I_b＝20μA								
I_b＝40μA								
I_b＝60μA								
I_b＝80μA								

以 I_c 为纵坐标，U_{ce} 为横坐标，在坐标纸上做出输出特性曲线族，并标出放大区、饱和区和截止区。利用特性曲线计算 U_{ce}＝6V，I_b＝40μA 时的直流放大系数和 I_b 由 40μA 增加到 60μA 时的交流放大系数。

【思考题】

在测量三极管特性曲线时，对两个电压表 V_1，V_2 有什么要求？如果将 V_1 接在测量 I_b 的微安表之前，将有什么影响？

（邱召运）

六、简易助听器的安装与调试

【实验目的】

了解三极管的放大作用，学习焊接安装简易助听器。

【实验器材】

晶体管 T_1 是 3DG201，T_2 T_3 是 3AX31，电阻 450kΩ 1 只，150Ω 1 只；电解电容器（10μF/5V）1 只，耳塞机（4Ω）1 只，话筒 1 个，印刷电路板 1 块；万用电表 1 块，1.5V 电源、电烙铁、剪刀、镊子各 1 把。

【方法与步骤】

1. 实验原理　三极管既能把电压放大又能把电流放大；或者经过放大后的能量（或功率）要比没有放大之前的要大。助听器是利用三极管的放大作用，将一个变化量即人讲话的声音的轻重和高低加以放大，同时又能控制这个变化量，使输出的能量必须大于输入的能量。助听器是一个多级晶体管放大器，图 2－39 是供实验用的直接耦合晶体管放大器。

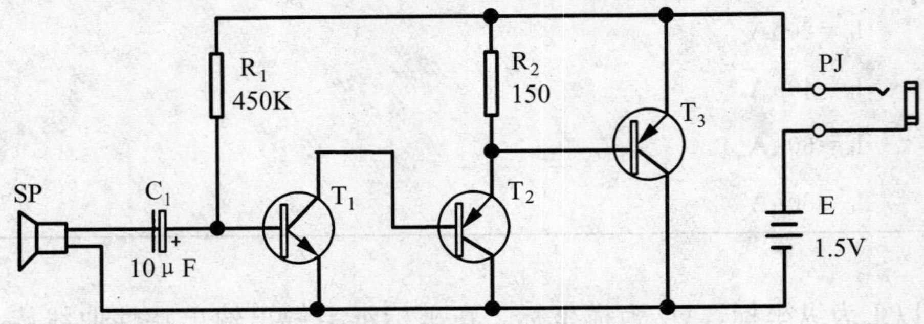

图 2－39　直接耦合晶体管放大器（简易助听器）

当声振动传入话筒后，在话筒中产生相应的电信号，这个变化的电信号通过电容 C 输入到第一级的基极，经 BG_1 和 BG_2 组成的复合管放大后再直接耦合到第二级的基极，这样经二级放大（一般要三或四级）使耳塞机发出比原来大得多的声音，供听力弱者使用。

2. 实验步骤

（1）对照电路图 2－39，检查各元件是否与图中要求一致。

（2）图 2－40 在印刷电路板上，按照从左往右的顺序用电烙铁焊接好各元件，并检查有无焊错之处。

（3）经教师检查无误后，接通电源，对着话筒讲话，用耳塞机试听声音是否有放大。

（4）实验完毕，将器材整理好，经教师检查无误后才可离开实验室。

【注意事项】

（1）其他元件焊好后再焊接晶体管

（2）焊接时元件不能带电，否则使元件损坏或发生事故。

（3）实验过程要做到安全操作，防止触电，烫伤。

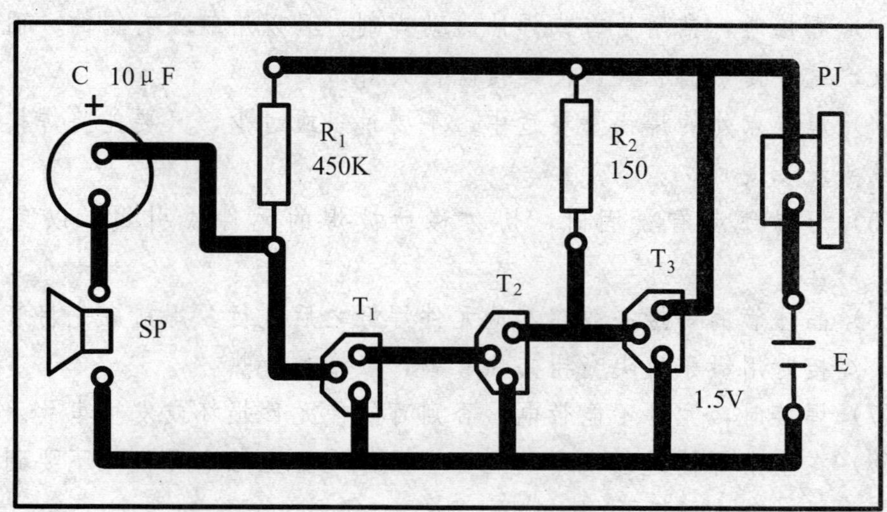

图 2—40　简易助听器印刷电路板

【思考题】

助听器在将声音放大时，是否遵守能量守恒？它从哪里提取能量来对声音进行放大的？

【附录】电烙铁的使用及焊接方法

1. 电烙铁的使用方法

电烙铁是利用电加热焊接工具，它的主要结构有电烙铁头和烙铁芯两部分。使用电烙铁应注意以下几点：

（1）烙铁头上锡，将烙铁头上的氧化物清除干净，接通电源，先在铜头上涂一层松香，然后再在上面熔化一层焊锡就可以使用了。

（2）电源电压应与烙铁的额定电压一致。电压过低，烙铁不热，不能熔化焊锡；电压过高则易烧坏电烙铁。

(3) 使用电烙铁时，不要猛力敲打，以免震断电阻丝或引线。

(4) 用完烙铁后，切记拔下烙铁电源插头，以免发生事故。

2. 焊接方法

(1) 焊件和焊点要刮除干净。焊接前，先把所有元件的引线和导线的焊接部分用刀或砂纸刮除干净，然后立即烫上锡。元件的引线不要剪得太短，一般不少于10mm。

(2) 选用导线一般采用不同颜色，以便区别。

(3) 焊接时，常用松香或焊油为助焊剂。且以烙铁头有锡的一面去接触接点，这样传热面积大，使焊接既快又好。

(4) 焊接点处的焊锡量要适中，不要过多或过少，只要能将焊接点处的接线头浸没便可。

(5) 焊锡还没有凝固时，切勿移动被焊的元件或引线，以免造成虚焊。

(6) 晶体管的焊接一般在其他元件焊好之后进行。焊前应先将管脚上好锡，焊接时用镊子或尖嘴钳夹住管脚，以增加散热。

(7) 焊接时，元件不能带电，否则可能使元件损坏或发生事故。

(8) 在整个焊接过程中要做到安全操作，防止触电烫伤，不要到处甩焊锡等。

(李淑玮)

七、BL-410 生物机能实验系统介绍

BL-410 生物机能实验系统是配置在微机上的 4 通道生物信号采集、放大、显示、记录与处理系统，它由以下三部分构成：IBM 兼容微机；BL-410 生物信号采集、放大硬卡；BL-New Century 生物信号显示与处理软件。该系统适用于医学院校、科研单位进行生理、药理和病理生理等实验，并可完成实验数据的分析及打印工作。它完全替代了原有的利用分离的放大器、示波器、记录仪、刺激器等仪器所构成的繁琐而性能低下的生物信号观测系统。该系统能够满足机能学实验的基本要求，已成为新一代的生物信号显示与处理系统。

(一) 系统特点

1. 硬件特点

(1) 抗干扰能力强，工作稳定可靠。

(2) 低噪声、高增益、宽范围（2～50,000 倍）的生物电放大器，适应各种强弱不同的生物电信号；生物电放大器的增益、耦合方式（AC/DC）、时间常数（高通滤波）、高频滤波（低通滤波）、回零控制等均由程序控制。

(3) 采用 12 位 A/D 转换器，最高采样率达 60kHz，精度远大于传统的机械式记录仪，可完成如神经干动作电位、减压神经放电等高频生物信号的采样与显示。

(4) 功能完善的高性能、高可靠性电刺激器，具有电压输出（0～35V，最小步长 5mV）和电流输出（0～10mA，最小步长 1.0μA）两种模式，使用方便。

(5) 监听输出可直接驱动耳机。

2. 软件性能特点

(1) 以中文 Windows 98，Windows 2000 或 Windows NT5.0 为软件平台，全中文的图形化操作界面。

(2) 为几乎所有的生理及大部分药理实验教学项目预设置了包括八大类共计 32 个实验模块。当选择一个实验模块后，计算机会自动设置所需参数，并启动数据采样，让学生直接进入到实验状态。

(3) 强大的数据分析功能。可实时地对原始生物信号或存储在磁盘上的反演数据信号进行积分、微分、频率直方图、序列密度直方图、频谱分析等运算，并将运算的结果（积分图、微分图、频率直方图、频谱分析图等）与原始波形一起实时、同步地显示在计算机屏幕上。

(4) 强大的数据测量功能。可对原始生物信号或存储在磁盘上的反演数据信号进行实时测量、光标测量、选择区域测量、两点测量及区间测量，可得出生物信号的多种指标，如：最大值、最小值、平均值、峰值、频率、面积、变化率及持续时间等。

(5) 具有了两套独立的显示系统，可对不同时间段的波形进行比较显示。

(6) 可独立调节四个通道波形的扫描速度，使得波形显示清晰，可根据需要任意拉开或压缩波形显示。

（7）观地设置增益（灵敏度）、时间常数、滤波及程控刺激器的各种参数。

（8）可直观、方便地设置显示波形、背景标尺以及波形背景的颜色，使波形更加容易观察，并且可选择不同种类的背景标尺。

（9）数据查找滚动条所构成的数据反演方式，不仅操作简便，而且功能强大，便于实验后的数据分析，并可以根据需要打印出单个或多个通道的实验波形及相关的实验数据。

（10）对反演数据进行原始数据导出、数据剪辑及图形剪辑。

（11）自身的网络控制功能。一方面，老师和学生可以利用自己的计算机进行文字信息的网络控制功能；另一方面，老师也可以在教师计算机上对某一组学生的实验进行监视，强大的联机帮助使操作更加方便。

（二）系统启动

本系统有 4 种方法可启动：

1. 从 BIOLAP 98 软件的“输入信号”菜单中选择“启动波形显示”命令项启动；

2. 从“实验项目”菜单中选择自己需要的实验项目项启动；

3. 从选择工具条上的“打开上一次实验设置”按钮启动；

4. 从 BL-410 系统中新增的“打开配置”命令启动。

（三）参数设置

本实验系统可根据选择的信号种类或实验项目为每个实验通道设置相应的初始参数，包括实验通道的增益、时间常数、滤波、扫描速度等。该初始参数能够满足完成实验的基本要求，如需调整，可在 BIOLAP98 软件主界面左边的控制区中调节。

（四）实验前调零和定标操作

实验前必须通过定零值和定标准值两步操作才能得到真正有效的实验结果值。

1. 调零　从“定标”子菜单中选择“调零命令”，此时弹出一个对话窗，按“确定”按钮，回弹出一个“放大器调零”对话窗，进行调零处理。

2. 定标　选择“定标”命令后，回弹出一个定标密码输入对话窗，默认的定标密码为 123456。如果输入了正确的定标密码，将进入到定标过程中。定标过程如下：

（1）如果要为张力信号进行定标处理，那么需要将信号选择参数选为张力信号。

（2）首先对1通道进行定标。将定标类型参数设定为“定零值”，然后将张力换能器插入到1通道上，并使其处于不加任何负载状态，通过观察1通道出现的波形，调节张力换能器的零点，使其输入信号线处于离1通道标准零基线最近的位置。当输入信号稳定后，用鼠标按下定标对话窗中右下方的“定标”按钮。

（3）将定标类型参数设定为“定标准信号”，然后在张力换能器上挂一个砝码，砝码的大小可以在（1～300g）的范围内任意选择，比如10g，然后在“定标值输入”编辑窗中输入在张力换能器上挂的砝码重量，如10g。观察1通道波形显示窗口中输入信号线的位置，不能使其饱和（如果输入信号线处于窗口顶部，我们可以认为输入信号已经饱和）。如果输入信号饱和，可以通过减小1通道的增益或减小换能器上挂砝码的重量等方法来使换能器的输入处于非饱和状态。当输入信号稳定后，用鼠标按下“定标”对话窗中右下方的“定标”按钮，完成1通道换能器信号的定标。

（4）将通道选择参数设定为2通道，定标类型参数设定为“定零值”，然后将同一个张力换能器插入2通道的信号输入接口上，但需注意，此时，无论2通道的输入信号线是否在基线上，均不可再调节张力换能器的零点，否则，1通道的定标值将不准确。重复步骤2，3完成通道的定标操作。一般而言，科研工作者为了获得精确的测量结果，不同的通道应该使用不同的换能器。

（5）用与2通道定标同样的方法为3通道、4通道定标。

（6）如果需要为其他换能器信号，如压力信号、温度信号、气体流量信号等定标，其方法与张力信号定标的方法完全一样，只要将“信号选择”参数改为其他信号的名称即可。

（7）定标完成后，按“确定”按钮，定标结果将被存储到biolap98.cfg配置文件中，以后若不再进行定标操作，计算机将一直使用此次定标的结果，如果按“取消”按钮，本次定标无效，定标结果将不被存储。

（五）实验操作步骤

例 1：在一通道显示窗口中观察兔动脉血压。

1. 在一通道的输入接口上安装好血压换能器，并将该换能器与兔动脉相连。

2. 选择“实验项目”子菜单中的“循环实验”菜单项，点击“循环实验”子菜单。

3. 在“循环实验”子菜单中选择“兔动脉血压调节”实验模块。

4. 根据信号窗口中显示的动脉血压波形，再适当调节动脉插管的位置或实验参数，以获得最佳的实验效果。

5. 当波形调节稳定后，用鼠标单击工具条上的“记录”命令按钮，记录波形和数据。

6. 用鼠标单击工具条上的“打印当前通道图形”命令按钮，打印图形及数据。

7. 实验完成后，用鼠标单击工具条上的“停止”命令按钮，将弹出“另存为”对话窗，在该对话窗中输入保存文件的名字，按“确定”键结束实验。

例 2：在 1 通道观察减压神经放电、2 通道作减压神经放电的积分图、3 通道作减压神经放电的频率直方图。

1. 在 1 通道的输入接口上连接好神经放电引导电极，并且用引导电极的神经钩挂住一根减压神经。

2. 选择“输入信号”菜单中的“1 通道”菜单项，点击“1 通道”子菜单。

3. 在“1 通道”子菜单中选择“神经放电”实验模块。

4. 根据监听器发出的声音和信号窗口中显示的神经放电波形，再适当调节减压神经的引导位置或实验参数，以获得最佳的实验效果。

5. 选择“数据处理”菜单中的“积分”命令项，点击“积分参数设置”对话窗，将“积分参数设置”对话窗中的显示通道设置为 2 通道，再适当调节对话窗中的其他参数，确定后按“OK”按钮。

6. 选择“数据处理”菜单中的“频率直方图”命令项，点击“频率直方图参数设置”对话窗，将“频率直方图”对话窗中的显示通道设置为 3 通道，再适当调节对话窗中的其他参数，确定后按“OK”按钮。

7. 波形、数据处理，保存，打印，实验结束。

（六）常见故障分析及解决方法

1. 使用中出现死机　常见为操作系统发生问题，可关闭计算机，等待数分钟后重新启动。

2. 不能从 BIOLAP410 硬卡上得到数据　计算机与 BL-410 硬卡之间的串口线未插好或出现断线，可重新插接或更换串口线。

3. 信号干扰过大　一般因接地不良、动物肌电或其他干扰信号的影响，可检查接地是否良好，采用动物接地等方法排除。或 BL-410 系统输入前面板接触不好。

4. 打印和打印预览按钮变灰色不起作用　实验过程中系统没有处于暂停状态或打印和打印预览功能没有和通道显示窗口相联系。

（七）BL-410 系统完成的部分典型实验波形

如图 2－41～图 2－47 所示。

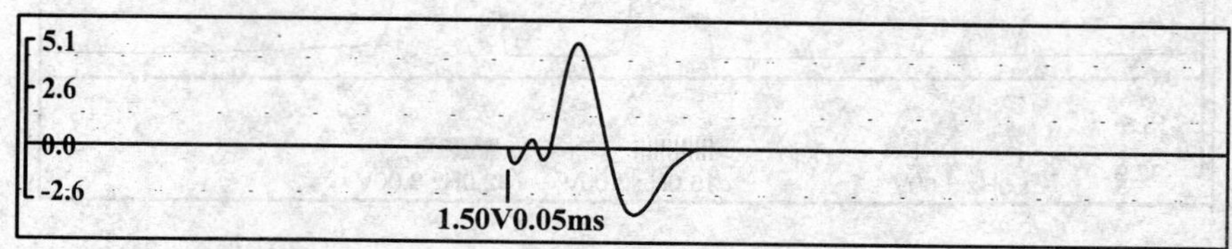

图 2－41　神经干动作电位

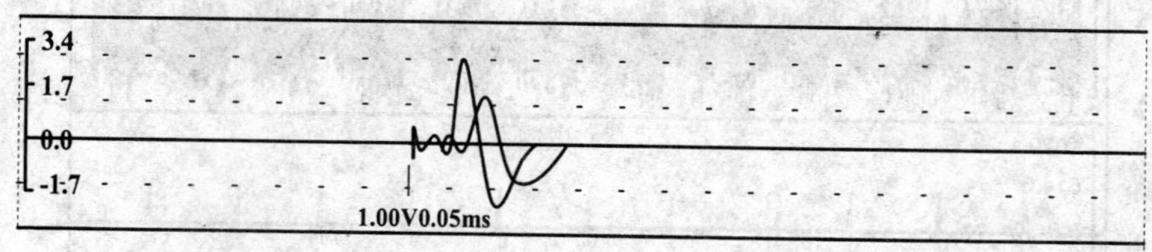

图 2－42　神经干兴奋传导速度

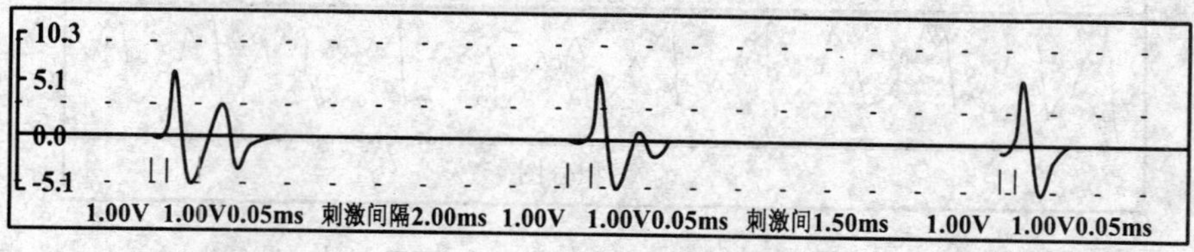

图 2－43　神经干兴奋不应期

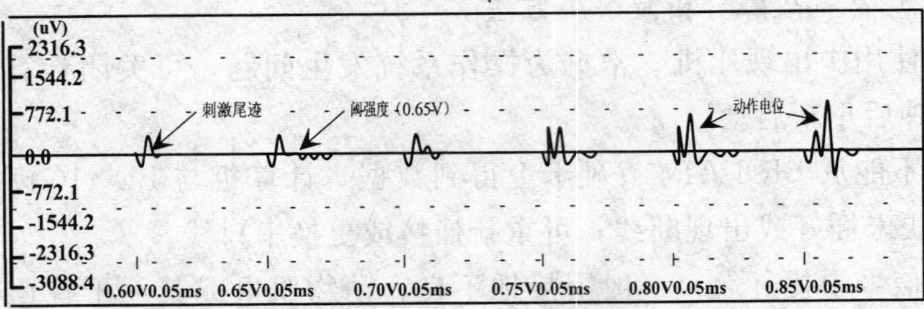

图 2－44　神经干动作电位阈强度

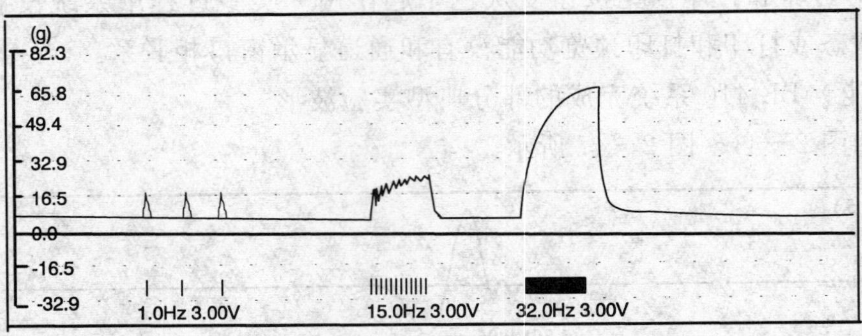

图 2－45　刺激频率与反应的关系

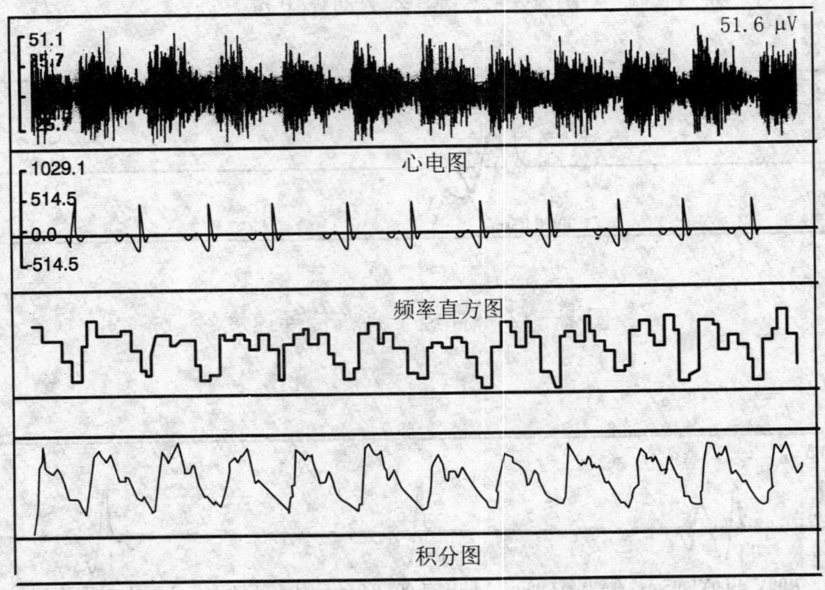

图 2－46　兔减压神经放电、心电图及神经放电的频率直方图和积分图

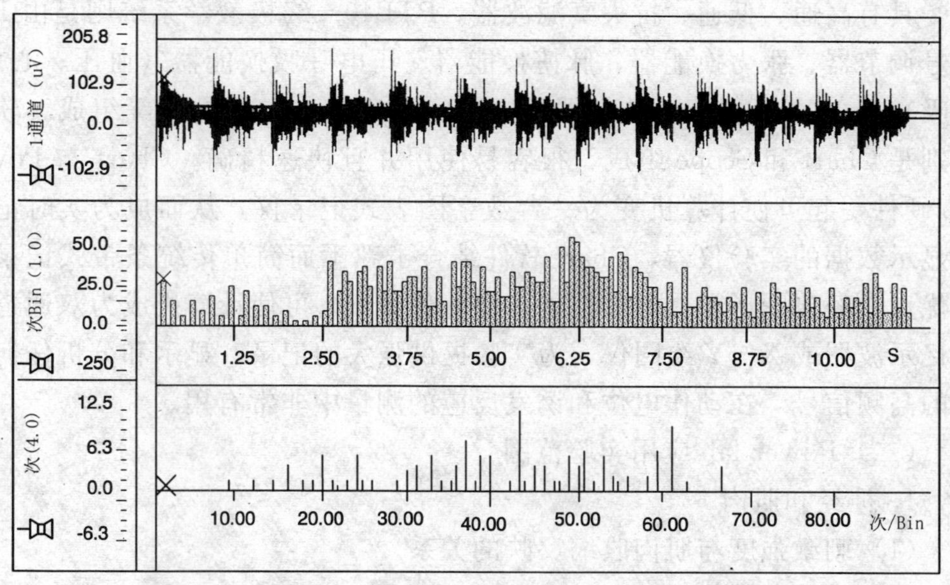

图 2－47　兔减压神经放电的序列与非序列密度直方图

（金成文）

八、Power lab 生物电信号处理系统介绍

Power lab 是四通道的生物电信号测量、记录、分析处理系统。利用它可实现了多通道的生物电信号的实时采集、记录和分析处理等功能，替代了传统的实验仪器设备（如示波器、二道记录仪、刺激器等），避免了实验中人为和仪器因素干扰误差的弊端，对信号可以进行及时采集、存储和处理，特别是各种实验数据的后期分析处理，尤为方便突出。可广泛应用于基础医学实验教学和科学研究工作中。

（一）系统配置

Power lab 系统包括 Power lab 硬件、软件，它具有多通道实时带式记录仪、多道生理记录仪、X－Y 绘图仪、数字电压仪和记录示波器等全部功能，还具有功能强大和灵活方便的数据记录存储处理系统。同时还提供了传统记录仪无法比拟的精确参数、准确的动态图象。Power lab 硬件是由计算机、Power lab/4st 主机和 PTB40－终极教学系统所组成的。它要求计算机是 586 以上的，软件运行环境为 Windows 和 Macintosh 操作系统。Power lab/4st 主机具有 16 位精度、100000 样点/秒的持续采样速度，具有高通、低通、抗失真滤波器。PTB40－终极教学系统则是由 Pod 信号调节器、张力换能器、脉搏换能器、压电呼吸换能器（血压、心电、呼吸）、mLA301 微音频连接器、电极、刺激输出电缆导线等组成。软件分别是 Chart 和 Scope 组成，很容易使用并且快速精确。Chart 与 Power lab 硬件一起可使计算机变为一台数字图表式记录仪，从而成为实时记录和显示数据的实验仪器，Chart 软件结合了熟悉而简单传统条带式记录仪的优点：经典图形和良好的性能；而软件 Scope 可使计算机成为双通道的记忆示波器或 X－Y 绘图仪，为实验提供强大的记录、显示和分析任何刺激的高频信号，在动作电位和诱发反应的测量中非常有用。

（二）Power lab 应用实验范围

1. 神经和肌肉

（1）刺激强度与肌肉收缩反映的关系。

（2）骨骼肌单收缩的。

（3）骨骼肌收缩的总和与强直收缩。

（4）神经干动作电位。

（5）神经干兴奋传导速度的测定。

（6）坐骨神经不应期的测定。

2. 循环系统

（1）人体心电图（Human ECG）。

（2）心肌复合动作电位的描记。

（3）动脉窦减压反射实验。

（4）人肢体血流图的描记。

（5）家兔动脉血压的神经体液调节。

3. 呼吸

（1）人体呼吸运动的描记。

（2）家兔呼吸运动的调节。

4. 排泄　尿生成的影响因素

5. 中枢神经系统

（1）人体脑电图（Human EEG）。

（2）离体小肠的生理特征。

6. 药理方面

（1）氨甲胆碱对豚鼠离体回肠的作用。

（2）肾上腺素及酚妥拉明对家兔心血管系统的影响。

（三）Power lab 操作使用实例

实例 1　人肢体血流图的描记

目的：学习测定和分析人肢体血流图的方法。

原理：血流图方法是一种用以观察机体被测定部位的血流动力学状况的生物物理学方法。测定血流图可以观察和了解安静或各种情况下的肢体血管的机能状态。

方法：将脉搏换能器系与人拇指之上。使人体保持安静，将脉搏换能器的 BNC 衔头连接到 Power lab/4st 主机的通道上，打开主机电源，预热一会儿，即可进行实验。

双击桌面的 Chart 软件的快捷方式图标；选择“Setup”菜单中的“Channel Setting”命令，打开通道设置对话框；

在通道数目选择框（Number of Channels）键入“3”，然后分别点击每一通道的名称框（Channel Title），你所需要的通道名称，中英文皆可，点击 ok；

在右侧的采样速率下拉菜单中选择适当的采样速率（本实验建议为 100 或 200）；

选择脉搏通道下拉菜单中的输入放大（Input Amplifier）命令，出现输入放大对话框，在量程（Range）下拉菜单中选择适当的量程（200mV，500mV 或 1V）。

点击 Start 按钮开始记录，即可在通道一内看到脉搏信号；点击 Stop 按钮停止记录；

点击血流通道下拉菜单中的计算输入（Computed Input）命令，弹出计算输入对话框；在功能（Function）下拉菜单中选择积分功能，在（Raw Data Input）中选择脉搏信号通道（即第一通道），点击 ok；

点击 Start 按钮开始记录，即在通道一看到脉搏信号，并且在通道二同时看到血流信号，点击 Stop 按钮停止记录；

点击心率通道下拉菜单中的周期变量（Cycle Variables）命令，即可弹出周期变量设置对话框；

在原始记录（Source）下拉菜单中选择脉搏信号通道（即第一通道），

然后在功能（Function）下拉菜单中选择心率功能（Rate Meter）；这样就可以用通道一记录脉搏变化，用通道二对通道一进行积分得到血流变化，用通道三对通道一计算得到心率变化曲线。

分析：可以利用 Peak parameter 扩展软件计算某一波形的各种参数，包括波幅、流入时间等。

实例 2　离体心脏灌流

目的：学习离体蛙心灌流法，观察内环境中各种因素的变化对心脏收缩的影响。

原理：心脏具有自动节律性收缩活动的特性，离体蛙心在任氏液灌流的情况下可以较持久地维持其生理特性。人为地改变任氏液中的离子成分或加入某些药物，能明显地影响心脏的活动。

方法：破坏蟾蜍脑和脊髓、暴露心脏，在静脉窦下面穿一根丝线备用，在主动脉干下穿一根丝线留作固定插管用，再在左主动脉下穿一根丝线，结扎。在左主动脉的根部剪一切口，左手持左侧分支上的结扎线向后拉，右手持盛有少量的蛙心插管由此插入动脉圆锥。当插管尖部达到动脉圆锥基部时，将插管稍微后退，再转向心室中央的方向，于收缩时插入心室腔内。更换新鲜任氏液，结扎静脉窦下面的备用丝线，提起插管，剪断左、右主动脉和前、后腔静脉等，将心脏摘出，用任氏液灌洗数次。用蛙心夹在心室舒张时夹住心尖约 1mm，用丝线将蛙心夹通过杠杆连接在张力换能器，打开主机电源，预热一会儿，即可进行实验。

双击桌面的 Chart 软件的快捷方式图标；选择“Setup”菜单中的“Channel Setting”命令，打开通道设置对话框；

在通道数目选择框（Number of Channels）键入“数字 2”，然后分别点击每一通道的名称框（Channel Title），你所需要的通道名称，中英文皆可，点击 ok；在右侧的采样速率下拉菜单中选择适当的采样速率；点击 Start 按钮开始记录，即可在通道一内看到心搏信号；点击 Stop 按钮停止记录；点击通道二下拉菜单中的计算输入（Computed input）命令，弹出计算输入对话框；在功能（Function）下拉菜单中选择积分功能，在（Raw Data input）中选择心搏信号通道（即第一通道），点击 ok；点击 Start 按钮开始记录，即在通道一看到正常心搏信号，而通道二利用计算功能计算由通道一心搏变化计算得到的心率。

首先记录正常心搏曲线，然后向插管内加入 2～6 滴 0.65％氯化钠溶液，观察心搏曲线频率和振幅的变化，当曲线出现明显的变化时，立即吸取插管中的灌流液，用新鲜任氏液冲洗 2～3 次，待心搏恢复正常。向插管内加入 1 滴 2％氯化钙溶液，观察心搏曲线的变化，当出现明显的变化时，即更换新鲜任氏液，待心搏恢复正常后，向插管内加入 1～2 滴 1％氯化钾溶液，观察心搏的变化，待其出现明显的变化后，立即更换任氏液。待心搏恢复正常后，向插管内加入 1 滴 1∶100000 肾上腺素溶液，观察心搏曲线的变化，当现明显的变化时，立即更换新鲜任氏液；待心搏恢复正常后，向插管内加入 1～2 滴 1∶1000000 乙酰胆碱溶液，观察心搏变化，待其出现明显的变后化，立即更换任氏液。

分析：通过本实验来分析心肌的生理特性，并说明各种离子及药物对心脏有何影响。

（王忠伟　李志坚）

第三章　基础实验项目

实验一　蛙或蟾蜍坐骨神经腓肠肌标本制备

【目的要求】

学习两栖类动物神经肌肉标本的基本制作技术，掌握蛙或蟾蜍坐骨神经腓肠肌标本的制备方法。

【实验器材】

1. 仪器与材料　蛙类手术器械 1 套（粗剪刀、组织剪刀、眼科剪刀各 1 把，大小镊子各 1 把，探针 1 根，玻璃分针两根），小玻璃板、软木蛙板各 1 块，小烧杯 1 个，丝线、锌铜弓。

2. 药品　任氏液 100mL

3. 动物　蛙或蟾蜍

【方法与步骤】

1. 破坏脑脊髓　方法有两种：一为去头后再捣毁脊髓，即用左手紧握蛙身及其肢体，右手执粗剪刀从口裂插入，沿两鼓膜后缘连线剪去头，然后用探针插入椎管，捣毁脊髓；另一种方法是用探针经枕骨大孔插入向前毁脑，再向后插入椎管捣毁脊髓。其方法是：左手握蛙，用食指下压吻端，拇指按压背部，使头前俯。右手持探针在头后缘枕骨大孔处，将探针垂直插入皮肤，再将针折向前方插入颅腔并左右移动捣毁脑组织；然后将探针退出至枕骨大孔处，将针尖向后，插入椎管捣毁脊髓。待四肢肌肉僵直消失，肌肉松弛，无自发运动，即表示脑、脊髓已完全破坏，如图 3－1 所示。

2. 剪去躯干上部及内脏　在骶髂关节水平以上 1cm 处用粗剪刀剪断脊柱，将其头、前肢和内脏一并弃去，仅保留一部分腰背部脊柱及后肢。在腹侧脊柱的两旁可见到坐骨神经。

3. 剥皮及分离两腿　左手用大镊子捏住脊柱断端，右手捏住断端皮肤边缘，向下剥掉全部后肢皮肤，在正中线用粗剪刀将脊柱纵向分为两半，并从耻骨联合中央剪开，将两侧后肢放在盛有任氏液的小烧杯内备用。将手及用过的器械用自来水冲洗。

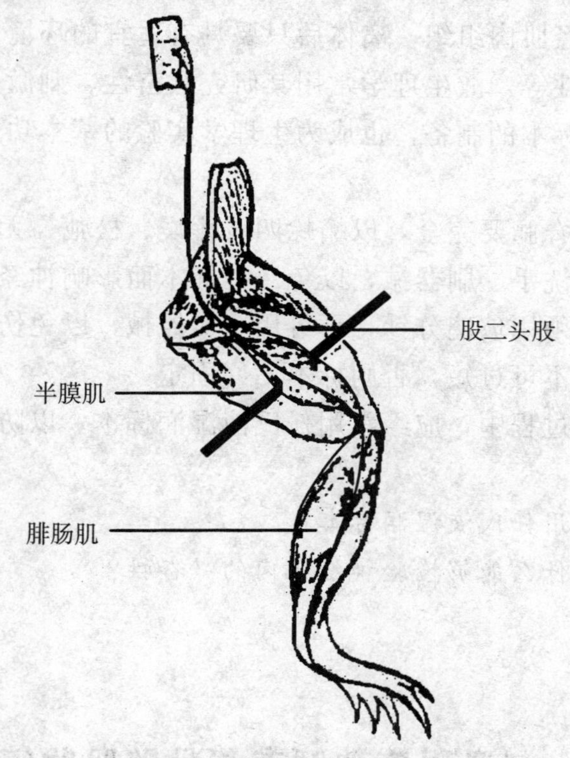

图 3－1　坐骨神经腓肠肌标本制备

4. 游离坐骨神经　将一侧后肢背面向上用大头针固定于木质蛙板上，用左手拇、中两指固定标本两端，用玻璃分针划开梨状肌及其附近的结缔组织，循坐骨神经沟，将坐骨神经小心分离出来，并剪去坐骨神经所有的分支直至膝关节。然后用粗剪刀将与坐骨神经连接的脊柱下部多余部分剪去，但须保留小块脊柱与坐骨神经相连。用镊子夹住这小块脊柱，将坐骨神经轻轻提起，逐一剪去神经分支，游离出坐骨神经。

5. 制备坐骨神经腓肠肌标本　在膝关节周围剪断肌腱以去掉大腿全

部肌肉，并用粗剪刀将股骨刮干净，在股骨的中段剪断。再在腓肠肌的跟腱处穿线结扎，在结扎处远端剪断并游离腓肠肌至膝关节处，在膝关节以下将小腿其余部分全部剪除。用浸有任氏液的锌铜弓触及坐骨神经，如腓肠肌收缩，则表示标本的机能良好。将标本放入任氏液中。待其兴奋性稳定后再进行实验。

【结果与分析】

按以上操作步骤进行，即可获得兴奋性良好的坐骨神经腓肠肌标本。两栖类动物的神经肌肉组织，离体后只要具有适宜的环境，仍可保持良好的兴奋性、传导性等，故生理学常用其研究兴奋性、刺激、反应等最基本的生命现象。该标本的制备，也成为生理学实验的基本功。

【注意事项】

1. 破坏脑、脊髓要完全，以蟾蜍四肢瘫痪、松弛、无自发运动为准。
2. 剥皮后须洗手、刷器械，以免污染标本而影响神经肌肉的兴奋性。
3. 分离神经须用玻璃分针，不可用金属器械，以免伤及标本。
4. 股骨保留不可过短，否则标本不好固定。
5. 制作标本过程中，应经常用任氏液湿润标本，以防干燥。

【思考题】

1. 为什么要用任氏液湿润标本？
2. 锌铜弓为什么能够检验神经肌肉的兴奋性？

（唐可欣）

实验二　刺激强度和频率与骨骼肌收缩的关系

【目的要求】

本实验观察不同的刺激强度和频率与骨骼肌收缩形式之间的关系。要求是：①能较熟练制备坐骨神经腓肠肌标本，学习 BL-410 生物机能实验系统和刺激器的使用；②复习有关理论，骨骼肌的收缩原理，阈刺激、阈下刺激、阈上刺激、最大刺激强度的概念，不完全强直收缩和完全强直收缩形成的机制。

【实验器材】

1. 仪器与材料　蛙类手术器械 1 套，BL-410 生物机能实验系统、电刺激器、肌槽等。

2. 药品　任氏液 100mL。

3. 动物　蛙或蟾蜍。

【方法步骤】

1. 制备坐骨神经腓肠肌标本，固定于肌槽内。

2. 连接实验仪器装置

(1) 在 1 通道接口上安装好张力换能器，并与标本相连。

(2) 选择“实验项目”菜单，找出实验模块。

【结果与分析】

1. 阈刺激、阈上刺激、最大刺激

先给标本单个弱刺激，然后逐渐增加刺激强度，直到刚能描出收缩曲线时，此时的刺激强度为阈强度。低于此强度的刺激为阈下刺激。继续增加刺激强度，收缩高度随之增大，当达到某一个强度后，收缩幅度便不再随刺激强度的增大而增高，这一刺激强度就是最大刺激强度，而介于阈刺激和最大刺激之间的刺激为阈上刺激。

2. 单收缩、不完全强直收缩、完全强直收缩

选用最大刺激强度，调节刺激器“频率选择”旋钮，先放在低频挡上，在记录仪上描出 3 个单收缩曲线；然后增加刺激频率，可描出收缩曲线呈锯齿状的不完全强直收缩曲线；继续增加刺激频率，则可描出平滑的完全强直收缩曲线。

阈值是衡量组织兴奋性大小的客观指标之一。腓肠肌由许多肌纤维组成，各肌纤维兴奋性不尽相同，支配这些肌纤维的运动神经纤维的兴奋性也不尽相同。在实验中，固定刺激持续时间和强度变化率，而只改变刺激强度时，以单个电刺激直接或通过刺激神经间接刺激腓肠肌时，刚刚能引起肌肉发生反应的刺激强度称为阈强度，刚刚达到阈强度的刺激称为阈刺激。随着刺激强度的增加，肌肉收缩相应地逐渐增强。强度超过阈值的刺激称为阈上刺激。当刺激达到某一最适强度时，肌肉发生最大收缩反应，此时的刺激称为最大刺激。肌肉受到一次短促的刺激时，引起的一次机械性收缩和舒张的过程称为单收缩。当给肌肉适当强度的连续电刺激时，如在前一次收缩的舒张期结束前又开始新的收缩，发生单收缩的复合，收缩

曲线呈锯齿状，称为不完全强直收缩。若刺激频率增加到临界融合频率，使肌肉在前一次收缩期内就开始了新的收缩，肌肉收缩完全融合，形成持续收缩状态，其收缩幅度较单收缩大得多，称为完全强直收缩。

【注意事项】

1. 当心蟾酥溅入眼内。

2. 标本制成后放入任氏液内浸泡数分钟，使标本兴奋性稳定。

3. 每次连续刺激一般不要超过 5s，以防标本疲劳。

【思考题】

1. 为何神经肌肉标本中肌肉收缩随刺激强度的增加而增强？

2. 简述刺激坐骨神经引起腓肠肌收缩的过程。

3. 肌肉收缩的形式有几种？何为肌肉收缩的临界融合频率？

（唐可欣）

实验三　神经干动作电位引导及其传导速度和不应期的测定

【目的要求】

熟悉离体神经干动作电位的记录方法，并观察蟾蜍或蛙坐骨神经动作电位的基本波形；学习神经干动作电位传导速度的测定，并通过不应期的测定了解神经组织在一次兴奋后，其兴奋性的周期性变化；掌握制备坐骨神经干标本的技术；复习神经干单相和双相动作电位的引导原理，动作电位的产生、传导机制，细胞兴奋及恢复过程中的周期性变化等理论内容；掌握使用 BL-410 生物机能实验系统测定神经干动作电位的方法。

【实验器材】

1. 仪器与材料　BL-410 生物机能实验系统、神经屏蔽盒、蛙类手术器械、两脚规、直尺等。

2. 药品　1～3mol/L KCl 溶液、任氏液。

3. 动物　蟾蜍或蛙。

【方法步骤】

1. 坐骨神经干标本的制备　坐骨神经干标本的制备同实验一。但当坐骨神经游离至膝关节处时，再向下继续剥离，在腓肠肌两侧肌沟内找到胫神经和腓神经，剪断其中任何一支，分离留下的一支直至足趾，用线结扎，在结扎的远端离断。只保留坐骨神经，其他组织全部弃去，将分离好的坐骨神经置于任氏液中备用。

2. 实验装置连接

(1) 在1通道的输入接口上连接好引导电极。

(2) 选择“实验项目”菜单，找到“实验模块”。

3. 神经标本的放置　将已制备好的坐骨神经标本置于神经屏蔽盒的电极上。神经的粗端（中枢端）放在刺激电极侧，细端（外周端）放在记录电极侧。

4. 观察项目

(1) 双相动作电位：上述各步骤完成后，给予单刺激，强度约1V。在屏幕上可看到跟着伪迹之后有一个双相动作电位，注意此动作电位第一相和第二相的方向、两者波形和幅值是否对称。

(2) 单相动作电位：上述刺激及记录条件不变。用一大块浸有高浓度（1～3mol/L）KCl的滤纸片贴附在记录电极 r_1 与 r_2 处或夹伤 r_1，r_2 之间的神经。刺激神经标本，可见到动作电位的第二相逐渐减小，以致完全消失，呈现单相动作电位。观察其波形、幅值和时程。

(3) 刺激强度与复合动作电位幅值的关系：将刺激强度从零开始逐渐加大，直至在屏幕上刚好可以见到一个动作电位，记下此时的刺激强度即阈强度，这一强度的刺激即这一神经标本的阈刺激。然后再逐渐增大刺激强度观察动作电位的幅值是否随着刺激强度的递增而加大。注意这时刺激伪迹有何变化？待动作电位的幅值不再随刺激强度的增加而增大时，此时的刺激即最大刺激，如果再继续增加刺激强度，观察伪迹是否仍在增高？

(4) 测定神经干动作电位的传导速度：量出刺激电极 s_2 与记录电极 r_1 的距离（d_1，mm），并读出屏幕上刺激伪迹至动作电位起始的时间（t_1，ms），然后根据下列公式计算出传导速度：

$$V\ (m/s) = d_1\ (mm) / t_1\ (ms)$$

其次可将记录电极由 r_1 改为 r_2。而 r_3 不变，其他条件同前再做一次动作电位的记录，并量出刺激电极 s_2 至 r_2 的距离（d_2，mm），和读出屏幕上刺激伪迹至动作电位起始的时间（t_2，ms），这样则可按下列公式计算出传导速度：

$$V = (d_2 - d_1) / (t_2 - t_1)$$

（5）不应期的测定：用单刺激引导出动作电位，找出最大刺激强度。然后以最大刺激强度输双脉冲刺激神经并调节第二个脉冲的延时即两个刺激的时间间隔。在较大时间间隔时，先后出现两个幅值相等的动作电位。以后逐渐缩短两个刺激的时间间隔，可看到第二个动作电位将逐渐向第一个动作电位靠拢，第二个动作电位的幅值越来越小，直至完全消失，而第一个动作电位的幅值始终不变。此时两个刺激的时间间隔相当于绝对不应期。

【结果与分析】

1. 双相动作电位（见图3－2） 当神经受到阈刺激时，在刺激伪迹后，可出现一个先向上后向下的双相电位。在神经兴奋时，兴奋部位膜外电位变负，与邻近未兴奋部位之间存在着电位差。这样在兴奋部位和邻近未兴奋部位之间就产生局部电流。这个局部电流对未兴奋部位的膜是一种有效的电刺激，可使其也产生负电变化，使膜电位去极化至阈电位而引起兴奋。不断重复上述过程就可以使兴奋在整条神经上传播下去。当神经冲动移动到 r_1 记录电极时，这部分膜电位变负，与记录电极 r_2 之间出现电位差，屏幕上呈现一向上的波形（第一相波形），当负电位移到记录电极 r_2 时，记录电极 r_1 处的神经膜电位已趋恢复到原来的状态，这时屏幕上就出现一个向下的波形（第二相波形）。综合上述过程，由于神经兴奋时膜产生的负电变化可以沿神经传播，加上这个传播是先通过记录电极 r_1，而后再通过记录电极 r_2，因而在屏幕上就产生了一个先上后下的双相动作电位。

2. 单相动作电位（见图3－2） 刺激伪迹后，出现一个向上的单相电位变化。

神经受刺激而兴奋时，能产生一个沿神经传播的负电位。当这个负电位传到记录电极 r_1 时，是这部分膜电位变负，屏幕上就出现一个向上的波形。但由于已用浸有高浓度 KCl 溶液的滤纸片贴附在记录电极 r_1 与 r_2 处，造成这段神经组织丧失兴奋性。这样 r_2 处就不会出现负电位，故无第二相的波形，在屏幕上只出现一个单相动作电位。

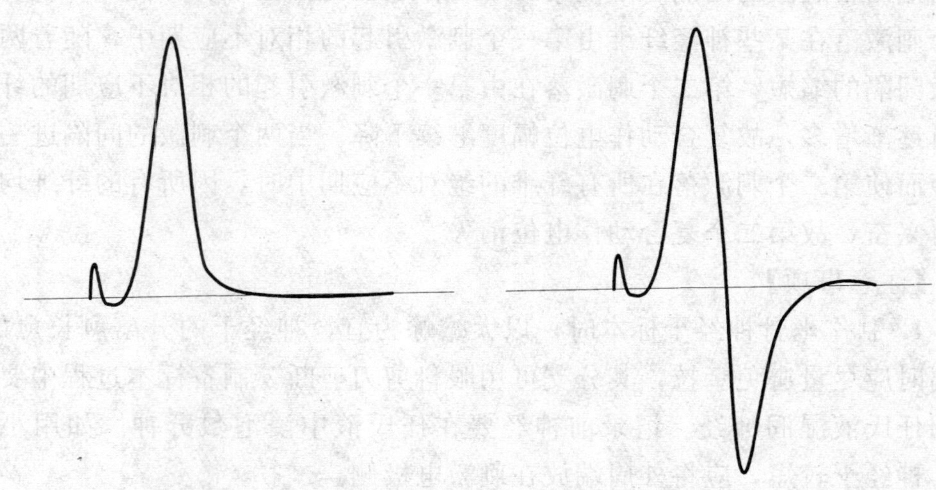

A 单相动作电位　　B 双相动作电位

图 3－2　刺激强度与复合动作电位幅值的关系

3. 刺激强度与复合动作电位幅值的关系　在阈刺激到最大刺激之间，随着刺激强度的增加，动作电位的幅值逐渐增高。蛙的坐骨神经是混合神经，它包含着许多不同类型的神经纤维。所以本实验中所记录到的是许多神经纤维电变化的综合反应，但由于这些神经纤维的兴奋阈值各异，弱刺激只能引起阈值低的神经纤维发生兴奋，神经干动作电位幅值就小。随着刺激强度的增加，将引起更多的神经纤维发生兴奋，因此动作电位的幅值随刺激增强而逐渐增加，当达到最大刺激强度时，由于神经干所有的纤维均兴奋，故这时神经干动作电位的幅值不再随刺激强度增加而增加。

4. 神经干动作电位传导速度的测定　实验测得潜伏期为 0.8ms，刺激电极至记录电极的距离为 32mm，则神经干动作电位的传导速度为：

$$V=32/0.8=40\ m/s$$

动作电位在神经干上的传导具有一定的速度。在屏幕上测量动作电位传导一定距离所需的时间。便可根据 v＝s/t 求出神经冲动的传导速度。但应知道由一个动作电位（公式 1）来计算其传导速度，只能得到神经冲动传导速度的近似值，因为严格地讲“t”应除去由施加刺激开始至引起动作电位这一段潜伏期。所以用公式（2）来计算传导速度要精确一些。

5. 不应期的测定　实验测得绝对不应期为 1.6ms。在最大刺激作用当缩短两个刺激的间隔时间使第二个动作电位的幅值有所降低时，说明第二个刺激落在某些神经纤维由第一个刺激引起的相对不应期中，随着两个刺激间隔的缩短，第二个刺激落在由第一个刺激引起的相对不应期的纤维数目逐渐增多，故复合动作电位幅度继续下降。当两个刺激的间隔进一步缩短而使第二个刺激落在所有纤维的绝对不应期中时，因所有的纤维均不能再兴奋，故第二个复合动作电位消失。

【注意事项】

1. 制作坐骨神经干标本时，以大蟾蜍为宜，神经干的分离愈长愈好，分离时应尽量避免牵拉，其分支可用眼科剪刀剪断。制备标本过程中要经常用任氏液湿润神经。记录前神经要在任氏液中浸泡数分钟。如用小蟾蜍，神经干较短，应将外周端放在刺激电极侧。

2. 神经屏蔽盒在使用前需用任氏液棉球轻轻擦拭盒内的记录电极，以去除表面的氧化物。并在盒底放置一湿纱布条，以保持盒内湿度，防止标本干燥。

3. 神经应与每一电极密切接触，神经干的两端也不能接触神经屏蔽盒。

区别刺激伪迹和动作电位（见表3—1）。

表3—1　　刺激伪迹和动作电位的区别

伪　迹	动作电位
首先出现	出现较迟
幅值随刺激强度的增大而增加强度	幅值仅在一定范围内随刺激的增大而增大
改变刺激极性，伪迹的位相随之位相改变	改变刺激极性，动作电位的位相不变
用一沾湿任氏液的细棉线替代神经标本伪迹依然存在	用一沾湿任氏液的细棉线替代神经标本，动作电位消失

5. 尽可能使刺激电极 s_2 与记录电极 r_1 的距离大些。

【思考题】

1. 神经干动作电位单相和双相产生的机制是什么？

2. 刺激强度改变时，神经干动作电位的幅度有何改变？为什么？

3. 神经组织在一次兴奋过程中兴奋性的周期性变化是什么？

4. 了解神经干动作电位传导速度的测定方法。

（王益光）

实验四　豚鼠心室肌细胞跨膜电位及影响因素

【目的要求】

了解应用常规微电极记录单细胞心肌跨膜电位的方法和原理，观察豚鼠心室肌细胞静息电位和动作电位的形态和数值，观察抗心律失常药物对豚鼠心室肌细胞跨膜电位的影响。

【实验器材】

1. 仪器与材料　SBR－I 型双线示波器，SEN-3301 刺激器，SS-202J 刺激隔离器，EMZ-8301 微电极放大器，WF-Ⅰ微电极操纵器，PP-830 微电极拉制仪，YJ-501 型超级恒温器，防震实验台，灌流肌槽，BTOI-100 蠕动泵，95％O_2和 5％CO_2混合气体，玻璃微电极毛胚等。

2. 药品　普鲁卡因酰胺，台氏液。

3. 动物　豚鼠，雌雄不拘，体重在 200g 左右。

【方法与步骤】

1. 连接实验装置　微电极放大器的输出接示波器的输入端，刺激器的同步输出接示波器的外触发同步，微电极输入端地线接肌槽。

2. 标本制备　取豚鼠一只，用木锤重击颅枕部使其昏迷，迅速开胸取出心脏，用充氧的台氏液冲洗掉残留血液。剪开右心室，取出乳头肌，放入心肌灌流肌槽，用不锈钢针将其固定在肌槽内的硅橡胶板上。

3. 标本灌流　肌槽内的标本用蠕动泵推动台氏液循环灌流，速度为 10mL/min，台氏液用 95％O_2和 5％CO_2混合气体饱和，pH 在 7.4 左右，温度维持在 35℃左右。

4. 刺激　刺激电极轻触及标本，打开刺激器电源，给予标本驱动刺激，刺激参数为波宽 1 ms，电压强度为阈强度的 1.5 倍，频率为 1 Hz。

5. 跨膜电位的记录　将微电极毛胚用微电极拉制仪拉制成常规微电极，尖端直径在 0.5μm 以下，用 3M KCI 充灌后微电极阻抗在 20～30MΩ 左右，将微电极固定于微电极操纵器上，将微电极放大器探头银丝插入微电极内，使其尖端对准乳头肌标本，通过微电极操纵器缓慢将微电极尖端插入台氏液，此时微电极尖端所处位置应该是接地电位，即零电位，调整示波器上线至零电位，然后继续推进微电极，如果微电极插入心肌细胞内，示波器上线立刻有一个突然下降，下降的数值如果在－80mV左右，可能微电极已经插入心肌细胞内，这时的电位即静息电位，如果标本兴奋性正常就会随着刺激频率出现动作电位，即心室肌细胞动作电位。

【结果与分析】

1. 静息电位　豚鼠心室肌细胞静息电位在－90mV，在离体灌流标本上一般可记录到－80mV以上的静息电位，在不给予刺激的情况下，静息电位保持稳定，静息电位的数值即从零电位线到当前的电位水平的差值。

2. 动作电位　电位的快速上升相是动作电位的0期，变化幅度在110mV以上，较为缓慢下降相是动作电位的复极1期，平台期即2期和复极3期，然后是静息期。豚鼠心室肌动作电位的复极1期不是很明显，但平台期非常明显，因而其动作电位时间在驱动频率1Hz的时候，动作电位持续时间可达300～350ms，刺激频率越快，动作电位持续时间越短，零电位线以上部分为动作电位的超射部分。

3. 药物影响　在记录到一个心室肌细胞动作电位后，稳定数分钟，给予普鲁卡因酰胺，浓度达到50mg/L，观察其对心室肌细胞跨膜电位的影响，观察时间30分钟。普鲁卡因酰胺为I类抗心律失常药物，主要有使动作电位时间延长，0期去极化速度减慢，兴奋性降低等作用，在本实验中，比较明显易于观察到的是动作电位时间的延长。

【注意事项】

1. 取肌标本时动作要快，固定标本时松紧要适度，固定过松则不易记录到稳定的单一细胞的膜电位。

2. 用3M KCI充灌电极时注意不能有气泡，有气泡则微电极不能用。

【思考题】

1. 记录细胞内电位为什么要用玻璃管拉制的微电极？

2. 为什么微电极尖端进入灌流的台氏液时记录的电位为零电位？

（刘跃春）

实验五　期前收缩与代偿间歇

【目的要求】

学习在体蟾蜍心跳曲线的记录方法，观察心脏在兴奋过程中兴奋性的变化。

心肌有效不应期约相当于整个收缩期和舒张早期，在此期间给予任何刺激均不会产生兴奋。在心室舒张中、晚期电刺激心室肌，则可在其正常节律性收缩之前发生一次收缩，称为期前收缩，并在其后往往有一较长的心室舒张期，称为代偿间歇。

【实验器材】

1. 仪器与材料　Power lab 主机（或 BL-410，BL-420E 生物机能实验系统）、桥式放大器、张力换能器、刺激电极、蛙类手术器械、蛙心夹、试管夹、铁架台、滴管、烧杯、医用缝合线、医用脱脂棉、图钉、双凹夹。

2. 药品　任氏液。

3. 动物　蟾蜍（或蛙）。

【方法与步骤】

1. 标本制备

（1）破坏蟾蜍的脑和脊髓　取蟾蜍一只，用探针破坏脑和脊髓，并将其仰位固定在蛙板上。

（2）暴露心脏　用粗剪刀剪开胸骨表面的皮肤并沿中线剪开胸骨，打开胸腔，暴露心脏。

（3）打开心包　用眼科镊夹起心包膜，用眼科剪沿纵轴方向剪开心包膜。

2. 仪器装置连接

（1）将 Power lab 主机（或 BL-410，BL-420E 生物机能实验系统）接通电源；张力换能器和桥式放大器相连后输入 Power lab 主机相应通道；刺激电极与 Power lab 主机的刺激输出端相连。

（2）在心脏舒张时用系有丝线的蛙心夹夹住心尖，心脏经蛙心夹和换能器连接。将刺激电极固定在铁架台上，使其两极和心室密切接触。

（3）选择适宜的放大倍数和刺激参数。

3. 观察项目

（1）描记正常心搏曲线，辨认收缩期和舒张期。

（2）在收缩期和舒张早、中、晚期分别电刺激心肌，观察期前收缩和代偿间歇。

【结果与分析】

1. 在收缩期和舒张早期给予刺激，心肌无反应，此时为心室肌的有效不应期。心肌一次兴奋后在较长时间内对任何强大刺激均不发生反应，称为有效不应期。它相当于从去极化 0 期开始到复极化 3 期、膜内电位恢复到约－60mV 时，大约持续 200～300ms。此时，膜 Na^+ 通道完全失活或刚刚开始复活，但还没有恢复到备用状态，这时“额外”刺激不能引起 Na^+ 通道再次开放，Na^+ 不能急骤内流而产生动作电位，心脏也就不会发生兴奋而收缩。

2. 在舒张中、晚期的刺激可引起心肌产生一次期前收缩，其后往往有一较长的心室舒张期，称为代偿间歇。舒张中、晚期相当于相对不应期和超常期，在这两期中 Na^+ 通道已逐渐复活至备用状态，“额外”刺激可使其开放，产生动作电位，进而引起心肌收缩。

代偿间歇产生的原因：期前收缩也有有效不应期，期前收缩后，从静脉窦传来的正常节律到达心室时，常常正好落在这个期前收缩的有效不应期内，不能引起心室兴奋，必须等到下一次静脉窦的兴奋传来时才发生收缩。因此在下次正常收缩之前，往往有一段较长的心室舒张期。

【注意事项】

1. 蟾蜍毁髓要彻底，否则肢体扭动将影响心跳曲线的记录。

2. 刺激电极与心室肌接触要良好，一般将电极紧靠心底部一侧为宜。

3. 用蛙心夹夹心室肌时，应在心舒时夹住心尖，不可夹得过多戳破心脏而漏血或夹得过少而脱落。

【思考题】

1. 如何证实心肌有较长的不应期？心肌的较长不应期有何生理意义？

2. 期前收缩后一定出现代偿间歇吗？为什么？

3. 代偿间歇是怎样产生的？

（陆洪英）

实验六　影响离体蟾蜍心脏活动的因素

【目的要求】

学习离体蟾蜍心脏灌流的方法；观察内环境中各种因素的变化对心脏活动的影响；掌握离体蟾蜍心脏灌流标本的制备方法和离体蟾蜍心脏搏动曲线的记录方法。

心脏具有自律性。离体心脏用适当的灌流液进行人工灌流，在一定时间内仍具有节律性舒缩活动，若改变灌流液中的某种成分，则会影响心脏的活动。

【实验器材】

1. 仪器与材料　Power lab 主机（或 BL-410，BL-420E 生物机能实验系统）、桥式放大器、张力换能器、蛙类手术器械、玻璃蛙心插管、蛙心夹、试管夹、铁架台、滴管、小烧杯、丝线、双凹夹。

2. 药品　任氏液、0.65％氯化钠溶液、2％氯化钙溶液、1％氯化钾溶液、1∶10 000 肾上腺素溶液、1∶100 000 乙酰胆碱溶液。

3. 动物　蟾蜍（或蛙）。

【方法与步骤】

1. 蛙心插管

（1）取一只蟾蜍，破坏脑和脊髓，暴露心脏，识别心脏的各个解剖部位。

（2）用小镊子夹起心包膜，沿心轴剪开心包膜，仔细识别心房、心室、动脉圆椎、主动脉、静脉窦、前后腔静脉等。

（3）在右主动脉下穿一丝线并结扎，再在左右主动脉下各穿一丝线。将心脏用玻璃针翻至背面，将前后腔静脉和左右肺静脉一起结扎，注意勿扎住静脉窦。将心脏恢复至原位，在左主动脉下穿两根丝线，用一丝线结扎左主动脉远心端，另一丝线备用。提起左主动脉远端丝线，用眼科剪刀在左主动脉上靠近动脉圆椎处剪一斜口，将盛有少量任氏液的蛙心插管由此口插入主动脉，插至动脉圆椎时略向后退。在心室收缩时，向心室后壁方向下插，经主动脉瓣插入心室腔内。插管若成功进入心室，管内液面会随着心室跳动而上下移动。用左主动脉上近心端的备用线结扎插管，并将结扎线固定于插管侧面的小突起上。

(4) 提起插管，在结扎线远端分别剪断左右主动脉、左右肺静脉和前后腔静脉，将心脏离体。用滴管吸净插管内余血，加入新鲜任氏液，反复数次，直至液体完全澄清。保持灌流液液面高度恒定（1～2cm），即可进行实验。

实验装置连接：用试管夹将蛙心插管固定于铁架台上，将蛙心夹上的丝线连至张力换能器，通过桥式放大器连至 Power lab 主机。

3. 观察项目

(1) 描记正常蛙心收缩曲线。

(2) 离子的影响

① 吸出插管内全部灌流液，换入 0.65%氯化钠溶液，观察心缩曲线变化，待效应明显后，吸出灌流液，用新鲜任氏液换洗 3 次，直至心缩曲线恢复正常。

② 加入 1～2 滴 2% 氯化钙溶液，观察心缩曲线变化，待效应明显后，吸出灌流液，用新鲜任氏液换洗 3 次，直至心缩曲线恢复正常。

③ 加入 1～2 滴 1% 氯化钾溶液，观察心缩曲线的变化，待效应明显后，吸出灌流液，用新鲜任氏液换洗 3 次，直至心缩曲线恢复正常。

(3) 递质与受体阻断剂的作用。

① 加入 1～2 滴 1∶10 000 肾上腺素溶液于新换入的任氏液中，观察心缩曲线的变化，出现效应后，用新鲜任氏液换洗至曲线恢复正常。

② 加入 1 滴 1∶100 000 乙酰胆碱溶液于新换入的任氏液中，观察心缩曲线的变化，出现效应后，用新鲜任氏液换洗至曲线恢复正常。

【结果与分析】

1. 正常心搏曲线　上升相为心缩，下降相为心舒，幅度反映收缩强度。

2. 插管内任氏液全部吸出，加入 0.65%氯化钠溶液，心肌收缩力减弱。

这是因为灌流液中离子环境不适宜和缺乏 Ca^{2+} 所致。由于心肌细胞的肌浆网和终池不发达，储 Ca^{2+} 量比骨骼肌少，心肌兴奋一收缩耦联所需的 Ca^{2+} 主要依赖于细胞外液，故心肌收缩的强弱与细胞外 Ca^{2+} 浓度有关。如灌流液中缺乏 Ca^{2+}，则 Ca^{2+} 内流减少，心肌细胞内 Ca^{2+} 浓度下降，心肌收缩力减弱。

3. 加入 2% 氯化钙溶液，可见蟾蜍心脏收缩增强，但舒张不完全，以致收缩基线上移，甚至呈持续收缩状态。

高钙使得细胞内 Ca^{2+} 不断升高，0 期去极和 4 期自动去极加速，传导加快，自律性增高，心率加快。细胞内的 Ca^{2+} 增多，兴奋－收缩耦联加强，心肌收缩力增强。当细胞内 Ca^{2+} 浓度升高至 10^{-5} mol/L 水平时，作为钙受体的肌钙蛋白结合了足够量的 Ca^{2+}，这就引起肌钙蛋白分子构型的改变，从而触发心肌收缩。当细胞内 Ca^{2+} 过高，超过了钙泵的转运能力，肌浆中的 Ca^{2+} 不能及时转运到肌浆网中去，肌钙蛋白持续与 Ca^{2+} 结合而得不到解离，心肌将呈现持续收缩状态。

4. 加入 1%氯化钾溶液，心缩明显减弱，甚至停止于舒张期。

这是因为细胞外液 K^{+} 浓度增高，膜对 K^{+} 的通透性增高，复极过程中 K^{+} 的外向流动加速，平台期缩短。加之，细胞外 K^{+} 竞争性抑制 Ca^{2+} 内流，因而 Ca^{2+} 内流减少，心肌的兴奋－收缩耦联过程减弱，心肌收缩力降低，直至停止于舒张状态。

5. 加入 1∶10 000 肾上腺素溶液，心跳加快，收缩增强，舒张完全。

这是因为肾上腺素与心肌细胞膜上 β 受体结合，使慢 Ca^{2+} 通道激活，促使 Ca^{2+} 内流。Ca^{2+} 内流增快，窦房结细胞 4 期自动去极加速，自律性增高。Ca^{2+} 内流增多，兴奋－收缩耦联加强，心肌收缩力增强。同时，肾上腺素可使 Ca^{2+} 泵活动增强，促使肌浆网摄取 Ca^{2+}，致使心肌细胞胞浆内 Ca^{2+} 减少，心肌舒张过程加快，所以舒张也完全。

6. 加入 1∶100 000 乙酰胆碱溶液，心率减慢，心肌收缩力减弱。

(1) 乙酰胆碱作用于心肌细胞膜 M 受体，提高膜对 K^{+} 通透性，K^{+} 外流加速，复极加速，动作电位 2，3 期缩短，Ca^{2+} 内流减少，心肌收缩力减弱。

(2) 由于心肌细胞膜对 K^{+} 通透性增高，复极 K^{+} 外流增加，最大复极电位增大，离阈电位距离加大，心率减慢。另外，由于 4 期 K^{+} 外流增加，舒张期自动去极化速度减慢，也使心率减慢。

【注意事项】

1. 每次换液时，插管内的液面均应保持一定高度。

2. 加试剂时，先加 1～2 滴，用吸管混匀后如作用不明显时可补加。

3. 固定张力换能器时，头端应稍向下倾斜，以免自心脏滴下的液体流入换能器。

【思考题】

1. 实验过程中插管内的灌流液液面为什么都应保持相同的高度？

2. 滴加肾上腺素后，离体蛙心活动有何变化？机理如何？

3. 高 Ca^{2+} 任氏液与肾上腺素引起蛙心活动变化有何异同点？为什么？

（陆洪英）

实验七　减压神经放电、膈神经放电

【目的要求】

学习哺乳类动物在体神经干动作电位的引导方法，通过观察家兔减压神经传入冲动和膈神经传出冲动的发放，加深对压力感受性反射在动脉血压调节中作用的认识以及呼吸节律来源的认识；掌握动物麻醉、固定和颈部手术的方法；学习分离减压神经、膈神经；掌握减压神经、膈神经放电的引导和记录方法；复习压力感受性反射在维持动脉血压相对稳定中的重要作用和呼吸节律起源。

【实验器材】

1. 仪器与材料　BL-410 生物机能实验系统、哺乳类动物手术器械 1 套、引导电极、电极固定架、滴管、玻璃分针、屏蔽罩。

2. 药品　25％氨基甲酸乙酯、生理盐水、医用液体石蜡、1∶10 000 去甲基肾上腺素、利血平、装有 CO_2 的气囊、尼可刹米注射液。

3. 动物　家兔，体重 1.5～2.5kg。

【方法与步骤】

1. 麻醉和固定　用 25％氨基甲酸乙酯溶液注入耳缘静脉麻醉，用量 4mL/kg，然后将兔仰卧固定于兔台上。

2. 手术

（1）剪去颈前部兔毛，于颈部正中切开皮肤约 10cm，用止血钳分离皮下组织，分离胸舌骨肌，暴露气管，行气管插管术。

（2）用左手拇指和食指提住一侧切口的皮肤和肌肉，其余三指从皮肤外面略向上顶，便可暴露出与气管平行的血管神经束（颈动脉鞘），束内有颈总动脉、迷走神经（最粗）、交感神经（次之）和减压神经（最细）。用玻璃分针将减压神经从血管神经中分离出来（分离1.5～2.0cm），并同时分离两侧迷走神经。尽量清除掉其周围的结缔组织。然后用温生理盐水浸湿过的细线在其下穿过备用。

（3）分离并拉开颈部软组织，可在脊柱腹外侧看到颈椎发出的第3，4，5颈神经，自颈椎斜向外侧。于甲状软骨下1～2cm处是第3颈神经。在颈椎旁的肌肉上便可见一细的垂直下行的膈神经。膈神经由第4，5颈神经的腹支汇合而成，在颈下1/5处与臂丛（颈5～8神经的腹支、胸1神经腹支汇合而成）交叉，在斜方肌的腹缘进入胸腔。用玻璃分针在臂丛上方分离膈神经2cm左右，穿线备用。

3. 放置引导电极　用玻璃分针轻轻挑起减压神经或者膈神经，放到引导电极上，调节引导电极于合适位置使神经悬置于液体石蜡中不接触周围组织，颈部一侧皮肤接地。

4. 记录和观察减压神经、膈神经放电

（1）记录装置连接

①在1通道的输入接口上安装好神经放电引导电极。

②选择“实验项目”菜单中的“循环实验”菜单项，以弹出“循环实验”子菜单。

③在“循环实验”子菜单中选择“减压神经放电”实验模块。

（2）观察项目

①减压神经放电

a. 观察减压神经放电的特点，并借助于监听器，监听减压神经放电的声音。

b. 从耳缘静脉注射1∶10 000去甲基肾上腺素0.2～0.3mL，观察减压神经放电频率和幅度的改变以及监听器中声音的变化。

c. 待减压神经放电恢复正常后，从兔耳缘静脉注射利血平2mL，重复上述观察。

②膈神经放电

a. 观察正常呼吸运动与膈神经放电的关系。注意膈神经放电形式及其通过监听器所发出声音的性质。

b. 吸入气中增加 CO_2 浓度对膈神经放电的影响，观察呼吸运动的变化。

c. 耳缘静脉注射稀释的尼可刹米 1mL（内含 50mg），观察膈神经放电和呼吸运动的变化。

d. 切断一侧迷走神经，观察膈神经放电有何变化？再切断另一侧迷走神经，膈神经放电又有何变化？

【结果与分析】

1. 减压神经放电

(1) 正常减压神经放电的观察：减压神经放电与心动周期同步，是一种有规则的群集性放电，复合电位幅度为 100～200μV，大约每秒 3～5 次。每次放电幅度是开始幅度高，以后逐渐减弱甚至中止。这是因为在心缩期主动脉血压升高，因此放电的频率和幅度随血压的增高而增加；心舒期主动脉血压逐渐下降，减压神经传入冲动逐渐减少，放电幅度也逐渐减少，借助监听器可听到与群集性放电同步的类似于火车开动时发出的声音。

(2) 静脉注射去甲基肾上腺素，减压神经放电频率增加，幅度也增大，由阵发性放电最后变为持续性放电。

去甲基肾上腺素可使小动脉血管收缩，外周阻力增加，而导致血压升高，动脉血压升高，减压神经传入冲动频率增加，因此，放电频率增快，幅度增大。又因舒张压显著升高，因此群集性放电变为持续性放电。

(3) 静脉注射利血平，减压神经放电频率减少，幅度降低。

利血平是一种抗肾上腺素能神经药，具有降血压作用。静脉注射利血平后，小动脉舒张，血压降低，主动脉弓压力感受器受到的刺激减弱，减压神经传入冲动随之减少，放电幅度也降低。

2. 膈神经放电

(1) 正常膈神经放电观察：膈神经记录到的是由延髓呼吸中枢发出的节律性、群集性传出冲动。在吸气开始，膈神经放电呈现以一定的基础频率突然开始。随着吸气过程的进行，放电频率逐渐增加，复合动作电位的幅度亦略增加，其电位幅度可达 100～200μV 以上。至吸气末期，放电骤减直至中断。若将膈神经电信号同时输入监听器时，可听到与吸气动作同步的放电声音。

（2）吸入气中增加 CO_2 浓度，呼吸加深加快，膈神经放电频率增加，幅度也大。CO_2 是调节呼吸运动最重要的生理性因素。由于吸入气中 CO_2 浓度增加，血液中 P_{CO_2} 增加，CO_2 透过血脑屏障使脑脊液中 CO_2 浓度增多，$CO_2 + H_2O \rightarrow H_2CO_3 \rightarrow HCO_3^- + H^+$，$CO_2$ 通过它所产生的 H^+ 刺激延髓化学感受器，间接作用于呼吸中枢，从而使呼吸运动加强。此外 P_{CO_2} 增高时，还刺激主动脉体和颈动脉体的外周化学感受器，反射性地使呼吸加深加快，但因 CO_2 对外周化学感受器的刺激阈值高，故以前者的作用为主。

（3）静脉注射尼可刹米 1mL（内含 50mg），呼吸加深加快，膈神经放电频率加快，幅度增加。尼可刹米兴奋延髓呼吸中枢，也可作用于主动脉体和颈动脉体的外周化学感受器反射性地兴奋呼吸中枢，使呼吸加深加快。

（4）切断一侧迷走神经，膈神经放电频率变慢，切断另一侧后膈神经放电频率变慢更加显著。

迷走神经是肺牵张反射的传入神经，吸气时肺扩张使感受器兴奋，冲动经迷走神经传到呼吸中枢，使吸气及时转入呼气，使膈神经放电停止。可见，膈神经放电在前，迷走神经兴奋传入在后。但在吸气过程中它们的兴奋活动均与吸气相同步。

如切断迷走神经后，肺牵张反射作用减弱（切断单侧时），甚至消失（切断双侧时），使吸气过程延长，呼吸频率变慢。所以膈神经每次放电持续的时间也延长，放电频率也呈同步性减慢的变化。如先切断一侧迷走神经时，由于另一侧肺牵张反射的代偿性作用，上述呼吸和放电变化不太明显；切断双侧迷走神经后，上述变化才明显表现出来。

【注意事项】

1. 动物麻醉不宜太浅，以免挣扎而拉断神经和产生肌电干扰。

2. 手术时，各组织层次要分清，尽量保持各毗邻组织的正常位置，切勿损伤血管，造成出血，而影响神经的寻找和辨认。

3. 在分离减压神经时，先要看清血管神经束的三条神经后再着手分离。分离膈神经同样也是如此。分离时要用玻璃分针，动作要轻柔细致，分离过程中不能盲目牵拉、拨拉而损伤神经，影响放电。

4. 减压神经和膈神经周围的结缔组织要剥离干净，引导电极与神经要紧密接触，避免引导电极与周围组织接触，否则将会影响神经放电。

5. 实验过程中，神经必须浸泡于38℃～40℃的液体石蜡中，这样起到绝缘、保温和防止神经干燥作用。

6. 动物必须接地，以减少交流干扰。

7. 引导电极用铂或Ag－AgCl电极（Φ0.2mm）。两极间距为2mm左右，并要干燥，以防两极间发生短路而影响电位记录。

8. 引导电极的导线要用屏蔽线，隔离外来干扰信号，电极导线不宜太长，不要与电源线及其他干扰源的导线相交叉，以免产生干扰。

9. 膈神经放电时，每项实验做完后，待神经放电和呼吸运动恢复正常后，再行下步实验。

10. 膈神经放电的观察系指其群集放电的频率和振幅。呼吸运动的观察是指它呼吸波的频率和振幅。

【思考题】

1. 减压神经放电有何特征？

2. 当血压增高时，减压神经的放电为何由群集性转为连续性？

3. 试述膈神经放电的型式？

4. 膈神经放电的型式与减压神经放电的型式有什么区别？

（王益光）

实验八 人体动脉血压的测定

【目的要求】

学习间接测定动脉血压的原理；并测定人体肱动脉收缩压与舒张压的正常值。

人体血压的测量部位通常为肱动脉。一般采用Korotkoff听诊法。通常血液在血管内流动时没有声音，如果血流经过狭窄处形成涡流，则可发音。当缠缚在上臂袖带内的压力超过收缩压时，完全阻断了肱动脉内的血液，从置于肱动脉远端的听诊器中听不到任何声音，也触不到肱动脉的脉搏；如慢慢减低袖带内压，当其压力低于肱动脉的收缩压高于舒张压时，血液将断续地流过受压的血管，形成涡流而发出声音，此时即可在肱动脉远端听到声音，也可触到桡动脉脉搏；如果继续降压，以致袖带内压等于舒张压时，则血管内血流由断续变成连续，声音突然由强变弱或消失。因此，刚能听到声音时的袖带内压相当于收缩压，而声音突变或消失时的袖带内压则相当于舒张压。

【实验器材】

1. 仪器与材料　水银血压计、听诊器。

2. 对象　人。

【方法与步骤】

1. 熟悉水银血压计结构　水银血压计由检压计、袖带和气球三部分组成。检压计是一个标有 0～40kPa（0～300mmHg）刻度的玻璃管，上端通大气，下端和水银储槽相通。袖带是一个外包布套的长方形橡皮囊，借橡皮管分别和检压计的水银储槽及气球相通。气球是一个带有螺丝帽的球状橡皮囊，供充气或放气用。

2. 测量动脉血压方法

（1）让受试者脱去一臂衣袖，静坐桌旁 5min 以上。

（2）松开血压计上橡皮气球的螺丝帽，驱出袖带内的残余气体，然后将螺丝帽旋紧。

（3）让受试者前臂平放于桌上，手掌向上，使上臂与心脏位置等高，将袖带缠在该上臂，袖带下缘至少位于肘关节上 2cm，松紧须适度（见图 3－3）。

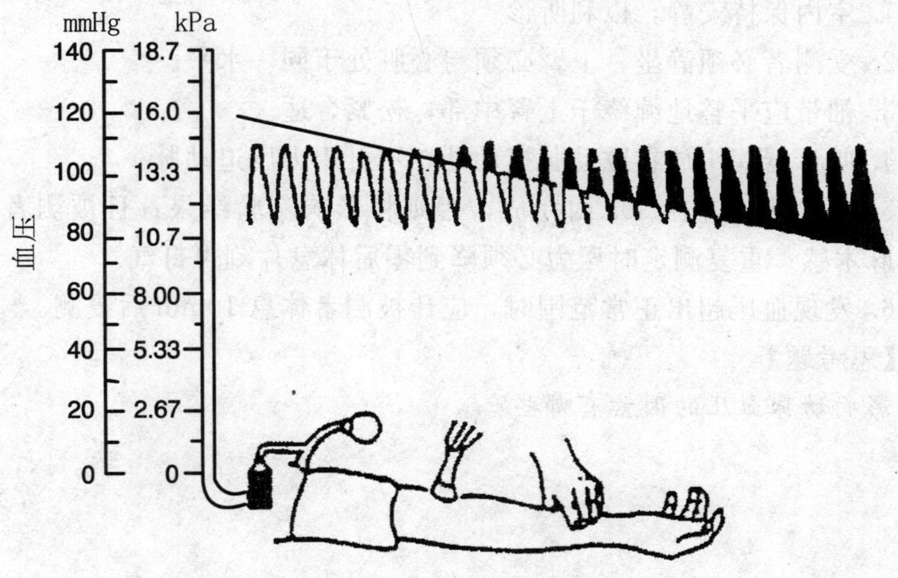

图 3－3　动脉血压测定示意图

【结果与分析】

1. 听诊法

(1) 测量收缩压：用橡皮气球将空气打入袖带内，使血压表上水银柱逐渐上升到触不到桡动脉搏动为止，继续打气使水银柱再上升 2.67kPa (20mmHg)，随即松开气球螺帽，缓慢放气，以降低袖带内压，在水银柱缓慢下降的同时仔细听诊，当突然出现"崩崩"样的第一声动脉音时，血压表上所示水银柱刻度即代表收缩压。

(2) 测量舒张压：使袖带继续缓慢放气，这时音调有一系列的变化，先由低而高，而后由高突然变低，最后则完全消失。在声音由强突然变弱这一瞬间、血压表上所示水银柱刻度即代表舒张压。动脉血压常以收缩压/舒张压 kPa (mmHg) 表示。例如：收缩压为 16.00kPa (120mmHg)，舒张压为 10.13 (76mmHg) 时，记为 16.00/10.13kPa (120/76mmHg)。

2. 触诊法　接触桡动脉脉搏来测定肢动脉的收缩压。操作与听诊法基本相同，所不同的是以手指先接触桡动脉脉搏，再用橡皮球打气使袖带充气。压迫肱动脉，直至桡动脉脉搏消失为止，再缓慢放气至开始出现脉搏时血压表上所示的刻度即代表收缩压。接触桡动脉脉搏测得的收缩压值比听诊法稍低，且此法仅能测出收缩压，不能测出舒张压。

【注意事项】

1. 室内保持安静，以利听诊。

2. 受测者必须静坐，上臂必须与心脏处于同一水平。

3. 袖带应平整地缠绕于上臂中部，松紧合适。

4. 听诊器探头放在肱动脉搏动处，不可用力压迫动脉。

5. 每次测量应在 30s 内完成，否则将影响实验结果，且被测者将有手臂麻木感；重复测定时压力必须降到零后休息片刻再打气。

6. 发现血压超出正常范围时，应让被测者休息 10min 后复测。

【思考题】

影响动脉血压的因素有哪些？

（李宁）

实验九　人体心电图的描记

【目的要求】

初步学习人体心电图的描记方法，辨认正常心电图的波形并了解其生理意义，学习心电图波形的基本测量分析方法。

心脏在发生兴奋时有一定的时序，出现一系列的电位变化，这些电位变化通过心脏周围的组织和体液传导到全身。在体表按一定的引导方法，把这些电位变化记录下来，所得到的图形就称为心电图。心电图对心起搏点的分析，传导功能的判断以及房室肥大，心肌缺血、损伤等有很大的诊断价值。

【实验器材】

1. 仪器与材料　BIOPAC 多媒体记录系统、导电膏、酒精棉球和 84 消毒液等。

2. 对象　人。

【方法与步骤】

1. 接好心电图导联线和地线。

2. 受试者静卧检查床上，放松肌肉。在手腕、足踝和胸前安放好引导电极，接上导联线。为了保证导电良好，先用酒精将放置引导电极部位的皮肤擦净，涂导电膏。导联线的连接方法是红色－右手，黄色－左手，绿色－左踝，黑色－右踝（接地），6 个圆盘吸球电极置胸前，其中 V_1（红）：胸骨右沿第 4 肋间，V_2（黄）：胸骨左沿第 4 肋间，V_3（绿）：V_2 与 V_4 连接中点，V_4（褐）：左侧第 5 肋间与锁骨中线交点 V_5（黑）：左侧腋前线与 V_4 水平线交点，V_6（紫）：左侧腋中线与 V_4 水平线交点，然后依次记录 I，II，III，aVR，aVL，aVF，V_1，V_2，V_3，V_4，V_5，V_6 导联的心电图。

【结果与分析】

1. 波幅和时间的测量

（1）波幅：选定测量波，从“幅值”窗口读取。

（2）时间：选定测量间距，从“时间”窗口读取。

2. 在屏幕上辨认出 P 波、QRS 波群、T 波和 P－R 间期、Q－T 间期，进行下列项目的分析。

(1) 心率的测定：测量相邻的两个心动周期中的P波与P波的间隔时间或R波与R波的间隔时间，按下列公式进行计算，求出心率。如心动周期之间的时间间距显著不等时，可将五个周期的P－P间隔时间或R－R间隔时间加以平均，取得平均值，代入公式。

$$心率=\frac{60}{P-P 或 R-R 间期}次/min$$

(2) 心电图各波段的分析：测量II导联中P波、QRS波、T波的时间和电压，并测定P－R间期和Q－T间期的时间。

【注意事项】

1. 在心电检测过程中，受试者四肢勿带金属器件，以免影响检测结果。

2. 检测中，受试者尽可能放松，避免肌肉收缩，影响心电图。

【思考题】

心脏电活动与机械活动之间有何关系？

（李宁）

实验十　反射时的测定

【目的要求】

学习测定反射时的方法；了解刺激强度与反射时的关系；复习反射弧与反射时概念，刺激强度与反射时的关系等理论内容。

【实验器材】

1. 仪器与材料　蛙类手术器械1套、蛙板、铁支架、刺激器、刺激电极、烧杯、培养皿、棉花、橡皮筋、大头针。

2. 药品　0.01mol/L，0.03mol/L，0.05mol/L 硫酸。

3. 动物　蟾蜍。

【方法与步骤】

1. 制备脊蟾蜍　用纱布紧裹蟾蜍的上下肢及躯干，只露头部，然后用剪刀一叶经口腔置于两口角，一叶置于顶背，沿鼓膜后缘剪去头颅，保留下颌，即成脊蟾蜍。

2. 用夹子夹住下颌，将脊蟾蜍悬挂在铁支架上。

3. 将蟾蜍任一后肢的足尖浸入 0.01mol/L 硫酸溶液中，并用秒表（或手表）记录从浸入时起至腿发生屈曲时所需要的时间。然后迅速洗去蟾蜍足趾尖皮肤上的残存硫酸，并用纱布擦干足趾上的水渍。重复测定 3 次，每次测定后休息 3min，求得平均值，即为反射时。

4. 同法测定 0.03mol/L，0.05mol/L 硫酸溶液刺激足趾尖的屈腿反射时。

【结果与分析】

结果见表 3－2。

表 3－2　　脊蟾蜍右足趾反射时

	反射时（s）		
H_2SO_4	0.01mol/L	0.03mol/L	0.05mol/L
第一次	4.0	3.2	1.8
第二次	4.6	3.2	2.2
第三次	4.3	3.5	2.0
均　值	4.3	3.3	2.0

脊蟾蜍足趾浸入不同浓度的硫酸溶液，屈肌反射的反射时各异，随着硫酸浓度的增加，反射时则逐渐缩短。这表明在一定的条件下刺激强度与反射时成反变关系。

【注意事项】

1. 蟾蜍去颅后需及时用棉花压迫断面，以减少出血。切忌用自来水冲洗断面血液，以防破坏脊髓组织的内环境而降低其兴奋性。

2. 蟾蜍足趾浸入硫酸溶液中进行刺激时，溶液的浓度要由低到高。

3. 每次浸入硫酸的肢体部位及面积要恒定，且勿浸入太深或太浅。

【思考题】

1. 观察脊髓休克期的表现及恢复时间。

2. 分析刺激强度与反射时成反变关系的机制。

（杨新颖）

实验十一　反射弧的分析

【目的要求】

分析反射弧的组成部分及探讨反射弧的完整性与反射活动的关系。

【实验器材】

1. 仪器与材料　蛙类手术器械1套、蛙板、铁支架、刺激器、刺激电极、烧杯、培养皿、棉花、橡皮筋、大头针、丝线。

2. 药品　硫酸（0.05mol/L）。

3. 动物　蟾蜍。

【方法与步骤】

1. 手术　将脊蟾蜍俯卧固定在蛙板上，于右侧大腿内侧纵向剪开皮肤，在股二头肌和半膜肌之间找出坐骨神经，并穿两条丝线备用。完成上述手术后，用弯钩形大头针钩住下颌，悬挂在铁支架上。

2. 观察项目　在下列实验条件下，观察肢体反应：

（1）将左后肢趾端浸入0.05mol/L H_2SO_4溶液；

（2）剥去左后肢踝关节以下皮肤，重复（1）项实验；

（3）将右后肢趾端浸入0.05mol/L H_2SO_4溶液；

（4）将右侧坐骨神经结扎、剪断，再重复（3）项实验；

（5）以适当强度连续电刺激右侧坐骨神经中枢端，观察同侧及对侧的肢体反应；

（6）电刺激右侧坐骨神经外周端，观察同侧及对侧后肢有何反应；

（7）破坏蟾蜍脊髓后，再将左后趾或右后趾浸入0.05mol/L H_2SO_4溶液；

（8）直接刺激右侧腓肠肌，观察该肌有无收缩活动。

【结果与分析】

如表3－3所示。

表 3-3 在各种实验条件下的实验结果和作用机制

观察项目	实验结果	作用机制
0.05mol/L H_2SO_4溶液刺激左后趾	左腿屈曲	这种反射称屈肌反射，在肢体皮肤受到伤害性刺激时，兴奋相应的感受器，通过一定的反射途径，引起肢体屈肌收缩，伸肌舒张，具有保护性防御作用，反射弧的传出部分可支配多个关节的肌肉。
剥净左后肢皮肤去掉皮肤感受器，重复上述实验	左、右后肢均无反应	上述反射的感受器在皮肤上，故无反应。
0.05mol/L H_2SO_4溶液刺激右后趾	右腿屈曲	原理同（1）
结扎剪断右侧坐骨神经，重复3项实验	右腿无反应	坐骨神经中包含此反射的传入及传出纤维，传入、传出通路阻断，反射消失。
电刺激右侧坐骨神经中枢端	右侧肢体无反应，左侧伸肌或屈肌收缩	刺激中枢端，兴奋经传入纤维至中枢，但因右侧坐骨神经剪断，此反射的传出途径被破坏，故右侧无反应。但左侧神经完好，兴奋仍可传至左侧肌肉，视刺激强度和频率以及蟾蜍机能状态不同，可出现兴奋扩散（屈腿）或交互抑制（伸腿）反应。
电刺激右侧坐骨神经外周端	左腿无反应右腿屈曲	刺激通过坐骨神经直接传到效应器，发生屈肌兴奋反应。
毁髓，用 H_2SO_4 溶液刺激左或右后趾	均无反应	脊髓是屈肌反射和对侧伸肌反射活动的中枢，中枢一旦破坏，反射即消失
刺激右侧腓肠肌	该肌收缩	这是肌肉对刺激的直接反应，不是反射活动

【注意事项】

1. 趾尖皮肤要剥净。如果残留极少皮肤，将会影响实验结果。

2. 分离神经应细心，勿使其受损。坐骨神经分支应尽量剪除，否则会影响实验结果。

3. 电刺激的强度不宜过强，否则会使电流扩散，发生广泛肌肉收缩而造成实验假象。

4. 其余注意事项见“反射时测定”实验。

【思考题】

1. 本实验中屈肌反射的反射弧包括哪些具体部分？

2. 如将硫酸刺激改为电刺激，实验效果如何？为什么？

（杨新颖）

实验十二　消化道平滑肌的生理特性

【目的要求】

观察哺乳动物小肠平滑肌的一般生理特性以及改变某些理化因素对小肠平滑肌的自律性活动和紧张性的影响；学习哺乳类动物离体器官灌流的方法。

离体小肠平滑肌在适宜的环境中仍可具有其一切生理特性。本实验将家兔的离体小肠置于一定的体液环境中，观察其紧张性和自律性活动，以及在体液环境改变的情况下，上述活动的变化。

【实验器材】

1. 仪器与材料　BL-410 生物机能实验系统（或 Power lab 主机）、张力换能器、桥式放大器、哺乳类动物手术器械 1 套、恒温浴槽或麦氏浴槽、铁架台、温度计、酒精灯、螺旋夹、气泵或球胆、三角铁架、烧杯。

2. 药品　25％氨基甲酸乙酯、液体石蜡、生理盐水、1∶10 000 肾上腺素溶液、1∶100 000乙酰胆碱溶液、台氏液、1∶10 000 匹罗卡品溶液、1N 盐酸溶液、1N 氢氧化钠溶液、工业酒精。

3. 动物　家兔，体重 2～3kg，雌雄不拘。

【方法与步骤】

1. 连接麦氏浴槽装置

(1) 在玻璃麦氏浴槽内盛一定量的38℃的台氏液，并在浴槽外壁液平面处作一标记，将浴槽浸于盛有38℃～40℃温水的大烧杯内，在其杯底用酒精灯间断加热，使杯内水温维持在38℃～40℃。将温度计悬挂于麦氏浴槽内，经常观察浴槽内的温度。

(2) 用气泵或装有氧气的球胆经橡皮管与细塑料管相连，细塑料管插入麦氏浴槽底部向浴槽内供氧，控制氧气供应量，使逸出的气泡细小而均匀。

2. 制备标本

用木棰猛击兔头枕部使其昏迷，迅速剖开腹腔找到胃，以胃幽门与十二指肠处为起点，先将肠系膜沿肠缘剪去，再剪取20～30cm肠管。在肠管外壁用手轻轻挤压以除去肠管内容物，并迅速将肠管放入38℃左右的台氏液中浸浴，当肠管出现明显活动时，将其剪成2～3cm长的肠小段，用线结扎其两端，一端系于固定钩上，另一端系于换能器。适当调节换能器高度，使其与标本间的连线松紧度合适，且标本和连线应悬于浴槽中央，不与周围浴槽壁和温度计等接触。

3. 观察项目

(1) 小肠平滑肌的正常收缩曲线：观察指标为离体小肠平滑肌收缩曲线的基线水平、收缩幅度及节律。

(2) 乙酰胆碱的作用：用滴管加乙酰胆碱溶液（1∶100 000）1～2滴于浴槽内，观察到效应后，立即从排水管放出浴槽内含乙酰胆碱的台氏液，从侧管加入38℃的新鲜台氏液，反复3次，以洗去残余药物，使之降到无效浓度。再换入台氏液，待平滑肌恢复正常活动后进行下一项实验。

(3) 肾上腺素的作用：用滴管加肾上腺素（1∶10 000）溶液2滴于浴槽内，观察收缩效应，见效后按上法更换台氏液。

(4) 匹罗卡品的作用：用滴管加匹罗卡品（1∶10 000）溶液2滴于浴槽内，观察收缩效应，见效后按上法更换台氏液。

(5) 温度的作用：将浴槽内台氏液放出，换以25℃台氏液，观察收缩有何改变。同法换以38℃和42℃台氏液，观察对收缩活动的影响。

(6) 盐酸的作用：用滴管加2滴1N盐酸溶液于浴槽内，观察平滑肌的反应。见效后按上法更换台氏液。

(7) 氢氧化钠的作用：用滴管加 2 滴 1N 氢氧化钠溶液于浴槽内，观察收缩效应。

【结果与分析】

1. 乙酰胆碱（Ach）的作用　Ach 对小肠运动有加强作用，基线上移，收缩幅度因舒张不全而减小，可停止于收缩状态。

Ach 的作用机制：消化道平滑肌细胞产生动作电位的离子基础主要是 Ca^{2+} 的内流。Ach 作用于 M 受体使 Ca^{2+} 通道开放，肌浆中 Ca^{2+} 浓度增高，胞内 Ca^{2+} 浓度升高继发性引起胞内 cGMP 含量升高，cGMP 促进肌质网释放 Ca^{2+}，使胞内 Ca^{2+} 浓度进一步升高，平滑肌收缩加强，肌张力增加。

2. 肾上腺素（Adr）的作用　Adr 使小肠运动减弱，基线下移，收缩幅度减小，可停止于舒张状态。

Adr 的作用机制：小肠平滑肌细胞膜上肾上腺素能受体有 α 与 β 两种，α 受体又分兴奋型和抑制型。

(1) Adr 作用于肠肌膜上的 α 抑制型受体，使 K^+ 外流增多，细胞膜发生超极化，肠肌兴奋性降低，肌张力下降。

(2) Adr 作用于肠肌膜上的 β 受体，使肌膜及肌质网膜上的 Ca^{2+} 泵活动加强，肌浆内 Ca^{2+} 浓度降低，肌肉松弛。β 受体的活动还促使 K^+ 和 Ca^{2+} 外流增加，加速膜的超极化，肠肌兴奋性降低。

3. 匹罗卡品的作用　它能直接兴奋 M 胆碱能受体，故其作用与 Ach 相似。

4. 温度的作用　小肠平滑肌对温度的改变极为敏感。

(1) 台氏液的温度由 38℃置换为 25℃时，收缩幅度变小，节律变慢，这是由于温度下降，新陈代谢水平降低之故。

(2) 温度为 38℃时，小肠运动逐渐恢复正常。

(3) 温度为 42℃时，由于酶活性提高，各离子通道蛋白活性提高，收缩节律增高，幅度加大。

5. 盐酸的作用　使小肠活动减弱，基线下移，肠肌收缩功能丧失。

因组织细胞的正常活动有赖于适宜的 pH 环境，正常小肠内的酸碱度为偏碱性。酶、离子通道、泵等都是蛋白质，蛋白质的带电荷情况及空间结构易受酸碱作用而发生变化，由于蛋白质功能的改变，平滑肌的机能活动也就发生相应的变化。

6. 氢氧化钠的作用 收缩曲线的基线上移，收缩幅度下降。

可能是 OH^- 中和 H^+，削弱了氢离子与钙离子的竞争作用，使钙调素与钙离子结合数增多所致。

【注意事项】

1. 各项实验的药液用量均为参考数据，可根据平滑肌反应程度而做适当改变。

2. 每次加药见效后，必须立即用 38℃ 台氏液更换浴槽内灌注液，至少 3 次，待肠段运动恢复正常后再进行下项实验。

3. 每项实验时台氏液的量都应相同，即液面置于浴槽管壁标记处。

4. 供氧的气泡过大过急都会使悬线振动，导致标本较大幅度地摆动而影响记录。

5. 肠运动幅度过小或频率过低，多因缺氧所致，应加大氧气供应量。

【思考题】

1. 小肠平滑肌为什么容易发生强直收缩？

2. 小肠平滑肌的生理特性与骨骼肌、心肌有何不同？

3. 离体平滑肌实验中为什么要不断供氧？

4. 小肠平滑肌收缩和舒张均较缓慢是何原因？

5. 制备小肠平滑肌标本时，为什么不用药物麻醉后的兔小肠，而用击昏后的兔小肠？

（陆洪英）

实验十三 胃肠运动的观察

【目的要求】

观察胃肠运动的形式以及神经和某些药物对胃肠运动的影响。

食物在胃肠道内的机械性消化是依靠胃肠运动实现的，运动的基本形式是紧张性收缩和蠕动，在整体内胃肠运动受神经、体液的双重调节。

【实验器材】

1. 仪器与材料　Power lab 主机（或 BL-410 生物机能实验系统）、哺乳类动物手术器械、注射器、兔手术台、保护电极、玻璃分针。

2. 药品　25％氨基甲酸乙酯、1∶100 000 乙酰胆碱溶液、0.9％氯化钠溶液、阿托品注射液、新斯的明注射液。

3. 动物　健康家兔，体重 2.0～3.0kg（两小时前喂食）。

【方法与步骤】

1. 麻醉与固定　用 25％氨基甲酸乙酯按 4mL/kg 的剂量经耳缘静脉注射麻醉家兔，待动物麻醉后，将其背位固定于兔手术台上。

2. 气管插管　颈部正中切口，暴露气管，插入气管插管。

3. 腹部手术

（1）腹部剪毛，自剑突下沿腹部正中线切开腹壁，打开腹腔，露出胃和部分小肠。

（2）分离膈下迷走神经前支：用温热纱布将肝脏覆盖保护好，向下轻拉胃，在膈下食管末端近贲门处有一束神经走行于食管的左侧，即为膈下迷走神经前支。

（3）分离内脏大神经：用温热生理盐水纱布包住胃肠，并轻轻推向右下方，于左侧腹后壁找到左肾，左肾上方有一浅黄色圆形小体，即为肾上腺。其上方腹膜下可见内脏大神经，向下向内斜行，主支到腹腔神经节，侧支到肾上腺。小心分离其主干，并用保护电极钩住，作刺激用。

4. 观察项目

（1）观察正常情况下胃肠运动：注意胃肠的紧张度和蠕动，以及小肠的分节运动和蠕动运动。

（2）分别用浸有冷（20℃）、热（42℃）盐水的纱布刺激胃肠。

（3）刺激膈下迷走神经前支，观察胃肠运动。如胃肠运动改变不明显，可将前支作双结扎，剪断后再刺激之，并适当延长刺激时间。

（4）刺激内脏大神经，观察胃肠运动变化。

（5）在胃肠上直接滴加几滴乙酰胆碱溶液（1∶100 000），观察胃肠运动变化，待出现效应后立即用温生理盐水冲洗。

（6）静脉注射新斯的明 0.2～0.3mg，观察胃肠运动变化，注意肠管的张力和颜色变化。

（7）静脉注射阿托品 0.5～1.0mg，观察胃肠运动变化。

【结果与分析】

1. 正常情况下的胃肠运动 胃平滑肌的紧张性收缩使胃壁保持一定的张力，维持胃的形态和位置。起源于胃中部的蠕动逐渐向幽门方向推进，频率较慢。小肠的运动形式有紧张性收缩、分节运动和蠕动。分节运动是一种以环行肌舒缩为主的运动，食糜的推进要靠蠕动来完成，在兔小肠上还能看到摆动运动。

2. 热刺激使胃肠运动加强，冷刺激则相反 胃肠运动的结构基础是平滑肌，后者对温度较敏感。在体内，温度改变是引起内容物推进和排空的自然刺激因素之一。

3. 电刺激膈下迷走神经对胃肠运动有抑制和兴奋两种作用 胃的容受性舒张是通过迷走神经的传入和传出通路反射地实现的，其传出通路是抑制性纤维。但在多数情况下，刺激迷走神经可使基本电节律传布加快，并增强胃肠收缩。迷走神经支配小肠以及大肠的上段，刺激迷走神经一般使肠肌兴奋，故可增强小肠及大肠上段的运动。

4. 刺激内脏大神经，运动由强变弱 内脏大神经属交感神经，刺激后可使胃的基本电节律的频率减慢、传导速度降低，并减弱环形肌的收缩力。但是，在正常情况下，交感神经对胃运动似乎只有很小的影响。刺激交感神经对肠管的运动则产生抑制作用，使肠管运动减弱，肠系膜血管收缩，肠管缺血，以致颜色变苍白。

5. 胃肠上直接滴加乙酰胆碱，在滴加乙酰胆碱的局部肠段，出现自律性加强、收缩增强。这是由于乙酰胆碱可使平滑肌细胞膜电位去极化，诱发动作电位产生。还可改变平滑肌细胞间兴奋传递的条件，使各个细胞的收缩更趋于同步化，使肠管的收缩力增强。

6. 静脉注射新斯的明后，可见胃的紧张性收缩加强，肠管的运动亦明显增强。新斯的明是抗胆碱酯酶药，它可抑制胆碱酯酶活性，使乙酰胆碱不被水解，神经—肌肉接头处乙酰胆碱积聚而持续发挥作用，胃肠紧张性收缩加强。因肠管张力急剧增加，血管受压，血液减少，颜色由红润转灰白。

7. 静脉注射阿托品，胃肠运动由强转弱，肠管张力减小，颜色变红。阿托品是胆碱能受体的阻断剂，它与乙酰胆碱竞争性结合 M 型受体使胃肠运动减弱。

【注意事项】

1. 腹壁切口要沿正中线进行，此处为腹直肌鞘所在，可避免出血。

2. 用蘸有温热生理盐水的纱布覆盖肠壁以防干燥。

3. 为了较好地观察蠕动和分节运动，实验前两小时要给动物喂食。

【思考题】

1. 兔的胃肠运动有哪些形式？如何观察？

2. 刺激内脏大神经时胃肠运动有何变化？为什么？

3. 静脉注射新斯的明后胃肠运动有何变化？

（金成文）

实验十四 胆汁分泌与排出的调节

【目的要求】

本实验学习用插导管的方法，研究神经、体液因素对胆汁分泌和排出的调节。

胆汁是体内重要的消化液，它是由肝脏分泌的黄绿色液体，其分泌活动是连续的。有胆囊动物在非消化期，肝脏分泌的胆汁由胆囊管进入胆囊储存、浓缩。在消化期，各肝叶分泌的肝胆汁和胆囊胆汁一起进入十二指肠。胆汁的分泌和排出受神经和体液因素的双重调节，且以体液调节为主。

【实验器材】

1. 仪器与材料　哺乳类动物手术器械、兔手术台、BL-410 生物机能实验系统、细塑料管、注射器。

2. 药品　25%氨基甲酸乙酯、0.5%盐酸、1%阿托品、促胰液素或粗制促胰液素。

3. 动物　健康家兔，体重 2～3kg。

【方法与步骤】

1. 麻醉与固定　用 25%氨基甲酸乙酯按 4mL/kg 的剂量经耳缘静脉注射麻醉家兔，待动物麻醉后，将其仰卧位固定于兔手术台上。

2. 颈部正中切口，暴露气管，插入气管插管，用线固定之。在气管两侧，仔细寻找并分离迷走神经，在神经下穿线备用。

3. 胆总管插管　在上腹部沿中线切开皮肤5～6cm，再沿腹白线切开腹壁，暴露肝脏和十二指肠，将肝脏轻推到右上方，并向左牵拉十二指肠，在肝一十二指肠韧带内可见一条浅黄色细管，并一直延伸到十二指肠(在进入十二指肠壁处可摸到十二指肠乳头)，此即胆总管。用玻璃分针在近十二指肠端仔细分离胆总管0.5cm左右，在其下方穿双线，结扎近肠壁端，在结扎上方剪一小口，将预先充满生理盐水的细塑料管向肝脏方向插入0.3～0.5cm，并结扎固定，此时可见有胆汁流出。

手术完毕，用38℃左右的生理盐水纱布覆盖腹部切口，以保持腹腔内温度。调节兔台与桌面成75°角，头高脚低，细塑料管连到记滴器，记录胆汁分泌量。

4. 观察项目

(1) 观察正常状态下，单位时间内胆汁分泌的滴数。

(2) 向十二指肠内缓慢注入0.5%盐酸20～40mL，观察胆汁分泌量有何变化，连续记录30min。

(3) 耳缘静脉注入0.5mg/mL促胰液素2mL（或粗制促胰液素5mL)，观察内容同项目（2）。

促胰液素如无纯品，可自行制备粗制促胰液素。粗制促胰液素制备方法：从急性实验动物十二指肠端开始，向下截取两尺小肠，将肠腔冲洗干净后纵向剪开平铺于木板上，用解剖刀刮下全部黏膜放入研钵，加入5g碎玻璃共研磨，并添加10～15mL 0.5%盐酸。将得到的稀浆倒入烧杯中，再加0.5%盐酸100～150mL煮沸10～15min，而后用10%～20%NaOH趁热中和。玻璃棒搅拌均匀并用石蕊试纸检查反应，待至中性时，趁热过滤，过滤后再检查反应（可调至弱酸性）。制品应低温保存，避免活性下降。

(4) 收集的胆汁，用生理盐水稀释1倍，静脉注射1mL，观察胆汁分泌是否增加。

(5) 迷走神经，刺激其外周端，观察内容同项目（4)。

(6) 静脉注射1%阿托品1mL，重复项目（5)，观察胆汁分泌量变化。

【结果与分析】

1. 正常状态下，在非消化期，胆汁分泌量约1滴/min，在消化期，分泌量可明显增加，而且胆汁分泌是连续的。

2. 十二指肠内注入稀盐酸，引起胆汁分泌量增加。原因是盐酸促进小肠黏膜的S细胞分泌促胰液素，促胰液素再促进肝细胞分泌肝胆汁，主要是水和碳酸氢盐分泌增多。

3. 静脉注射促胰液素（或粗制促胰液素），也可引起胆汁分泌量增加。这主要是促胰液素的作用，机制同2。

4. 静脉注射胆汁，使胆汁大量分泌。原因是胆汁中的胆酸或胆汁酸经血液循环到达肝脏，促进胆汁分泌。

5. 刺激迷走神经外周端，引起胆汁分泌增加。原因是迷走神经兴奋增强，通过末梢释放乙酰胆碱，直接引起胆汁分泌，胆囊轻度收缩，故胆汁分泌与排放增加。另外，迷走神经还可通过G细胞释放促胃泌素，再间接引起肝胆汁分泌和胆囊胆汁的排放。

6. 静脉注射阿托品后再刺激迷走神经外周端，胆汁分泌不再增加。因为迷走神经引起胆汁分泌与排放增加是通过其末梢释放乙酰胆碱，再作用于效应器M受体引起的，阿托品为M受体阻断剂，即阿托品与M受体结合阻断了乙酰胆碱的作用，从而刺激迷走神经不再引起胆汁分泌增加。

【注意事项】

1. 动物开腹后注意保温。

2. 分离胆总管时，尽量避免损伤周围组织。

3. 插管应固定，插入不宜太深，并始终保持与胆总管方向一致，防止扭曲。

4. 观察项目应在前一项反应基本恢复后，再进行下一项目的观察。

【思考题】

1. 胆汁分泌的调节因素有哪些？最重要的因素是什么？

2. 静脉注射促胰液素对胆汁分泌有何影响？机理何在？

3. 静脉注射稀释胆汁为何可使胆汁分泌增加？

（王玉良）

实验十五　兔大脑皮层运动区机能定位

【目的要求】

本实验的目的是观察电刺激大脑皮层运动区的躯体运动效应，明确皮层运动区机能定位的概念，了解皮层运动区对躯体运动的调节作用。要求了解兔大脑皮层运动区的位置，并画好一张兔大脑半球侧面观的示意图，将观察到的反应区域标记在图上，分析讨论实验结果。

【实验器材】

1. 仪器与材料　哺乳类动物手术器械、电刺激器、刺激电极、电动小骨钻、小咬骨钳、骨蜡、纱布、缝合线、兔大脑皮层轮廓图。

2. 药品　25％氨基甲酸乙酯、液体石蜡、生理盐水等。

3. 动物　健康家兔，体重2～3kg。

【方法与步骤】

1. 动物麻醉　将配置好的25％氨基甲酸乙酯按3.3mL/kg，从兔耳缘静脉缓慢注入，注射过程中注意观察动物肌张力、呼吸频率及角膜反射的变化。麻醉不宜过深，以免影响实验效果。

2. 开颅手术　将动物俯卧位固定在手术台上，把头固定于在头架上，剪去头部的毛。从眉间至枕部沿矢状线切开皮肤，暴露骨膜，用刀柄向两侧剥离肌肉并刮去颅顶骨膜，显露头骨骨性标志，辨认出矢状缝和冠状缝。

将颅骨钻接通电源，在冠状缝后、矢状缝外的骨板处钻孔，注意钻孔时不要伤及矢状缝骨质，以免损伤矢状窦引起大出血。用小咬骨钳扩大创面，暴露一侧大脑上侧面，勿伤及矢状窦和硬脑膜，出血时用骨蜡止血。用小镊子夹起硬脑膜，仔细剪去，暴露出大脑皮层，滴上少量温热液体石蜡，以防皮层干燥。术毕放松动物的头及四肢，以便观察躯体运动效应。

3. 观察刺激皮层的效应　逐点依次刺激大脑皮层不同区域，观察躯体运动效应，并将结果标记在兔大脑半球侧面观的示意图上。通常刺激参数为：波宽0.1～0.2ms，电压10～20V，频率20～100Hz，每次刺激持续2～5s，每次刺激后休息约1min。

【结果与分析】

在较低等的动物家兔，大脑皮层运动区与感觉区分化程度很差，两者基本重合在一起，统称为感觉运动区。如刺激较前方的部位，一般引起头面部的肌肉运动；刺激较后方的部位，一般引起对侧前肢、后肢或尾部的运动，要准确定位比较困难。

运动区有下列特征：

1. 对躯体运动的调节支配具有交叉的性质，即一侧皮层支配对侧躯体的肌肉。头面部肌肉多为双侧性支配，而面神经支配的下部面肌及舌肌却主要受对侧皮层控制。

2. 具有精细的机能定位，即刺激一定部位的皮层可引起一定肌肉的收缩，其定位安排呈身体的倒影，但头面部代表区内部的安排仍为正立的。

3. 功能代表区的大小与运动的精细复杂程度有关，运动越精细和复杂的肌肉，其代表区的面积越大；反之亦然。

4. 刺激所引起的肌肉运动反应简单，主要为少数个别肌肉的收缩，甚至只引起某块肌肉的一部分收缩，不发生肌肉群的协同性收缩。

【注意事项】

1. 动物麻醉不宜过深，以免影响实验效果。

2. 术中注意随时止血，勿伤及大脑皮层，以保持其兴奋性。

3. 选定适宜的刺激参数，刺激不宜过大。

4. 刺激电极间距要小，同时注意不要短路。

【思考题】

1. 为什么刺激大脑皮层引起的肢体运动往往有左右交叉现象？

2. 与人相比，家兔大脑皮层运动区的定位有何不同？为什么？

（程秀臻）

实验十六　脊髓反射

【目的要求】

观察脊髓反射，测定反射时，研究脊髓反射的某些特征。

【实验器材】

1. 仪器与材料　蛙类手术器械、止血钳、铁架台、双凹夹、BL-410生物机能实验系统、刺激电极、秒表、培养皿、烧杯、纱布、滤纸。

2. 药品　0.5%硫酸。

3. 动物　蟾蜍或蛙。

【方法与步骤】

1. 制备脊蟾蜍　用纱布紧裹蟾蜍的上下肢及躯干，只露头部，然后用剪刀一叶经口腔置于两口角，一叶置于顶背，沿鼓膜后缘剪去头颅，保留下颌，即成脊蟾蜍。用夹子夹住下颌，将脊蟾蜍悬在支架上。

2. 测定反射时　用培养皿装0.5%硫酸溶液，将蟾蜍任一后肢的脚趾尖浸入硫酸溶液中，同时用秒表（或手表）记录从浸入时起至腿发生屈曲时所需要的时间，即反射时。然后迅速洗去蟾蜍脚趾尖皮肤上的残存硫酸，并用纱布擦干脚趾上的水渍，重复测定三次，每次测定后要休息3min，求得平均值，此值即为反射时。

3. 总和

(1) 空间总和（同时总和）：将两个刺激电极各连接至刺激器后，分别接触蟾蜍同一后肢互相紧靠的两处皮肤，并各找出接近阈值的阈下单个电刺激。当分别进行单个电刺激时均不引起反应，然后以同样的阈下强度，同时刺激上述两处皮肤，观察其结果如何，有无反射发生。

(2) 时间总和（相连总和）：只用一个电极，以上述阈下强度的重复电刺激，观察其结果如何。

4. 后放　用适宜强度的重复电刺激，刺激蟾蜍后肢皮肤至出现屈肌反射，即停止刺激，观察是否有连续的反射活动发生，并计算时间，即从刺激停止时起到反射动作结束的时间，并观察强弱刺激的结果有何不同。

5. 扩散　以弱的重复电刺激刺激蟾蜍的前肢，观察其反应部位如何，逐渐加大刺激强度，观察在强刺激下其反应部位有何增加。

6. 抑制　测定蟾蜍一侧的反射时，然后用止血钳夹住一侧前肢，待动物安静后，重复测定上述后肢的反射时，观察其有无延长。

7. 搔扒反射　将浸以硫酸溶液的小滤纸片一块，贴在蟾蜍腹部下段皮肤上，可见四肢向此处搔扒，直到除掉滤纸片为止。

【结果与分析】

1. 同侧肢体出现屈肌反射。由不同部位产生的突触后电位相加的现象，称为空间总和。由时间先后产生的突触后电位相加的现象，称为时间总和。皮肤某点的单个阈下刺激，只能引起阈下兴奋的局部电位，当相邻两点同时受到阈下刺激，则各自产生的突触后电位相加，其总和达到阈电位水平，产生动作电位，触发屈肌反射；当连续在该点皮肤重复多个阈下刺激时，由于相继发生的兴奋性突触后电位相加，其总和达到阈电位水平，产生传出效应，出现屈肌反射。

2. 当刺激停止后，屈肌反射仍未停止，加大刺激强度会延长后放时间。在反射活动中，当传入刺激停止后，传出神经仍可传放神经冲动，使反射动作持续一段时间，这个现象称为后放。屈肌反射是多突触反射，由于刺激强度的增加，可激活更多的中间神经元，通过神经元间的环路联系，产生更多的反复兴奋的反馈，引起传出神经元发生长时间的重复放电，延长了后放的时间。

3. 加强刺激强度会增大反应部位。刺激后肢，在增强刺激强度时，不仅受刺激后肢屈曲，而且对侧后肢伸直，这是因为兴奋扩散，通过中间神经元的轴突侧枝影响对侧脊髓前角伸肌运动神经元，引起对侧后肢伸直，继续增大刺激强度，可看到同侧前肢伸直，对侧前肢屈曲。这是因为随着刺激的增强，兴奋通过中间神经元，在脊髓内的平面可上下节段扩散，通过神经元的辐散式联系，引起大部分甚至整个脊髓节段的传出神经元产生大量放电而出现广泛的反应。

4. 钳夹前肢皮肤后，重测后肢反射时，反射时延长。钳夹和酸刺激分别作用于前后肢的皮肤，其感受器兴奋引起的神经冲动分别传入脊髓内的中枢，钳夹这一较强刺激引起的脊髓内兴奋的神经中枢抑制了较弱的酸刺激引起的屈肌反射，故常见屈肌反射时的延长，此现象亦称脊髓反射的外周抑制。

5. 脊动物在反射恢复的后期，可出现较复杂的节间反射。节间反射是指脊髓某节段神经元发出的轴突与邻近上下节段的神经元发生联系，通过上下节段之间的神经元的协同活动所进行的一种反射活动。

【注意事项】

1. 接触电极的皮肤部位应有一定湿度，以免皮肤过于干燥引起电阻增大，导致电流强度减小而影响刺激效应。

2. 阈下强度不宜过小。

3. 两处皮肤同时刺激时，间距不应大于 0.5cm。

4. 重复电刺激时，相邻两次间隔时间不能超过 15ms。

【思考题】

1. 试讨论影响反射时长短的主要原因及测定反射时的意义。

2. 从突触传递、中枢神经元之间联系方式和中枢抑制等理论知识，解释脊髓反射的总和、后放、扩散、抑制等现象的机理。

（刘儒林）

实验十七　去大脑僵直

【目的要求】

观察去大脑僵直现象，以阐明中枢神经系统有关部位对肌紧张的调节作用。要求掌握开颅和横切脑干的方法。复习去大脑僵直的理论内容。

【实验器材】

1. 仪器与材料　哺乳动物手术器械 1 套、咬骨钳、颅骨钻、骨蜡（或止血海绵）、气管插管、线、纱布、脱脂棉。

2. 药品　2.8mol/L 氨基甲酸乙酯、石蜡油。

3. 动物　兔，体重 2～3kg，雌雄不拘。

【方法与步骤】

1. 麻醉　耳缘静脉注入 2.8mol/L 氨基甲酸乙酯，剂量为 1g/kg。

2. 将动物仰卧位固定于兔实验台上，颈部剪毛，气管插管，结扎两侧颈总动脉，以避免脑部出血过多。

3. 将动物腹卧位，头部抬高固定，剪去头顶的毛，沿矢状缝由两眉弓至枕部将头皮纵行切开暴露头骨及颞肌，剥离肌肉并刮去颅骨骨膜。然后用颅骨钻在顶骨两侧各钻一孔，用咬骨钳沿孔咬去骨块扩大创口，咬骨勿伤及硬脑膜，若有出血可用骨蜡止血。接近骨中线和枕骨时要注意，应将矢状窦处的颅骨暂时保留，以免伤及窦而出血。直至两侧大脑半球表面基本暴露时，再用刀柄伸入矢状窦与头骨内壁之间，于矢状窦与头骨内壁附着处小心剥离，然后钳去保留的颅骨，在矢状窦的前后两端各穿一条线并结扎之。用小镊子夹捏起硬脑膜并仔细剪开，去除硬脑膜暴露出大脑皮层，再滴上少量石蜡油以防干燥。

4. 横切脑干：松开动物，手术者将动物头托起，右手用手术刀柄，从大脑半球后缘与小脑之间，轻轻托起大脑两半球的枕叶，暴露出中脑的四叠体（上、下丘部分）。在上、下丘之间，略向前倾斜切至颅底，将脑干完全切断，即成为去大脑动物。

5. 观察项目

（1）上、下丘之间横断脑干后所出现的去大脑僵直现象。

（2）出现明显僵直现象后，于下丘稍后方再次切断脑干，观察肌紧张有何改变？

【结果与分析】

1. 上、下丘之间横断脑干后，兔表现为四肢伸直，头尾昂起，角弓反张等伸肌紧张亢进现象，即去大脑僵直。在脑内既有抑制肌紧张的部位，也有易化肌紧张的部位，在正常情况下两者取得相对平衡，以维持正常的肌紧张。在脑干网状结构中有抑制肌紧张和运动的抑制区，也有加强肌紧张及运动的易化区。网状结构抑制区本身没有自发的紧张性活动，它有赖于大脑皮层抑制区、纹状体、小脑前叶蚓部和旁中央小叶皮质等高位中枢的下行始动作用，易化区虽受高位中枢的影响，但同时还受前庭核、小脑前叶两侧部的影响及接受上行传入系统的冲动。所以在中脑水平切断脑干即切断了高位中枢与网状结构的功能联系，使抑制肌紧张的作用减弱，而易化肌紧张的作用相对增强，故出现去大脑僵直。

2. 于下丘稍后方再次切断脑干，则僵直现象消失，动物全身肌肉松弛。这是由于易化区肌紧张的作用也被取消之故。

【注意事项】

1. 切断脑干的部位不能偏低，以免伤及延髓呼吸中枢引起呼吸停止。

2. 如果切断脑干的部位偏高，不出现去大脑僵直现象，可将刀背稍向尾侧端倾斜再切一刀。

【思考题】

1. 何谓去大脑僵直？去大脑僵直产生的机制是什么？

2. 去大脑僵直为何表现为伸肌的肌紧张增强，而不表现为屈肌的肌紧张增强？

（王凤斌）

实验十八　人体肺通气功能的测定

【目的要求】

学会用 BIOPAC 多媒体系统进行肺通气功能测定的方法，并了解肺的正常通气量。

肺通气功能的测定是评价呼吸功能的指标之一。不同的指标从各个侧面反映了肺功能的情况

【实验器材】

1. 仪器与材料　BIOPAC 多媒体记录系统、一次性塑料接口、鼻夹等。

2. 药品　75％酒精、84 消毒液。

3. 对象　人。

【方法与步骤】

1. 仪器装置连接　按仪器说明书。

2. 通气功能测定　按仪器说明书。

【结果与分析】

1. 潮气量　记录平静呼吸曲线约 1min，各次呼吸气量的平均值，即为潮气量。

2. 补吸气量　在一次平静吸气末，继续吸气至不能再吸为止。从平静吸气末算起的这一段最大限度的吸气量，即为补吸气量。

3. 补呼气量　平静呼吸数次后，在一次平静呼气之末，继续呼气直至不能再呼为止。从平静呼气末算起的这一段最大限度的呼气量，即为补呼气量。

4. 肺活量　平静呼吸数次后，令受试者尽力做最大限度的深吸气，随即作最大限度的深呼气，这一次最大限度的深呼吸气量，即为肺活量（潮气量＋补吸气量＋补呼气量）。

5. 时间肺活量　平静呼吸数次后，做最大限度的深吸气，在吸气末屏气 1～2s，然后令受试者以最快的速度用力深呼气，直至不能再呼为止。计算时根据时间标记，从呼气开始时、呼气后第 1s 末、第 2s 末和第 3s 末处，各作一垂直线与呼气曲线相交，根据呼气曲线在各段时间内下

降的垂直距离，读出从呼气开始至第1s末、第2s末和第3s末的呼出气量，并计算它们各占肺活量的容积百分比。

6. 最大通气量　令受试者在15s内尽力作最快最深的呼吸，测定15s内吸入气或呼出气的总量，从而计算出每分最大通气量。

【注意事项】

1. 受试者保持平静，在安静状态下进行测定。

2. 测定前，必须先进行通气量定标。

【思考题】

测定肺通气量的常用指标和较好指标各是什么？为什么？

（李宁）

实验十九　豚鼠耳蜗微音器电位和微音器效应

【目的要求】

学习豚鼠耳蜗微音器电位的记录方法；掌握暴露豚鼠圆窗及圆窗处放置引导电极的方法；了解微音器电位的特点；观察微音器效应。

耳蜗受声波刺激时，在耳蜗及其附近能记录到一种特殊的电位变化，称微音器电位，它与刺激声波的波形频率相一致。一般将引导电极置于圆窗及其附近来引导此电位，并可经监听器复制出原刺激声音。微音器电位不是听神经动作电位而属感受器电位。

【实验器材】

1. 仪器与材料　BL-410生物机能实验系统、哺乳类动物手术器械、监听器、银丝引导电极（直径0.3～0.5mm，一端熔化成球形，除球形端外，其余部分涂以绝缘漆）。

2. 药品　25％氨基甲酸乙酯、生理盐水、液体石蜡。

3. 动物　豚鼠，体重300～400g。

【方法与步骤】

1. 仪器装置连接　将引导电极、参考电极连接到BL-410生物机能实验系统的输入端，监听器插入BL-410生物机能实验系统的监听插口。

2. 麻醉和手术　将豚鼠腹腔注射25％氨基甲酸乙酯溶液1g/kg，麻醉后，动物取侧卧位。在耳郭根部后缘切开皮肤，分离软组织，剔净肌肉，暴露外耳道后方的颞骨乳突部，乳突位于外耳道口与眼角的同一直线上，用手可以触摸到。用粗剪刀或硬尖头镊子在乳突上钻一小孔，并扩大成直径为3～4mm的骨孔。此时，经骨孔向前方深部窥视，在骨孔的内上方即可见到圆窗，其前后径约为0.8mm。

3. 制作和安置引导电极

(1) 制作引导电极：取长约5cm、直径为0.3～0.5mm的银丝一段，一端熔成球形，另一端焊接细引导线一段，除球形端外，其余部分均匀涂上一层聚氯乙烯氯仿溶液，以使其绝缘。引导电极制成后，应检查证明电极除尖端外绝缘良好才能使用。

检查电极绝缘的方法，一般采用盐水膜检验法。取一块薄铜片，在其中间钻一个直径约5mm的小圆孔或取一段细铜丝，前端弯成直径约5mm的小圆圈。将铜片或小铜丝圈浸一下盐水，由于盐水的表面张力可在圆孔或铜丝圈中形成一个盐水薄膜。检查前，将万用表的一测试笔与盐水膜铜片或铜丝相连，另一测试笔与所制作的电极引导线相接。检验时，将电极的尖端穿过盐水膜，如电极尖端导电性能良好，则触及盐水膜时，阻值应很小，若阻值大，说明电极尖端不导电，应进一步刮去绝缘的涂布膜，使尖端裸露。当电极尖端之外的其他所有部分穿过盐水膜时，其阻值应很大，在兆欧以上，表示此处绝缘良好，如有某点电阻值突降，则表示此处绝缘不好，应重新涂抹绝缘材料。

(2) 安置引导电极：豚鼠侧卧，使其头部稍向下垂，将引导电极经骨孔向前深部插入，使电极球形端轻轻与圆窗接触，然后固定引导电极，参考电极夹在切口皮下组织处。

4. 观察耳蜗微音器电位　连接好仪器，调节放大倍数，此时在豚鼠耳旁拍手，讲话或唱歌，则显示器可显示出与声音同步的电位变化，从监听器里可听到同样的声音，否则，提示引导电极位置安放不准，需重新放置。

【结果与分析】

若引导电极放置准确，则对着豚鼠外耳道讲话时，可见微音器电位，其波形、频率与声音刺激的声波相一致，并可从监听器听到同样的声音。

耳蜗微音器电位是耳蜗对声音刺激所产生的一种与声音声学图形相同

的交流电位变化。这种电信号同讲话的声音作用于话筒（即微音器）所产生的电信号一样，经扩音器能复制原来的声音，因而命名为微音器电位。

微音器电位的一般特性呈分级式反应，即电位随刺激强度而增加。它无真正阈值，无潜伏期或潜伏期极短，没有不应期，不易发生疲劳与适应。

耳蜗微音器电位（CM）主要由外毛细胞产生，其中小部分由内毛细胞产生。它包括两种成分，即 CM_1 与 CM_2。CM_1 为主要成分，对缺氧和有毒药物敏感，动物死后即消失。CM_2 对缺氧不敏感，动物死亡后仍可保留一段时间才消失，CM_2 可能是真正的物理反应。

CM 产生的机制目前倾向于 Davis 提出的电阻调制学说。认为毛细胞的表皮板具有很大的电阻，同时在表皮板的内外两侧存在一个约 160mV 的电位差（来源于耳蜗内电位和毛细胞的膜电位），正常情况下有少量电流通过。当基底膜振动时，表皮板的电阻随毛细胞纤毛弯曲而改变，通过表皮板的电流亦发生相应的变化。因此，在表皮板的两边便形成一个交流的电压输出，这就是 CM。

【注意事项】

1. 选择 300～400g 的年幼豚鼠为宜，因其耳蜗位置较浅，骨质松，有利于手术操作。

2. 引导电极球形端需光滑，不要戳破圆窗膜，否则外淋巴液流出会使微音器电位明显减小。

3. 钻孔位置要准确，钻孔时用力不宜太猛，应尽量避免出血，如有出血则及时止血，特别在开孔时更应小心，若有血液渗入骨孔，就很难辨认圆窗位置，影响电极安放。

4. 安置电极时，看准圆窗位置后力求一次成功，否则，反复多次插电极易刺破圆窗膜，以致难以引导出微音器电位。

5. 过去实验用过的引导电极重复使用前仍需重新检验其绝缘性。

【思考题】

1. 何谓微音器电位？有何特征？

2. 耳蜗微音器电位产生的原理是什么？

3. 为何多选用豚鼠做耳蜗生物电现象的实验？

（金成文）

实验二十　家兔延髓呼吸神经元的单位放电

【目的要求】

1. 了解脑立体定位仪的使用和家兔脑立体定位技术。

2. 熟悉神经元放电的引导技术，观察家兔延髓呼吸神经元的放电特点。

【实验器材】

1. 仪器与材料　SBR-I 双线示波器，EMZ-8301 微电极放大器，WF-I 微电极操纵器，PP-830 微电极拉制仪，WF-I 脑立体定位仪，BL-410 生物信号分析系统，呼吸换能器，监听器，兆欧表，哺乳类动物手术器械，GG-17 玻璃微电极毛胚，3mol KCI 溶液，CO_2气体。

2. 药品　20％氨基甲酸乙酯溶液，1％山梗菜碱溶液，0.3mol 乳酸溶液。

3. 动物　家兔 1 只，体重 2～2.5kg，雌雄不拘。

【方法与步骤】

1. 动物准备　用 20％氨基甲酸乙酯溶液按 5mL/kg 体重注入家兔耳缘静脉，待动物麻醉后仰位固定于手术台，颈前正中线切开皮肤，分离气管并做气管插管。然后将家兔俯卧位固定，剪去头顶和颈背部兔毛，正中线切开皮肤，钝性分离软组织和肌肉，用咬骨钳沿枕骨大孔打开颅骨，暴露小脑后部和延髓闩部，用骨匙挖去部分小脑，以充分暴露第四脑室底部。手术结束后将头部以俯卧位姿势固定于脑立体定位仪上，使其头俯曲 30°～45°以保持第四脑室底于水平位置。将颅骨手术区的皮肤周围吊起，形成一个皮槽，内滴 38℃～40℃液体石蜡。

2. 微电极准备　取玻璃微电极毛胚 1 支，在微电极拉制仪上拉制成两支微电极，用 3MKCI 充灌，电极阻抗在 10～15MΩ 之间，将微电极固定在脑立体定位仪的微电极支架上。

3. 仪器连接　微电极放大器的输入端用银丝连接微电极，接地电极置于脑积液中或插入脑组织中，微电极放大器的输出信号一路送到示波器进行观察，一路输入生物信号分析系统进行记录，生物信号分析系统的输出接监听器，将呼吸换能器连接气管插管侧管，信号输入生物信号分析系统进行记录。

4. 放电引导　将微电极尖端接触闩部，在闩前1mm，闩后3mm，中线旁3mm范围进行探察，用微电极操纵器以每步2μm的速度向下推进，推进深度在2～3mm左右。在推进的同时，注意示波器上放电信号的变化和监听器声音的变化。如记录到呼吸神经元的放电，可在示波器上看到一些在背景之上的一些簇型放电，与呼吸运动有关，监听器可发出清脆的啪啪声。

【结果与分析】

1. 观察神经元放电与呼吸之间的关系　延髓内呼吸神经元分为吸气神经元，呼气神经元和跨时相神经元，在吸气相放电的为吸气神经元，放电最为明显。在呼气相放电的为呼气神经元，放电频率不如在吸气时明显。

2. CO_2的影响　在气管插管开口附近释放CO_2气体，提高吸入气中CO_2含量，观察家兔呼吸运动和神经元放电的变化。

3. H^+的影响　经耳缘静脉注射0.3mol/L乳酸溶液0.5mL，观察呼吸运动和神经元放电的变化。

4. 呼吸兴奋剂的影响　耳缘静脉1%山梗菜碱溶液0.5mL，观察呼吸运动和放电的变化。

【注意事项】

1. 使动物的胸廓离开实验台面，以减小由于呼吸运动引起的脑波动。

2. 玻璃微电极充灌时注意不要有气泡，如果充灌后阻抗非常大，说明微电极不通，不能用做放电记录。

【思考题】

本实验观察到的延髓呼吸神经元放电是一种什么性质的电活动？

（刘跃春）

实验二十一　半数致死量测定

半数效应浓度或剂量，是指在一定的实验条件下，能引起50%动物或实验样本产生反应的浓度或剂量。如效应为某种反应或治疗效果，称为半数有效量（ED_{50}）。如效应为死亡，则为半数致死量（LD_{50}）。通常 LD_{50}/ED_{50} 的比值称为“治疗指数”，用以表示药物的安全性。一般而言，此比值越大，表明该药物越安全。求 LD_{50} 和 ED_{50} 的实验方法大致相同，本实验仅介绍 LD_{50} 的测定方法。

【目的要求】

通过实验了解 LD_{50} 的测定方法、步骤和计算过程。

一、序贯法测定 LD_{50}

序贯试验法又称序贯设计法或序贯检验法。它是逐一进行试验、逐一进行分析的一种试验测定法。此法优点是节约受试动物，它比固定样本例数的试验法平均节约例数 30%～50%，且易于观察实验结果。适用于用药后反应出现较快的药物实验。

【实验器材】

1. 仪器与材料　注射器、鼠笼、函数型计算器。
2. 药品　2%普鲁卡因、苦味酸溶液。
3. 动物　小鼠（18～22g），雌雄各半。

【方法与步骤】

1. 实验前要预先拟定好逐次实验的药物剂量（D），相邻两剂量按等比安排，即相邻两个剂量的对数差是相等不变的。如表 3－4 中的剂量对数差是 0，155，表 3－5 中的对数差是 0，046。

表 3－4　　小鼠腹腔注射戊四氮的结果

剂量 D (mg/kg) r＝0.155	LogD	实验结果										R	R·logD
		1	2	3	4	5	6	7	8	9	10		
125	2.097	＋										1	2.097
87.5	1.942		＋		＋							2	3.884
61.3	1.787			－		＋		＋		E		4	7.148
42.9	1.632						－		－			2	3.264
合计												9	16.393

2. 每实验组先取小鼠 10 只，雌雄各半，称重后用苦味酸标记。

3. 先取小鼠 1 只，腹腔注射第一个剂量即 2% 普鲁卡因 0.1mL/10g，若第一只小鼠用药后未出现死亡，下一只动物则用高一个剂量，如出现死亡，下一只动物应用低一级剂量。在表中记录时，动物死亡用“+”表示，未死亡以“-”表示。若在同一剂量中连续出现“-”两次，则下一次实验结束，最后一只动物不做实验，但在表格中占一格，可用 E 表示。

4. 实验结果的计算与表达

$$LD_{50}=\log^{-1}(C/N)\ \mathrm{mg/kg}$$

式中：$C=\sum(R\cdot\log D)$

R=剂量组的动物只数

logD=剂量 D 的对数值

n=实验动物总数=$\sum R$

［例题］实验结果与计算

计算：

$$LD_{50}=\log^{-1}\left(\frac{16.393}{9}\right)=66.29\ (\mathrm{mg/kg})$$

5. 按表 3-5 进行实验，并计算出 LD_{50}。

表 3-5　　小鼠腹腔注射普鲁卡因半数致死量实验结果

剂量 D (mg/kg) r=0.046	LogD	实验结果										R	R·logD
		1	2	3	4	5	6	7	8	9	10		
222	2.347												
200	2.301												
180	2.255												
162	2.209												
145.8	2.163												
合计													

二、改良寇氏法

【方法与步骤】

1. 预实验　先取少量动物做预实验。取小鼠9～12只，随机分成3～4组，每组3只。腹腔注射不同浓度的普鲁卡因溶液，观察并记录死亡数。以获得粗略的最大不致死量（LD_0）和最小致死量（LD_{100}），即0及100％死亡率剂量范围。

2. 决定组数和各组剂量　在上述测得的剂量范围内，按等比级数分4～6个剂量组。（今实验分5组）。

3. 取18～22g小鼠50只，随机分为5组，每组10只，按剂量组分别腹腔注射2％普鲁卡因，观察中毒症状（烦躁不安、惊厥、呼吸抑制、死亡）并记录30min内死亡百分率。中毒症状一般发生于给药后1～2min，15～20min内恢复正常。一般观察30min内死亡率即可。最后将实验结果填入表内，将数据代入下述公式，求出半数致死量LD_{50}。

$$LD_{50}=\log^{-1}[LD_{大}-d(\sum P-0.5)]\ (mg/kg)$$

式中　$LD_{大}$：最大剂量组的剂量对数值。

d：相邻两剂量对数值之差。

$\sum P$：各组动物死亡率之和。

0.5：为常数。

4. 举例　设通过预实验求得利多卡因的LD_0为164mg/kg，LD_{100}为250mg/kg，拟分成5组进行实验，各组剂量如表3－6所示，请实验观察并计算LD_{50}。

表3－6　利多卡因的半数致死量测定与计算

组别	小鼠（只）	剂量（D）	LogD	死亡数（只）	死亡率（P）
1	16	250	2.3979	15	0.9375
2	16	225	2.3522	13	0.8125
3	16	203	2.3075	8	0.5000
4	16	182	2.2601	5	0.3125
5	16	164	2.2148	1	0.0625

$\sum P = 0.9375 + 0.8125 + \cdots\cdots + 0.0625 = 2.625$

$LD_{50} = \log^{-1}$ [$LD_{大} - d\ (\sum p - 0.5)$] (mg/kg)

$LD_{50} = \log^{-1}$ [$2.3979 - 0.0457\ (2.625 - 0.5)$] (mg/kg)

$= \log^{-1}$ [$2.3979 - 0.097$]

$= \log^{-1} 2.3009$

≈ 200 (mg/kg)

5. 实验结果填入表 3－7 中。

求$\sum P$和半数致死量LD_{50}。

表 3－7 普鲁卡因实验剂量与结果

组别	小鼠（只）	剂量（D）	LogD	死亡数（只）	死亡率（P）
1	10	230	2.3617		
2	10	210	2.3222		
3	10	192	2.2833		
4	10	175	2.2430		
5	10	160	2.2041		

【结果与分析】

实验报告书写要点：

1. 实验日期、药品批号、生产厂家、溶液浓度、实验室室温。
2. 动物名称、性别、体重、给药途径、剂量、给药时间。
3. 给药后见到的中毒症状、死亡时间、死亡率。
4. LD_{50}的计算及结果。

【思考题】

何谓LD_{50}？常用的LD_{50}计算方法有哪几种？测定LD_{50}有何意义？

（王汝芬　张义军）

实验二十二　磺胺嘧啶血浆半衰期（$t_{1/2}$）的测定

【目的要求】

1. 通过测定磺胺类药物的半衰期，掌握药代动力学的计算方法及临床意义。

2. 掌握耳缘静脉和心脏取血法。

【实验器材】

1. 仪器与材料：S_{22}PC 或 721 分光光度计、离心机、离心管、试管、烧杯、1mL，5mL，10mL 注射器、加样器、吸头、卫生纸、吸球、试管架、天平、塑料盆、兔固定器。

2. 药品：7.5％三氯醋酸、0.5％肝素生理盐水、20％磺胺嘧啶、0.5％亚硝酸钠、0.5％麝香草酚（溶于 20％NaOH）。

3. 动物：兔。

【方法与步骤】

1. 取试管 3 支，用 A，B，C 标志，各加入 7.5％三氯醋酸 5.8mL 备用。

2. 取家兔 1 只，称重后用经 0.5％肝素生理盐水湿润的 1mL 注射器，由一侧耳缘静脉取血 0.2mL。保留针头，取下注射器，将血液注入 A 管（对照管）。立即换上另一注射器（5 或 10mL），自原针头注入 20％磺胺嘧啶 2mL/kg。记录注完时间，准确到分钟。

3. 给药后 5min 及 35min 左右，用同样方法自另侧耳缘静脉各取血 0.2mL，分别注入 B 管及 C 管。记录取血标本的准确时间。

4. 将 A，B，C 3 支试管摇匀，以 1500 转/分转速离心 5min。取离心后的上清液 1.5mL，加 0.5％亚硝酸钠 0.5mL，摇匀，再加 0.5％麝香草酚（溶于 20％NaOH）1mL，可见呈橙红色反应。置 721 型分光光度计内，以 525nm 波长测定其光密度读数（x_a，x_b，x_c）。

5. 呈色原理：磺胺类药物及酯类局部麻醉药普鲁卡因，均为对氨基苯类化合物，它们在酸性溶液中，可与亚硝酸钠起重氮反应，产生重氮盐。此盐在碱性溶液中，与酚类化合物（麝香草酚）起偶联反应，形成橙红色的偶氮化合物。

例题：如某实验，家兔 1.5kg，用药 80mg，剂量为 40mg/kg（D_0），静脉时间为 3 点 11 分 10 秒，第一次取血时间为 3 点 16 分 25 秒，距用药时间 5 分 15 秒（$t_1=5.25'$），经比色测定药物浓度为 24.1mg%（$C_1=$ 241mg/L）；第二次取血时间为 3 点 36 分 40 秒，距用药 35 分 30 秒（$t_2=35.5'$），药物浓度为 22.7mg%（$C_2=227$mg/L）。

（1）代入一室模型半衰期基本比例（式 1.1）

$$t_{1/2} : T = \log\left(\frac{1}{2}\right) : \log R_T \tag{1.1}$$

式中 T 为间隔时间，本例 $T=t_2-t_1=30.25'$；R_T 为 T 时后药物浓度留存率，本例药浓度由 241mg/L 降到 227mg/L，留存率为 227/241 =0.9419。

代入公式，计算半衰期

$$t_{1/2}=\frac{T\times\log\left(\frac{1}{2}\right)}{\log R_T}=\frac{30.25\times(-0.301)}{\mathrm{Log}0.9419}=350.5\text{（分）}=5.8\text{（小时）}$$

（2）代入公式 1.2 及 1.3 计算预期零时药浓（C_0）及分布容积（V_d）

$$C_0=C_1\times\log^{-1}\left(0.301\times\frac{t_1}{t_{1/2}}\right) \tag{1.2}$$

$$V_d=D_0/C_0 \tag{1.3}$$

式中 C_1 是第一次取的血中的药物浓度（241mg/L），t_1 是 5.25 分，$t_{1/2}$ 是 350.5 分，0.301 是 $-\log\left(\frac{1}{2}\right)$。$D_0$ 是用药剂量（40mg/kg），代入公式：

$$D_0=241\times\log^{-1}\left(0.301\times\frac{5.25}{350.5}\right)=243.5\ (\mathrm{mg/L})$$

$$V_d=40\ (\mathrm{mg/kg})\ /243.5\ (\mathrm{mg/L})=0.164\ (\mathrm{L/kg})$$

参照上例，计算出你组实验的半衰期及分布容积，并根据这些数据，回答下列问题：

（1）根据公式，推算你组动物在用药 10 小时后，血中的药物浓度是多少？

（2）推算你组动物血中药物浓度降到 10mg%时，将是什么时间？

（3）根据公式推算，如给 2kg 家兔静注本药 0.5g，预期零时血中药物浓度将是多少？用药 1h 后血中药物浓度又将是多少？

【注意事项】

1. 耳缘静脉抽血要及时，室温过低时，可适当加温，使兔耳充盈。

2. 如耳缘静脉抽血有困难时，可采用心脏取血。

【思考题】

1. 测定血浆半衰期有何临床意义？

2. 不同个体磺胺类药物的半衰期不同，除个体差异外还受什么因素影响？

（张义军）

实验二十三　药物的量效关系实验

一、蟾蜍腹直肌法

【目的要求】

了解药物的量效关系及测定量效关系的实验方法和量效曲线的绘制。

【实验器材】

1. 仪器与材料　蛙板、探针、手术器械 1 套、平滑肌浴皿、通气钩、记录仪、肌力换能器、空气球胆。

2. 药品　任氏液、乙酰胆碱溶液。

3. 动物　蟾蜍。

【方法与步骤】

取蟾蜍 1 只，用探针破坏其大脑和脊髓，将其背位固定于蛙板上。剪开腹部皮肤。暴露腹直肌，在腹白线一侧的耻骨端及胸骨端剥离一段腹直肌，宽 0.5～0.8cm、长 2～3cm，两端用丝线结扎后剪下，将一端固定于通气钩上，浸入含 30m 任氏液的平滑肌浴皿中，并向任氏液中通入空气；另一端连接肌力换能器及记录仪。标本在平滑肌浴皿中稳定 10min，描计其正常收缩曲线后，即可按表 3－8 所示剂量（浓度）依次加入乙酰胆碱溶液，进行实验。加药前打开记录仪，但不走纸，每次加药后约 2～3min，待肌肉收缩反应不再继续增大、打开记录仪走纸 0.5～1.0cm；关闭走纸开关。再加入第二个剂量。依次进行直到出现最大效应。测量并记录每次肌肉收缩的幅度（以 mm 为单位）。

$$各剂量效应百分率=\frac{各剂量的效应}{最大效应}\times 100\%$$

【结果与分析】

计算各剂量反应百分率。以反应百分率和几率单位为纵坐标，以药物剂量的对数值为横坐标绘制量效关系曲线。

【注意事项】

任氏液应保持在（26±0.5)℃，每次加药剂量要准确，否则影响实验结果。

【思考题】

根据实验结果，分析药物的剂量和效应间的关系，这种量效关系有何规律？说明药物应用过程中应注意哪些问题？

表 3－8　　乙酰胆碱溶液剂量与效应

原始记录				整理后记录	
Ach（M）	用量 mL	浴槽浓度	效应（mm）	logC	效应
3×10^{-6}	0.1	1×10^{-8}		－8	
	0.2	3×10^{-8}		－7.5	
3×10^{-5}	0.1	1×10^{-7}		－7	
	0.2	3×10^{-7}		－6.5	
3×10^{-4}	0.1	1×10^{-6}		－6	
	0.2	3×10^{-6}		－5.5	
3×10^{-3}	0.1	1×10^{-5}		－5	
	0.2	3×10^{-5}		－4.5	
3×10^{-2}	0.1	1×10^{-4}		－4	
	0.2	3×10^{-4}		－3.5	

二、离体豚鼠回肠法

【目的要求】

通过离体豚鼠回肠实验掌握药物的量效关系；量效关系的绘制及 pD_2 和 pA_2 的计算方法。

【实验器材】

1. 仪器与材料　手术器械 1 套、超级恒温水浴、平滑肌浴皿、记录仪及换能器、空气球胆、1mL 注射器 9 支。

2. 药物　台氏液、乙酰胆碱溶液、阿托品溶液、生理盐水。

3. 动物　豚鼠。

【方法与步骤】

取豚鼠 1 只，用木棒击其头部致死，迅速剖腹，取出回肠，用生理盐水或台氏液将内容物冲洗净，然后放于盛台氏液并充氧的培养皿内，剪取 1.5～2.0cm 肠管一端固定于平滑肌浴皿底部的钩上，另一端连接肌力换能器。静止张力 2g，恒温 (37±0.5)℃，充氧，稳定 10min，即可按表 3－9 由低到高依次加入各浓度的乙酰胆碱溶液，进行实验。每加入一种浓度的乙酰胆碱溶液后 2～3min，待回肠收缩反应不再继续进行，开动记录仪，描记一小段收缩曲线，关闭记录仪；再加入第二个剂量，依次进行，直到出现最大效应为止。将回肠冲洗 3～5 次，使其恢复基础张力并稳定。按表 3－10 分别加入阿托品溶液 10^{-8}，10^{-7}M 两个浓度后，按以上方法测定乙酰胆碱各浓度的反应，并绘制出两条加入阿托品溶液 10^{-8}，10^{-7} M 两个浓度后乙酰胆碱的量效曲线，如图 3－4A 中的 b 和 c。

表 3－9　乙酰胆碱溶液的剂量与效应

原始记录				整理后记录	
Ach（M）	用量 mL	浴槽浓度	效应（mm）	logC	效应
3×10^{-6}	0.1	1×10^{-8}		－8	
	0.2	3×10^{-8}		－7.5	
3×10^{-5}	0.1	1×10^{-7}		－7	
	0.2	3×10^{-7}		－6.5	
3×10^{-4}	0.1	1×10^{-6}		－6	
	0.2	3×10^{-6}		－5.5	
3×10^{-3}	0.1	1×10^{-5}		－5	
	0.2	3×10^{-5}		－4.5	
3×10^{-2}	0.1	1×10^{-4}		－4	
	0.2	3×10^{-4}		－3.5	

以药物剂量的对数为横坐标，以反应百分率为纵坐标绘制量效关系曲线。

1. 首先求得乙酰胆碱的浓度反应（张力的增加%）曲线。以最大效应为100%，计算每一剂量的反应百分率，以药物剂量的对数值为横坐标，以每一剂量的反应百分率为纵坐标绘制药物的剂量与效应的关系曲线如图3－4中的（a）。在该曲线上找出引起50%反应的乙酰胆碱的克分子浓度，取其负对数值，此值即为乙酰胆碱的 pD_2 值。

2. 从图中各曲线a，b，c的数据求得其张力增加50%时的等效浓度，依次为 X_1，X_2，X_3。

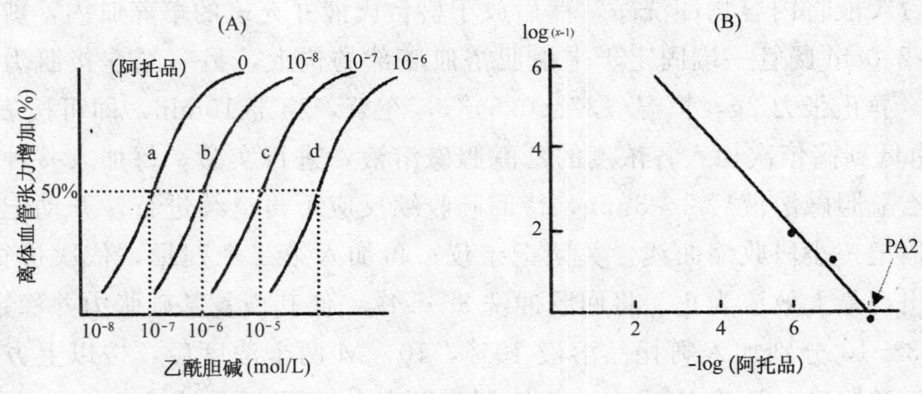

图3－4 药物量效关系曲线

3. 用给阿托品溶液后与单用乙酰胆碱的等效浓度的比值，即 X_2/X_1，X_3/X_1 的值，求出相应的 $\log^{(x-1)}$ 值和对应的－logB值（B为拮抗剂的浓度）。

表3－10 阿托品对乙酰胆碱引起豚鼠回肠平滑肌收缩量效曲线的影响

Ach（M）	用量（mL）	终浓度（M）	效应mm（%）		
			Ach	阿托品* ＋Ach	阿托品** ＋Ach
3×10^{-6}	0.1	1×10^{-8}			
	0.2	3×10^{-8}			
3×10^{-5}	0.1	1×10^{-7}			
	0.2	3×10^{-7}			
3×10^{-4}	0.1	1×10^{-6}			
	0.2	3×10^{-6}			
3×10^{-3}	0.1	1×10^{-5}			
	0.2	3×10^{-5}			
3×10^{-2}	0.1	1×10^{-4}			
	0.2	3×10^{-4}			

（* 1×10^{-8}M，** 1×10^{-7}M）

4. 用 $\log^{(x-1)}$ 值对－logB值作图（B），所得直线与横坐标的交点即为

pA_2值。

5. 用图 B 的两点（X，Y）计算出直线回归方程 y＝a＋bx，得出阿托品的准确 pA_2 值

【注意事项】

1. 肠段两端缝线时，切勿将肠管腔缝死，以避免组织死亡。

2. 每次加药剂量要准确，否则影响实验结果。

【结果与分析】

依据药物剂量和反应百分率绘制量－效关系曲线。

【思考题】

1. 药物的量－效关系曲线有几种类型？

2. 还可以用哪些组织和药物测定药物的 pD_2 和 pA_2 值？

（许兰芝）

实验二十四　镇痛药实验

一、扭体法

【目的要求】

观察哌替啶、罗通定的镇痛效应，掌握扭体法的镇痛实验方法。

【实验器材】

1. 仪器与材料　1mL 注射器、鼠笼、粗天平

2. 药品　0.6％冰醋酸溶液、生理盐水、0.2％哌替啶溶液、0.2％罗通定溶液

3. 动物　小白鼠（18～22g）

【方法与步骤】

取体重 18～22g 的健康小白鼠 9 只，随机分成 3 组，每组 3 只，第一组腹腔注射 0.2％哌替啶 20mg/kg，第二组腹腔注射 0.2％罗通定 20mg/kg，第三组对照组腹腔注射生理盐水 0.1mL/10g，药后半小时，各鼠分别由腹腔注射 0.6％冰醋酸溶液0.2mL/只，观察并记录 10min 内各组出现的扭体反应（腹部内凹，后腿伸张，臀部抬起）数有何不同。

【注意事项】

冰醋酸应用时新配，以免存放过久作用减弱。

【结果与分析】

如表 3－11 所示。

表 3－11 哌替啶和罗通定的镇痛作用（1）

组别	动物数	药物（mL/10g）	扭体反应次数
0.2％哌替啶		0.1	
0.2％罗通定		0.1	
NS		0.1	

实验结束后，综合全实验室的实验结果，计算药物抑制扭体百分率。

$$抑制扭体百分率=\frac{对照组扭体反应次数-实验组扭体反应次数}{对照组扭体反应次数}\times 100\%$$

【思考题】

哌替啶与罗通定的镇痛作用特点有何不同？其主要临床用途有哪些？

二、热板法

【目的要求】

观察哌替啶、罗通定的镇痛效应。

【实验器材】

1. 仪器与材料　恒温水浴、鼠笼、1mL 注射器、热板测痛仪
2. 药品　0.25％哌替啶溶液、生理盐水
3. 动物　小白鼠（18～22g 雌性）

【方法与步骤】

开启热板测痛仪，调节温度恒定于 55℃。取小白鼠数只，于实验前将小白鼠分别放在热板测痛仪上，并立即使用秒表记录时间，自小白鼠放到测痛仪热板上开始，到出现舐后足为止，此段时间作为该鼠的痛阈值。凡小白鼠在 30 秒内不舐后足或逃避，跳跃者则弃之。将筛选后的小鼠编号，随机分为 3 组，重复测每只小鼠的正常痛阈值一次，将每只小白鼠所得 2 次正常痛阈值平均后，作为该鼠给药前痛阈值。然后一组腹腔注射 0.25％哌替啶溶液 25mg/kg，二组腹腔注射罗通定 50mg/kg，第二组给

同容量的生理盐水作为对照，药后15′，30′，60′，90′各测小白鼠的痛阈2次。如果药后60秒内仍无反应，即将小白鼠取出，以免时间太长把脚烫伤，痛阈可按60秒计算。实验完毕后，所测的痛阈按下列公式计算。

$$痛阈提高百分率=\frac{用药后平均反应时间-用药前平均反应时间}{用药前平均反应时间}\times 100\%$$

根据每组不同时间的痛阈提高百分率作图，横坐标代表时间，纵坐标代表痛阈提高百分率，画出曲线借以比较各药的镇痛程度，作用开始时间及维持时间。

【注意事项】

1. 小鼠以雌性为好，因雄性小鼠过热时睾丸易下垂，阴囊触及热板而致反应过敏。

2. 室温在15℃左右较好，过低则小鼠反应迟钝，过高则敏感，易产生跳跃，不易得到正确的实验结果。

【结果与分析】

如表3－12所示。

表3－12　派替啶和罗通定的镇痛作用（2）

组别	动物数	药前痛阈平均值（秒）	药后痛阈平均值（秒）及提高率（%）			
			15′（%）	30′（%）	60′（%）	90′（%）
哌替啶						
罗通定						
生理盐水						

以横坐标为时间，以纵坐标为痛阈值（%），画图表示结果。

【思考题】

根据实验结果讨论哌替啶镇痛作用的机理。

三、电刺激法

【目的要求】

观察哌替啶、罗通定的镇痛效应。

【实验器材】

1. 器材：药理生理多用仪、导电铜丝笼、大烧杯、1mL 注射器、粗天平、秒表

2. 药品 0.5%哌替啶溶液、生理盐水、0.5%罗通定溶液

3. 动物：小白鼠（18～22g）

【方法与步骤】

取小白鼠 1 只，放在导电铜丝笼内。（多用仪与导电铜丝笼的连接方法同激怒实验）。旋转多用仪“电惊厥”右下方的电压输出钮，使电压由低到高，通电，当小白鼠出现第一声尖叫时立即断电，此电压值为实验中的刺激电压不要变动。从通电开始到出现第一声尖叫所需的时间为药前痛阈值（若通电 30 秒仍无尖叫者，弃之不用）。

取合格小白鼠 9 只，随机分为甲、乙、丙三组，甲组腹腔注射哌替啶 50mg/kg；乙组腹腔注射罗通定 50mg/kg；丙组给予相应等容量的生理盐水作对照。给药后 30′，60′，90′，分别通电测定小白鼠痛阈值。最后求出各组的平均值，比较两药的镇痛效应。

【注意事项】

1. 药前药后的刺激电压始终一致。

2. 应随时清除导电铜丝笼上的小白鼠大小便，以利导电。

【结果与分析】

如表 3－13 所示。

表 3－13　　派替啶和罗通定的镇痛作用（3）

组别	药物	动物数	正常痛阈值（秒）	药后痛阈值		
				30′	60′	90′
甲	哌替啶	3				
乙	罗通定	3				
丙	NS	3				

【思考题】

你已掌握了哪几种测定镇痛药的方法？

（康白　房春燕）

实验二十五　巴比妥类药物的抗惊厥作用

一、苯巴比妥抗回苏灵引起的惊厥

【目的要求】

观察苯巴比妥钠的抗惊厥作用，了解抗惊厥药物实验的方法。

【实验器材】

1. 仪器与材料　天平、1mL 注射器、鼠笼。

2. 药物　0.5％苯巴比妥钠、0.05％回苏灵、生理盐水。

3. 动物　小鼠（18～22g）。

【方法与步骤】

每组取小鼠 2 只，分别称重编号，一只腹腔注射 0.5％苯巴比妥钠 0.1mL/10g；另一只腹腔注射等容积生理盐水。30min 后，两鼠均皮下注射 0.05％回苏灵 1mL/10g，观察各鼠有何反应？观察指标以小鼠出现后肢强直为惊厥指标。

【结果分析】

如表 3－14 所示。

表 3－14　苯巴比妥抗惊厥作用

动物	药物	注射回苏灵后
药物组	苯巴比妥钠	
对照组	生理盐水	

二、苯巴比妥钠抗电惊厥的作用

【目的要求】观察苯巴比妥钠抗电惊厥作用

【实验器材】

1. 仪器与材料　药理生理多用仪、鼠笼、5mL 注射器、导电膏、脱脂棉。

2. 药物　0.5％苯巴比妥钠、生理盐水。

3. 动物　小鼠（20～25g）。

【方法与步骤】

每实验组取小鼠 2 只，称重后编号。

1. 将药理生理多用仪“刺激方式”选定为“单次”，频率调为 8～4Hz。

2. 动物筛选　先将输出引导线前端两鳄鱼夹尖端用生理盐水（或导电膏）浸湿，一头夹在小鼠两耳间的皮肤上，另一头夹在小鼠下颌皮肤上，按“启动按钮”，电压由小到大（0～100V 之间）引起动物惊厥。同时将刺激电压、刺激频率记录下，作为对照参数。如果小鼠在最大刺激仍未出现惊厥，该鼠则弃之不用。

惊厥指标：僵直屈曲期→后肢伸直期→痉挛期→恢复期。

3. 每实验组取筛选过的小鼠两只，一只腹腔注射 0.5%苯巴比妥钠 0.1mL/10g；另一只腹腔注射等容积的生理盐水对照。30min 后再各用筛选时所用的刺激方式和刺激参数给予刺激，比较用药前后有何不同。

【结果与分析】

如表 3－15 所示。

表 3－15　苯巴比妥抗惊厥作用

动物组别	体重（g）	药物刺激参数		动物反应	
		电压（V）	频率（Hz）	用药前	用药后
用药组					
对照组					

【注意事项】

1. 通电时将导线提起，避免两鳄鱼夹尖端相连。

2. 刺激参数存有个体差异，电压应从小到大，以刚刚引起惊厥为宜。

【思考题】

1. 比较给药前后动物反应有何不同，并加以解释。

2. 根据实验讨论巴比妥类药物抗惊厥的机理。

3. 巴比妥类药物有何临床用途？

（张义军　李法庆）

实验二十六　利多卡因对抗电刺激诱发的心律失常作用

【目的要求】

1. 观察利多卡因对电刺激引起的心律失常的对抗作用并学习电刺激诱发的心律失常方法。

2. 掌握在体心脏描记法及给药法。

【实验器材】

1. 仪器与材料　Power lab 生理记录仪、1mL 注射器、普通剪刀、手术剪、镊子、蛙板、图钉、蛙心夹、铁柱架、双凹夹等。

2. 药品　0.2%利多卡因，任氏液。

3. 动物　青蛙或蟾蜍。

【方法与步骤】

取青蛙或蟾蜍 1 只，破坏脑及脊髓后，用图钉仰位固定于蛙板上，然后沿着腹壁两侧剪开腹壁，在胆囊附近找到回流到肝部的腹壁浅静脉，在此处用线结扎，在结线下方剪断，将腹壁向下翻转，然后沿胸骨，打开胸腔，用镊子提起心包膜，小心剪破心包膜，使整个心脏暴露出来，用一端系有长线的蛙心夹，夹住心尖，将线连于记录仪的换能器上。

先描记一段正常心脏收缩曲线，将刺激电极接于生理记录仪的输出处，将电极放在接近房室间隔的心室肌表面。刺激频率（Pulse Frequency）可试 10 次/s，电压强度（Pulse Amplitude）可试用 1～8V，刺激时间（Pulse duration）30s，待心率出现显著不规则（室颤）后，立即从腹壁浅静脉缓慢注入 0.2%利多卡因 0.4～0.6mL，用药后 3～4min 后以同样的刺激强度和频率再刺激 30s，观察结果。

【结果与分析】

描记曲线图。

【注意事项】

1. 室温宜保持在 25℃左右，太低影响实验结果。

2. 暴露的心脏要经常滴加任氏液湿润之。

3. 电极放在心室肌上不要靠的太紧，以免影响心脏的跳动。

【思考题】

1. 利多卡因抗心律失常的特点是什么？

2. 治疗快速型心律失常应如何选择药物？

（史立宏　李法庆）

实验二十七　药物对离体兔主动脉环的作用

【目的要求】

观察 α 受体激动药和阻断药对主动脉的直接作用。以 α 受体阻断药为工具分析其对 α 受体的作用。

【实验器材】

1. 仪器与材料　Maclab 生理数字记录仪或药理生理台式自动平衡记录仪，超级恒温水浴、张力换能器、可调多用支架、双层浴槽、通气钩、氧气球胆、标本挂钩、1～2g 重物、0.25mL 注射器、剪刀、眼科虹膜剪刀、镊子、培养皿、烧杯等。

2. 药品　克氏液、0.01％去甲肾上腺素溶液、0.1％酚妥拉明溶液。

3. 动物　家兔，体重 2～2.5kg。

【方法与步骤】

1. 调节恒温装置　打开超级恒温水浴开关，调节浴温至 37℃

2. 调节记录装置　打开自动平衡记录仪开关，调节适当量程，打开记录笔开关，调节“调零”开关，使记录笔移至记录纸下端，关笔。在换能器悬挂钩上轻挂一重 1～2g 重物。打开笔开关，使笔上移，走纸 1cm。关笔，取下重物，使笔回到原位。

3. 制备标本　取家兔 1 只，用木棒猛击头部致死，打开胸腔，暴露心脏，在尽量靠近心脏处，分离剪取主动脉，立即将其置于充以氧气的克氏液中，将血管周围结缔组织修剪干净后，将动脉剪成长 4～5mm 动脉环，用两个标本挂钩通过血管腔将动脉环钩住，置于盛有 20mL 克氏液的浴槽内，并不断通氧，动脉环的一端固定在浴槽中的通气钩上，另一端则固定在张力换能器上，调节拉线张力，使记录笔上移到加 2g 重物的位置，稳定 30min 至 1 小时左右，使血管适应环境。

4. 加药　静纸描记，走纸 3cm。先加 0.01％去甲肾上腺素 0.1mL，观察其产生的效应，用克氏液冲洗 2～3 次。然后加入 0.1%酚妥拉明 0.1mL，待 15min 后，再重复上述剂量的去甲肾上腺素，观察结果怎样？

【结果与分析】

取下实验图纸，表明实验题目，药品，剂量等。将实验结果进行分析，并写出实验报告。

【注意事项】

1. 必须用新鲜的蒸馏水配制克氏液。

2. 分离及制备标本时，勿用力牵拉，以防损伤血管内膜，并应尽量在营养液中操作。

3. 标本稳定的时间以 1 小时为好。

【思考题】

去甲肾上腺素、酚妥拉明有哪些药理作用和临床用途？

（康白）

实验二十八　硝酸甘油对大鼠急性心肌缺血的对抗作用

【目的要求】

1. 观察硝酸甘油对垂体后叶素引起的心肌缺血的对抗作用。

2. 了解用垂体后叶素复制急性心肌缺血模型的实验方法。

【实验器材】

1. 仪器与材料　心电图机、手术器械 1 套、大鼠手术台。

2. 药品　0.1u/mL 垂体后叶素、硝酸甘油舌下含片、生理盐水等。

3. 动物　大鼠。

【方法与步骤】

每组取大鼠 2 只，称重，3%异戊巴比妥钠 30mg/kg 舌静脉给药麻醉，背位固定于手术台上。在大鼠大腿内侧中段剪一“V”型切口，暴露股静脉，用头皮针进行静脉穿刺，以备给药。将针形电极插于大鼠四肢皮下（右前肢一红色，左前肢一黄色，右后肢一黑色），描记Ⅱ导联心电图。

甲鼠记录Ⅱ导联心电图后，股静脉注射 0.1u/mL 的垂体后叶素 0.2u/kg，记录心肌缺血心电图（每 5min 观察一次）。

乙鼠记录Ⅱ导联心电图后，将硝酸甘油含片置于大鼠舌下 1min 后，股静脉注射 0.1u/mL 的垂体后叶素 0.2u/kg，记录心肌缺血心电图（每 5min 观察一次）。

【结果分析】

如表 3－16 所示。

表 3－16　　硝酸甘油抗大鼠心肌缺血的作用

鼠号	体重	药物	剂量	药前		药后		心率（次/min）
				T波（mm）	心率（次/min）	T波峰值（min）	T波恢复时间（min）	
甲		垂体后叶素						
乙		硝酸甘油＋垂体后叶素						

【注意事项】

1. 股静脉穿刺时应从远心端开始试穿，若失败可沿向心方向移动 0.5cm 再试。

2. 注意垂体后叶素的注射速度。

【思考题】

1. 垂体后叶素导致心肌缺血的机制是什么？

2. 硝酸甘油抗心绞痛的作用及机制有哪些？

（史立宏　毛淑梅）

实验二十九　药物对大鼠心脏功能的影响（Langen dorff 法）

【目的要求】

1. 学习哺乳类动物离体心脏的灌流技术。

2. 观察某些药物对心脏功能的影响。

【实验器材】

1. 仪器与材料　乳类动物离体心脏灌流装置，BL-410 生物信号处理系统，YJ-501 型超级恒温器，BTOI-100 型蠕动泵，哺乳类动物手术器械。

2. 药品　盐酸肾上腺素、氨茶碱、强心灵、克一亨氏液、95％O_2和5％CO_2混合气体。

3. 动物　大白鼠，体重 200～300g，雌雄不拘。

【方法与步骤】

1. 灌流装置准备　打开超级恒温器，调节温控器使恒压瓶内的克一亨氏液温度维持在 38℃左右，调整恒压瓶高度使灌流压力维持在 80cmH_2O，打开灌流管上的三通开关，排空管内空气，打开蠕动泵，调节其流量在任何时候都有少量液体从溢流管内回流，调节混合气体的流量，使其有连续气泡从储液瓶中翻出。

2. 离体心脏制备　用木锤猛击大白鼠枕部使其昏迷，迅速沿前正中线剪开胸腔，暴露心脏后剪开心包膜，左手在心脏基低部和大血管连接处提起心脏，尽可能在离心端远处剪断主动脉，剪断心脏与其他血管的联系，取出心脏，放入用混合气体饱和的克一亨氏液中，轻轻挤压心脏数次，排空心脏内血液，修剪血管连接处多余组织，保留适当主动脉长度，套入主动脉插管后用丝线结扎，然后放入心脏恒温室，连接主动脉插管和灌流管，打开三通管，开始灌流。

3. 仪器连接　将漆包线连接的微型不锈钢针刺入心脏，记录标准 II 导联心电图。压力换能器接内径 1mm 的聚乙烯管，用克一亨氏液充灌加压后用套管送入左心室内，退出套管，记录左心室内压力变化。启动 BL-410 生物信号处理系统，调节灵敏度和记录速度。

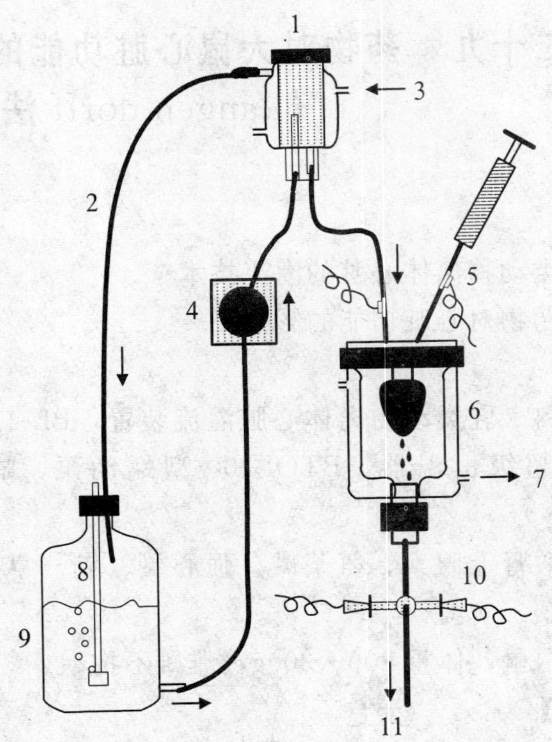

图 3－5　哺乳类动物心脏离体灌流系统示意图

1. 灌流压力恒压瓶　2. 恒压溢流管　3. 恒温器进口
4. 蠕动泵　5. 三通管开关　6. 心脏恒温室
7. 恒温器出口　8. 混合气体进气管　9. 储液瓶
10. 多功能开关　11. 冠脉流量收集管

4. 观察项目

(1) 对照：灌流 15～20min，待心脏各项功能指标比较稳定后，记录心率、冠脉流量和左室内压力各项指标。

(2) 肾上腺素的影响：用 1mL 注射器通过三通管给予 0.01％盐酸肾上腺素 0.01mL，观察并记录各项指标变化。

(3) 氨茶碱的影响：继续灌流至各项指标恢复到对照水平或变化不再明显时，给予氨茶碱 0.2mL，观察各项指标变化。

(4) 强心苷的影响：待心脏各项指标比较稳定时，给予 0.005％强心灵 0.5mL，观察各相指标变化。

【结果与分析】

【注意事项】

1. 摘除心脏时动作要迅速，小心避免损伤心脏。

2. 动脉套管插入主动脉不宜过深，以免损伤主动脉瓣，或将主动脉插管插入左心室或堵塞冠状动脉开口。

【思考题】

1. 本实验所采用的离体心脏灌流方法为恒压灌流还是恒流灌流，这两种灌流方法有什么不同？

2. 本实验中测定冠脉流量的原理是什么？

（陈维宁　刘跃春）

实验三十　血液系统药物实验

正常机体中凝血与抗凝血过程保持动态平衡，使血液不致形成凝块而呈液体状态，在心血管中进行循环。某些原因如组织或血管损伤会导致凝血机制失调，就会引起病理性出血或凝血变化。此时常用促凝血药或抗凝血药来进行调节。此外，一些抗凝血药在血液储存，体外循环及实验研究中也具有重要作用。

促凝血药和抗凝血药的类型众多，筛选方法亦各不相同，常用的有以下几类：

1. 试管内凝血法　系在试管内观察药物对血凝时间或纤溶时间的影响，其操作简便，无需特殊设备，可用于药物的初筛。

(1) 复钙凝血时间测定法：以药物对草酸钾抗凝血液中加入氯化钙后凝血时间的变化（延长或缩短）为指标，观察抗凝血药或促凝血药对凝血时间的影响。

(2) 纤溶实验法：根据延长或缩短链激酶所致纤维蛋白溶解的时间，筛选影响纤溶系统活性的药物。

2. 体内出血和凝血时间测试法　系给予实验动物以待试药物，然后测定出血和凝血时间，并与给药前或对照组进行比较，以观察和分析药物作用。常用于内服促凝血药和抗凝血药的筛选。

3. 创口局部止血法　如麻醉狗或家兔股动脉切开局部止血法，肝脏或脾脏局部止血法等，主要用于筛选外用止血药。

4. 病理模型法　系在实验动物身上造成类似人体出血或凝血等病理状态，然后用抗凝血药或促凝血药进行实验性治疗，用以观察和分析药物的作用，或筛选新药。这种病理模型较易形成，如给小鼠或家兔等灌服双香豆素可致低凝血酶原症，静注尿激酶可致纤溶系统功能亢进症，皮下注射四氯化碳造成肝功能不良性出血症等。

一、药物的体外抗凝血作用

【目的要求】

比较几种药物的抗凝血作用特点，初筛具有体外抗凝血作用的药物，并初步分析药物的作用原理。

【实验器材】

1. 仪器与材料　5mL 注射器、试管架、10mL 试管、5mL 试管、加样器、秒表、恒温水浴。

2. 药品　0.1％双香豆素溶液、0.0125％肝素溶液、4％枸橼酸钠溶液、生理盐水、5％草酸钾溶液、0.3％氯化钙溶液及 1％氯化钙溶液。

3. 动物　家兔。

【方法与步骤】

1. 标记试管　取 5mL 试管 4 支，分别标记“1”，“2”，“3”，“4”。

2. 加药　在 4 支 5mL 试管内按顺序分别加入下列药物：生理盐水、0.1％双香豆素溶液、0.0125％肝素溶液、4％枸橼酸钠溶液各 0.25mL。另取 10mL 试管 1 支，加入 5％草酸钾溶液 0.1mL。

3. 取血及测定凝血时间　取家兔 1 只，用 5mL 注射器自家兔心脏取血 5mL，迅速注入已加有草酸钾的大试管中，轻轻振动混匀。立即向上述 4 支 5mL 试管中各加入兔血 0.9mL，同时再加入 0.3％氯化钙溶液 0.1mL，混匀后放入 37℃恒温水浴中，启动秒表开始计时。每隔 30s 将各试管轻轻倾斜一次，以倾斜时血液不再流动作为该管的凝血时间。如果“3”,“4”两管在 20min 内不出现凝血，则再分别加入 1％氯化钙溶液 0.1mL，混匀后依上述方法继续观察凝血时间。

【结果与分析】

计算各管凝血时间的平均值，并将实验室中各组实验结果汇集，填入

表 3－17 中：

表 3－17　三种抗凝药物作用比较表

药物	凝血时间（min）
生理盐水	
0.1％双香豆素溶液	
0.0125％肝素溶液	
4％枸橼酸钠溶液	

【注意事项】

1. 实验所用试管及注射器应清洁干燥。

2. 家兔心脏取血动作要快，以防凝血。家兔取血方法也可采用颈总动脉放血。

3. 兔血加入小试管后，须立即用小玻棒搅拌均匀，搅拌时应避免产生气泡。

4. 水浴温度应预先调节至 37℃左右。由取血至小试管放入恒温水浴的间隔时间不得超过 3min。

【思考题】

1. 双香豆素、肝素、枸橼酸钠各自抗凝血作用的特点是什么？有何临床意义？

2. 分析双香豆素、肝素、枸橼酸钠抗凝血作用的机理。

二、硫酸鱼精蛋白对肝素抗凝活性的拮抗作用

【目的要求】

观察硫酸鱼精蛋白对肝素抗凝活性的拮抗作用，掌握小白鼠球后静脉取血方法。

【实验器材】

1. 仪器与材料　内径 1mm 的毛细玻管、1mL 注射器、天平、酒精棉球、鼠笼、秒表、载玻片、针头、眼科镊、小白鼠固定装置。

2. 药品　0.0025％肝素溶液、0.0125％硫酸鱼精蛋白溶液、生理

盐水。

3. 动物 小白鼠。

【方法与步骤】

1. 毛细玻管法

(1) 每组取小白鼠 3 只，称重，按甲、乙、丙编号后，分别固定于小白鼠固定器内。先用酒精棉球涂擦其尾部（也可用在其尾部加温的方法），使血管扩张后甲鼠由尾静脉注射生理盐水 0.2mL/10g，乙鼠由尾静脉注射 0.0025%肝素溶液 0.2mL/10g，丙鼠由尾静脉注射 0.0025%肝素溶液 0.2mL/10g，过 15min 后再给丙鼠尾静脉注射 0.0125%硫酸鱼精蛋白溶液 0.2mL/10g。

(2) 各鼠均给药后 15min，分别用毛细玻管自小鼠一侧眼球后静脉丛取血。此后每隔 30s 折断毛细玻管 0.5cm，并轻轻向左右方向拉开，检查有无出现血凝丝。计算从毛细玻管采血至出现血凝丝的时间，即为小鼠的毛细玻管法凝血时间。

2. 玻片法 毛细玻管法实验后，用眼科弯头镊子摘除小鼠另一侧眼球，迅速将 1 滴血滴于清洁干燥的玻片上，同时启动秒表计时。以后每隔 30s 就用干燥针头挑动血滴一次，直至针头能挑出纤维蛋白丝为止，所记时间即为小鼠的玻片法凝血时间。

【结果与分析】

汇集全实验室结果，计算三组小鼠两种测定方法所得平均凝血时间，填入表 3－18 中。

表 3－18 硫酸鱼精蛋白对肝素抗凝活性的拮抗作用

组别	药物	平均凝血时间	
		玻管法	玻片法
甲	生理盐水		
乙	0.0025%肝素		
丙	0.0025%肝素＋0.0125%硫酸鱼精蛋白		

【注意事项】

1. 注射药物的速度要严格控制，不要太快或太慢，力求一致，特别注射鱼精蛋白时速度宜慢。

2. 注射鱼精蛋白时注射器与注射肝素的注射器不能相混淆，否则易出现沉淀。

3. 血凝时间受室温影响，温度愈低血凝时间就愈长，进行本实验时室温最好在15℃左右。

4. 毛细玻管内径约1mm，力求均匀一致，清洁干燥。

【思考题】

鱼精蛋白对肝素的抗凝血作用有何影响？它们相互影响的机理是什么？有何临床意义？

三、阿司匹林拮抗血栓形成的作用

【目的要求】

学习动静脉旁路血栓形成实验方法，观察阿司匹林对血栓形成的拮抗作用。

【实验器材】

1. 仪器与材料　大白鼠手术台、手术器械1套、动脉夹、聚乙烯管(外径为1.6mm及1.3mm两种)、4号手术丝线、1mL注射器、2mL注射器。

2. 药品　3%戊巴比妥钠、2%阿司匹林、肝素（50u/mL）。

3. 动物　大白鼠，250～350g，雄性。

【方法与步骤】

1. 每组取大白鼠2只，称重，按甲、乙编号。甲鼠每天清晨灌胃给药阿司匹林5mL/kg，一共给药5天。乙鼠每天清晨灌胃给药生理盐水5mL/kg，一共给药5天。

2. 末次给药1小时后，将甲、乙两鼠各腹腔注射3%戊巴比妥钠1.5mL/kg进行麻醉，仰卧位固定于大白鼠手术台上，分离气管，插入一塑料套管（气管分泌物多时可通过此套管吸出），分离右颈总动脉和左颈外静脉。

3. 剪一根长约6cm的4号手术丝线，称重后放入聚乙烯管中，以肝素生理盐水溶液充满聚乙烯管，当聚乙烯管的一端插入左颈外静脉后，由聚乙烯管准确地注入肝素生理盐水1mL/kg抗凝，然后将聚乙烯管的另一端插入右颈总动脉，如图 3－6 所示。

4. 打开动脉夹后，开始计时，血液从右颈总动脉流至聚乙烯管内，返回左颈外静脉。开放血流 15min 后中断血流，迅速取出丝线称重，总重量减去丝线重即得血栓湿重。

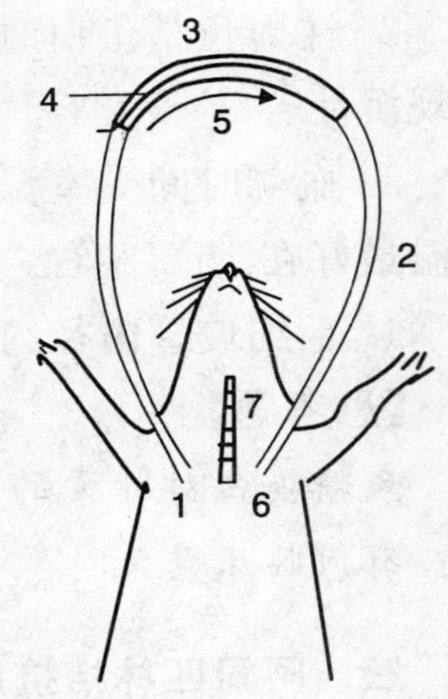

图 3－6 大鼠实验性血栓模式图

1. 插入颈总动脉 2. 聚乙烯管（外径 1.3mm） 3. 聚乙烯管（外径 1.6mm） 4. 丝线（长 6cm） 5. 血流方向 6. 插入颈外静脉 7. 气管

【结果与分析】

汇集全实验室结果，计算甲、乙两鼠所测得的血栓湿重，填入表 3－19 中。

表 3－19 阿司匹林抗凝血作用

组别	药物	血栓湿重（g）
甲	阿司匹林	
乙	生理盐水	

【注意事项】

1. 对照组和给药组动物体重要严格配对。

2. 聚乙烯管经拉细后才能插入血管，管端口径大小应严格控制。注意聚乙烯管插入血管后勿使血管扭曲。

3. 手术过程要求迅速，技术操作熟练，手术应在 15min 内完成。

4. 注意及时吸出气管分泌物，保持呼吸畅通。

【思考题】

阿司匹林对大白鼠血栓的形成有何影响？它影响血栓形成的机制是什么？有何临床意义？

（冷萍　王琳）

实验三十一　链霉素的毒性反应及药物的解救作用

【目的要求】

观察硫酸链霉素对豚鼠的毒性反应及氯化钙和新斯的明对其毒性反应

的解救作用，掌握豚鼠肢体静脉注射方法。

【实验器材】

1. 仪器与材料 1mL 注射器、2mL 注射器、4 或 5 号针头。

2. 药品 25％硫酸链霉素溶液、5％氯化钙溶液、0.05％硫酸新斯的明溶液。

3. 动物 豚鼠（体重 300g 左右）

【方法与步骤】

1. 取豚鼠 3 只，称体重，将其中 2 只豚鼠四肢外侧的毛剪去，于四肢外侧找出可明显显露的皮下静脉，前肢位于前臂外侧皮下，后肢位于小腿外侧皮下，以生理盐水或酒精拭净局部，使静脉显露清楚。

2. 三只豚鼠分别肌肉注射硫酸链霉素 600mg/kg，按 25％硫酸链霉素溶液每 100g 体重注射 0.24mL，药后 10min 观察豚鼠反应。

3. 待症状观察清楚后，令助手取出已预先准备好静脉的 2 只豚鼠，以手指压迫豚鼠的一处肢体，使静脉血回流不畅，皮下静脉充盈显露，以利静脉注射。术者以右手握持盛有药物溶液的注射器，左手以拇、食、中三指捏住豚鼠的一处肢体，选一充盈良好的静脉，在适当部位进针刺入静脉，一只注射 5％氯化钙溶液 0.16mL/100g，另一只注射 0.05％新斯的明溶液 0.05mL/100g 进行解救，观察豚鼠因注射硫酸链霉素而出现的症状有何改变，并与未注射药物解救的豚鼠对比观察症状有何不同？

【结果与分析】

如表 3－20 所示。

表 3－20 氯化钙和新斯的明对链霉素毒性的解救作用

动物	药 物	呼吸情况	体 位	四肢肌张力
甲	用 药 前			
	用链霉素后			
乙	用 药 前			
	用链霉素后			
	用氯化钙后			
丙	用 药 前			
	用链霉素后			
	用新斯的明后			

【注意事项】

1. 链霉素肌肉注射后毒性反应较慢，一般药后10min出现反应，并逐渐加重。

2. 药物以静脉注射对抗效果最好。如静脉注射有困难，可肌肉注射或腹腔注射，效果不及静脉注射给药，需加大给药剂量或重复数次用药始可见效，而且症状一出现即给予抢救效果好。

【思考题】

1. 通过本实验可观察到链霉素的哪些毒性反应？为什么？

2. 链霉素中毒时可选哪些药物解救？为什么？

（王金红　张秀荣）

实验三十二　药物对豚鼠（或大鼠）离体子宫的作用

【目的要求】

观察垂体后叶素、麦角新碱和异丙肾上腺素对子宫的作用，比较它们的作用特点。

【实验器材】

1. 仪器与材料　手术剪、眼科剪、眼科镊子、缝合针、平滑肌实验装置。

2. 药品　5u/mL垂体后叶素、0.02％马来酸麦角新碱、0.005％硫酸异丙肾上腺素、0.01％盐酸普萘洛尔、0.1％苯甲酸雌二醇、乐氏液。

3. 动物　雌性未孕豚鼠（或大鼠），体重300g左右。

【方法与步骤】

1. 实验前24～48h取成熟的雌性未孕豚鼠1只，肌肉注射0.1％苯甲酸雌二醇0.7mL，使动物处在动情前期或动情期，提高子宫的敏感性。

2. 实验开始，将豚鼠击毙，迅速剪开腹腔，找出子宫，轻轻剥离附着于子宫壁上的结缔组织和脂肪组织，将一侧子宫角剪下（约2cm），两端以线结扎，取出悬挂于平滑肌浴皿内（事先加25mL乐氏液），一端固定于平滑肌浴皿下部的钩上，另一端连接肌力换能器。给子宫加1g负荷，恒温（38±0.5)℃，充氧（每秒1～2个小气泡）。

3. 连接描记装置，记录正常曲线，然后将药物按顺序滴入平滑肌浴皿内，观察子宫对药物的反应。每次用药后待药效明显时即更换乐氏液，并冲洗3次，待收缩曲线恢复正常时再加下一药液。加药顺序依次为：

（1）5u/mL垂体后叶素0.01mL，待作用明显时换液。

（2）0.02％马来酸麦角新碱0.1mL，待作用明显时换液。

（3）0.005％硫酸异丙肾上腺素0.5mL，待作用明显时加入0.01％盐酸普萘洛尔0.1mL，观察用药后子宫收缩的变化。

【结果与分析】

绘出描记曲线。

【注意事项】

1. 制作标本时动作要轻，切勿过度牵拉子宫，操作时间越短越好。

2. 需更换的乐氏液，应事先加温至38℃。

3. 平滑肌浴皿内的乐氏液每次以20～25mL为宜，若液体增加，应相应增加给药剂量。

4. 工作温度偏低（30℃～32℃），标本能保持更长的工作时间；温度偏高（37℃～39℃），标本更敏感，但工作时间缩短。

【思考题】

根据所绘曲线，比较垂体后叶素、麦角新碱、异丙肾上腺素和普萘洛尔对子宫的作用特点，说明它们的临床用途。

（王金红）

实验三十三　药物的抗炎实验

一、耳郭肿胀法

【目的要求】

通过小鼠耳郭肿胀实验了解地塞米松的抗炎作用及抗炎药物的实验方法。

【实验器材】

1. 仪器与材料　手术剪刀、电子天平、打孔器、微量注射器、1mL 注射器 3 支。

2. 药物　地塞米松溶液、生理盐水、消炎痛溶液、二甲苯溶液。

3. 动物　小白鼠。

【方法与步骤】

取 26±2g 小白鼠 6 只，随即分为三组，每组 2 只标记并称重，①组 ip 地塞米松溶液 2.5mg・kg^{-1}・d^{-1}，②组 ip 消炎痛溶液 10mg・kg^{-1}・d^{-1}，③组 ip 等容积生理盐水，连用 2 天于第二次给药后 1 小时将各组小鼠右耳壳两面涂抹 0.03mL 的二甲苯溶液致炎，左耳作对照，2 小时后将小鼠颈椎脱臼致死，用直径 7mm 的打孔器分别在左右耳郭对称部位取下圆形耳片，用电子天平称重，以左右耳的重量之差（$\bar{\chi}$±S）作为肿胀度，以全实验室的结果为三大组，进行 t 检验，评价药物的抗炎作用。

【结果与分析】

如表 3－21 所示。

表 3－21　地塞米松、消炎痛的抗炎作用

分组	右耳重（mg）	左耳重（mg）	右左耳差重（$\bar{\chi}$±S）	*P* 值
生理盐水组				
消炎痛组				
地塞米松组				

【注意事项】

二甲苯溶液的涂抹剂量要准确，否则影响实验结果。

【思考题】

药物的抗炎作用可消除哪些炎症？通过哪些方式发挥抗炎作用？

二、小鼠足趾肿胀法

【目的要求】

了解药物的抗炎作用及抗炎药物的实验方法。

【实验器材】

1. 仪器与材料　SYJ-2A 型水银容积测量仪、微量注射器、1mL 注射

器 3 支。

2. 药物　地塞米松溶液、生理盐水、消炎痛溶液、1%的角叉菜胶溶液。

3. 动物　小白鼠。

【方法与步骤】

取 26±2g 小白鼠 6 只，随即分为三组，每组 2 只，标记并称重，测量各组每只小鼠踝关节以下右后足趾的容积作对照，①组 ip 地塞米松溶液 2.5mg·kg^{-1}·d^{-1}，②组 ip 消炎痛溶液 10mg·kg^{-1}·d^{-1}，③组 ip 等容积生理盐水，给药后一小时将各组小鼠右后足趾皮下注射 1%的角叉菜胶溶液 0.03mL 致炎，然后分别于 1，2，3，4 小时测定每只小鼠踝关节以下右后足趾的容积，以注射 1%的角叉菜胶溶液前后足趾的容积之差（$\bar{\chi}$±S）作为肿胀度，以全实验室的结果为三大组，进行 t 检验，评价药物的抗炎作用。

【结果与分析】

如表 3－22 所示。

表 3－22　　地塞米松、消炎痛对小鼠足趾肿胀的影响

分组	足趾肿胀度（mL）				P 值
	1h	2h	3h	4h	
生理盐水组					
消炎痛组					
地塞米松组					

【思考题】

用该实验方法来验证药物的抗炎作用有何优缺点？为保证实验结果的准确性，实验中要注意什么问题？

（许兰芝）

实验三十四 钾代谢障碍

【目的要求】

1. 观察高血钾对心脏的毒性作用。

2. 了解和掌握高血钾心电图改变的特征。

【实验器材】

1. 仪器与材料 5mL 注射器、小儿头皮针、手术剪、心电图机、心电示波器。

2. 药品 3%戊巴比妥钠溶液，2%，5%，10%氯化钾溶液。

3. 动物 豚鼠或家兔。

【方法与步骤】

1. 豚鼠高血钾

(1) 将动物称重，仰卧固定，用 3%戊巴比妥钠 0.1mL/g 体重腹腔注射麻醉。

(2) 在心电图机原有的圆柱形电极杆外面紧包二、三层固定电线用的铝皮，外套上 6 号新的注射针头（针头固定要紧密，勿松动）。将此改装的心电图针形电极分别插入四肢踝部皮下。导程线连接按右前肢（红），左前肢（黄），右后肢（黑），左后肢（绿）顺序。

(3) 打开心电示波器，选择Ⅱ或 avF 导联描记心电图。若 T 波高过 0.15mV，宜改用其他导联。若 T 波仍高，则宜另换动物。

(4) 记录一段正常心电图。纸长以小组每人能分到 4～5 个心跳为度。

(5) 由腹腔推入 5%氯化钾 1mL，观察示波器荧光屏上的心电波形。注射后 5min 记录 1 次心电图的改变。

(6) 从首次推注氯化钾起，每 5min 再注射 5%氯化钾 0.5mL，观察示波器上的心电波形。每次注后 5min 记录 1 次心电图改变，有变化时要随时记录。发生心室纤维颤动时，立即开胸观察心脏停跳的状态。

2. 兔高血钾

(1) 称重后用 3%戊巴比妥钠 1mL/kg 全麻，仰卧固定。

(2) 将经改装的心电图针形电极分别插入四肢踝部皮下。导程线连接按右前肢（红），左前肢（黄），右后肢（黑），左后肢（绿）顺序。

（3）打开心电示波器，选择Ⅱ或 avF 导联描记心电图。若 T 波高过 0.15mV，宜改用其他导联。若 T 波仍高，则宜另换动物。

（4）记录一段正常心电图。纸长以小组每人能分到 4～5 个心跳为度。

（5）以后每 5min 由耳缘静脉注入 2%氯化钾 2mL，间断观察并记录心电图改变。若经 40min 仍未出现室颤，可由耳缘静脉缓慢注入 10%氯化钾。边注射边观察心电改变，直到心脏停搏。

【结果与分析】

如表 3－23 所示。

表 3－23　不同浓度氯化钾对心电图的影响及分析

项目	心电图表现（贴图）	分析
正常		
2%氯化钾		
5%氯化钾		
10%氯化钾		

【注意事项】

1. 腹腔注射氯化钾，应选择下腹部 1/4 处，以避免将溶液注入膀胱内。

2. 若记录心电图时出现干扰，在排除心电图机本身故障及交流电和肌电干扰后，应将动物移至离心电图机稍远处，然后检查各导程线有无脱落，改装的针形电极铝皮是否接触紧密，并尽量避免导程线纵横交错的现象。动物固定台上要保持干燥。

3. 每次使用针形电极时，要用酒精或盐水擦净，并要及时清除针形电线周围的血和水迹，以保持良好的导电状态。

【思考题】

1. 试述频繁呕吐引起低血钾症的机理。

2. 钾代谢紊乱与酸碱平衡紊乱有何关系？其尿液酸碱度的变化有何特征？

3. 简述急性低钾血症对神经肌肉的影响。

4. 简述急性低钾血症对心肌特性的影响。

5. 血钾浓度迅速升高和显著升高对心肌兴奋性的影响有何不同？为什么？

6. 简述高钾血症最主要的原因。

（刘同美　王一鹏）

实验三十五　缺氧及药物的预防作用

【目的要求】

1. 通过给动物低氧环境，影响血红蛋白的带氧能力或使组织不能利用氧等方法，复制不同类型缺氧模型。

2. 从动物的呼吸、机能状态、皮肤黏膜颜色等指标，显示各类缺氧模型的不同症状与特征。

3. 了解复制模型的方法及原理，有利于深入研究各类缺氧症的发生、发展和转归。

【实验器材】

1. 仪器与材料　小白鼠缺氧瓶（或100～125mL带塞锥形瓶或广口瓶）、CO发生装置、广口瓶、5mL和2mL刻度吸管、1mL注射器、酒精灯、剪刀、镊子。

2. 药品　钠石灰（$NaOH \cdot CaCl_2$）、甲酸、浓硫酸、5%亚硝酸钠、1%亚硝酸钠、1%美兰、0.125%氰化钾、10%硫代硫酸钠、生理盐水。

3. 动物　小白鼠。

【方法与步骤】

1. 乏氧性缺氧

（1）取钠石灰少许（约5g）及小白鼠一只放入缺氧瓶内。观察动物的一般情况，呼吸频率（次/10s），深度，皮肤和口唇黏膜颜色，然后紧塞瓶塞，记录时间，以后每3min重复观察上述指标1次（如有其他变化则随时记录）直到动物死亡为止。

（2）动物尸体留待2，3，4实验做完后，再依次打开其腹腔，比较血液或肝脏的颜色。

2. 一氧化碳中毒性缺氧

（1）装好CO发生装置。

（2）将小白鼠放入广口瓶中，观察其正常表现，然后与CO发生装置连接。

（3）取甲酸3mL放入试管中，加入浓硫酸2mL，塞紧。（可用酒精灯加热，加速CO产生，但不可过热以至液体沸腾，因CO产生过多过快动物迅速死亡，血液颜色改变不明显。）

（4）观察指标与方法同上。

3. 亚硝酸钠中毒性缺氧

（1）取体重相近的两只小鼠，观察正常表现后，向腹腔注入5%亚硝酸钠0.3mL，其中一只注入亚硝酸钠后，立即再向腹腔注入1%美兰溶液0.3mL，另一只再注入生理盐水0.3mL。

（2）观察指标与方法同1，比较两鼠表现及死亡时间有无差异。

4. 氰化物中毒性缺氧

（1）取小白鼠甲、乙两只称重，观察正常表现。

（2）甲鼠腹腔注射0.125%氰化钾0.1mL/10g，立即观察上述指标。待小白鼠出现共济失调或竖尾时，立即将预先准备好的1%亚硝酸钠0.1mL/10g及10%硫代硫酸钠0.1mL/10g注入腹腔，继续观察上述指标。

（3）乙鼠重复步骤(2)，观察并记录其中毒表现，不予抢救。

（4）观察指标与方法同上。

附：亚硝酸钠（$NaNO_2$）及硫代硫酸钠（$Na_2S_2O_3$）急救机制

$NaNO_2$是一种氧化剂，能使血红蛋白氧化成高铁血红蛋白，后者与氰酸根结合成氰化高铁血红蛋白，并使细胞色素氧化酶解脱出来，从而恢复细胞的生物氧化功能。

$Na_2S_2O_3$与氰化细胞色素氧化酶及高铁血红蛋白起反应，生成无毒的硫氰酸盐从尿中排出体外，从而使细胞色素氧化酶及高铁血红蛋白从氰化物中解离出来而被复活。

【结果与分析】

如表3－24所示。

表 3－24 不同缺氧模型的症状与特征

类型	呼吸频率、幅度	活动度	肝脏颜色	皮肤黏膜颜色
低张性缺氧				
一氧化碳中毒				
亚硝酸钠中毒				
氰化钾中毒				

【注意事项】

1. 缺氧瓶要塞紧。必要时可涂少许凡士林于瓶塞外面以防漏气。

2. 观察指标时，不要受主观因素影响，并注意其演变过程。

3. 吸取硫酸、甲酸与美兰等试剂时，注意不要溅到衣服、皮肤或地面上。

4. CO 中毒性缺氧实验完毕后，及时处理 CO 发生装置内的残留物。

5. 小白鼠腹腔注射时，应稍靠左下腹，勿损伤肝脏，但也应避免将药液注入肠腔或膀胱。

6. 氰化物为剧毒品，勿沾染皮肤、黏膜，特别是有破损处。实验后将物品洗涤干净。

【思考题】

1. 各型缺氧皮肤黏膜颜色有何区别，为什么？

2. 列表说明各型缺氧血气变化的特点有何不同？

3. 何谓紫绀？与缺氧有何关系？

4. 缺氧时呼吸加深加快有何生理意义？

5. 缺氧时心率加速的可能机制是什么？

6. 缺氧时心、脑、肺血管有何改变？为什么？

7. 试分析慢性缺氧时红细胞增多的机制及其利弊。

8. 试分析缺氧时 2，3-DPG 增多及其引起氧离曲线右移的机制。

（刘同美　李颖）

实验三十六　肝性脑病

【目的要求】

1. 切除大部分肝脏造成急性肝功能不全模型。继而经由消化道输入碱性氯化铵溶液，导致肠道中氨生成增多并吸收入血，引起实验动物血氨迅速升高，出现震颤、抽搐、昏迷等类似肝性脑病症状，证明氨在肝性脑病发病机制中起主要作用。

2. 本实验的目的是学习复制急性肝功能不全模型的方法，了解氨在肝性脑病发病机制中的作用并探讨其治疗措施。

【实验器材】

1. 仪器与材料　兔手术台、实验手术器械 1 套、注射器（5mL，10mL，50mL）、导尿管、搪瓷圆盆、粗棉线、细丝线。

2. 药品　1%普鲁卡因、复方氯化铵溶液、1%醋酸、2.5%谷氨酸钠混合液。

3. 动物　家兔。

【方法与步骤】

实验组

1. 实验兔 1 只，称重，仰卧固定于兔台上，剪去腹部正中被毛，在上腹部正中用 1%普鲁卡因作浸润性局麻。

2. 从胸骨剑突起作上腹部正中切口（长 5～6cm），打开腹腔后，即可见到肝脏。用手轻轻向下压肝脏，切断肝与横膈之间的镰状韧带。

3. 将肝脏各叶向上翻，除右外叶及与胃连接紧密的肝尾叶外，用粗棉线自根部将其余各叶结扎、切除。

4. 顺着胃幽门部找出十二指肠，在其表面作荷包缝合，用眼科剪剪一小口，插入一导尿管，结扎固定，然后关闭腹腔，进行观察和试验。

5. 观察家兔一般情况，呼吸频率及深度，角膜反射及对刺激的反应。

6. 通过十二指肠插管向肠腔内注入复方氯化铵溶液（5mL/kg/5min）。仔细观察动物情况（呼吸加速、反应性增高、肌肉痉挛等），直至出现全身性大抽搐为止。记录从给药开始到痉挛抽搐发作时间及用药总量，并换算每千克体重的用药量。

7. 自耳缘静脉注射 2.5%谷氨酸钠混合液（3mL/kg）进行治疗，并向十二指肠注入 1%醋酸（5mL/kg），观察症状有无缓解。

对照组

对照组家兔作肝脏假手术（游离肝脏后不作结扎和切除），其余操作及观察项目同实验组。记录从给药开始到痉挛抽搐发作时间及用药总量，并换算每千克体重的用药量，与实验组切除肝脏兔所用之量进行比较。并用同样方法进行治疗。

【结果与分析】

如表 3－25 所示。

表 3－25　　肝性脑病的实验观察记录

类型	呼吸（次/min）	角膜反射	对刺激反应	死亡时间	用药总量
实验前				—	—
对照组					
实验组					

【注意事项】

1. 切断镰状韧带时要小心勿伤害其后方的下腔静脉。

2. 结扎线应扎于肝叶根部避免拦腰勒破肝叶。

【思考题】

1. 结合本实验，说明血氨升高的原因。

2. 氯化铵中毒的机理是什么？

3. 血氨升高对脑有何毒性作用？

4. 假性神经递质是如何形成的？它们在引起肝性脑病的发生中有何作用？

5. 简述血浆氨基酸失衡学说。

6. 简述肝性脑病诱因及发病机理。

7. 肝功能严重损伤者需灌肠时应选用何种灌肠液？为什么？

附录：

1. 2.5%谷氨酸钠混合液：100mL5%葡萄糖溶液中加入谷氨酸钠 2.5g。

2. 复方氯化铵溶液：氯化铵 25g，碳酸氢钠 15g，以 5%葡萄糖溶液稀释至 1000mL。

（刘同美　李颖）

实验三十七　呼吸功能不全

【目的要求】

1. 呼吸衰竭是由于外呼吸功能的严重障碍，以致动脉血氧分压低于正常范围，伴有或不伴有二氧化碳分压增高的病理过程。肺通气障碍或（和）肺换气功能障碍都可以引起呼吸衰竭。

2. 本试验通过复制呼吸衰竭病理模型，观察呼吸和血气的变化并分析其机制，学习动脉采血的方法，了解血气测定的方法。

【实验器材】

1. 仪器与材料　兔手术台、实验手术器械 1 套、烧杯、纱布、滤纸、气管插管、连接三通的动脉插管、听诊器、注射器（1mL，10mL，50mL）、6 号、9 号、16 号针头、橡皮盖、小天平、呼吸描记装置、血气酸碱分析仪。

2. 药品　3%戊巴比妥钠、1%肝素、生理盐水、1%葡萄糖、肾上腺素生理盐水（0.1%肾上腺素 1mL，生理盐水 9mL）。

3. 动物　家兔。

【方法与步骤】

1. 实验兔 1 只，称重，用 3%戊巴比妥钠溶液 1.0mL/kg 麻醉，仰卧固定于兔台上。

2. 切开颈部皮肤，分离气管，行气管插管术，描记一段正常呼吸曲线并用听诊器听兔正常时的呼吸音。

3. 分离颈总动脉，用充有肝素的注射器直接从颈动脉取血，迅速将针头插上橡皮盖做血气分析（血气仪法取血 2mL，比色法取血 3mL，下同）。

4. 复制窒息

（1）夹闭气管插管上端侧管，使动物处于完全窒息状态 30s 或在完全夹住的橡皮管上插 1～2 个 9 号针头，造成动物不全窒息，8～10min 时，去动脉血作血气分析并观察呼吸变化。

（2）立即恢复正常通气，等待 10min。

5. 复制气胸

(1) 于兔右胸第 4～5 肋间插入 1 个 16 号针头造成右侧气胸，5～10min 时取动脉血作血气分析，注意呼吸变化。

(2) 用 50mL 注射器将胸腔内空气抽尽，拔出针头。

(3) 等待 10min，让动物呼吸恢复正常。

6. 复制肺水肿

(1) 从耳缘静脉注入肾上腺素生理盐水（按肾上腺素 1mL/kg)。

(2) 密切观察呼吸改变和气管插管是否有粉红色泡沫液体流出，并用听诊器听诊肺部有无湿性啰音出现，当证明肺水肿出现时，则夹住气管，处死动物，打开胸腔，用线在气管分叉处结扎（防止肺水肿液流出）在结扎处上方切断气管，小心把心脏及其血管分离（勿损伤肺)，把肺取出，用滤纸吸取肺表面的水分后称取肺重，计算肺系数。然后用肉眼观察肺大体的改变，并切开肺，观察切面的改变，注意有无泡沫液体的流出。

【结果与分析】

如表 3－26 所示。

表 3－26　病理模型前后呼吸和血气变化

类型	呼吸（次/min）	呼吸音	肺系数	血气分析
正常			4～5	
肺水肿				
窒息				
气胸				

肺系数＝肺重（g）/体重（kg）

【注意事项】

1. 取血注意隔绝空气，针管内气泡要立即排除。

2. 气胸内的胸腔内空气应抽尽。

3. 解剖取出肺时，注意勿损伤肺表面和挤压组织，以防水肿液流出，影响系数值。

【思考题】

1. 肺水肿时呼吸功能出现哪些变化？为什么会发生这些变化？

2. 试分析肾上腺素引起肺水肿的机理。

3. 试述表面活性物质特性、生理功能以及与呼吸衰竭的关系。

4. 简述气胸引起呼吸衰竭的发生机理。

5. 简述肺水肿引起呼吸衰竭的发生机理。

6. 为什么呼吸衰竭的病人需给氧？给氧的原则和机理是什么？

（刘同美　王一鹏）

第四章 综合性实验项目

实验三十八 心血管活动的神经体液调节及其影响因素

【目的要求】

1. 学习哺乳动物动脉血压的直接描记方法 掌握 BL-420E 生物机能实验系统的使用方法。

2. 掌握动物麻醉、固定和气管插管的技术操作；识别和分离家兔的颈总动脉、迷走神经、交感神经、减压神经以及内脏大神经；学会颈总动脉插管和直接测量血压的方法。

3. 观察神经体液因素及α，β受体激动药、α，β受体阻断药对心血管活动的影响。

4. 复习心血管的神经支配，心血管活动的神经和体液调节，动脉血压相对稳定的调节机制及生理意义等内容。

5. 复习α，β受体激动药、阻断药的药理作用及作用机制。

【实验器材】

1. 仪器与材料 BL-420E 生物机能实验系统、压力传感器、塑料动脉插管、兔手术解剖台、哺乳类动物手术器械、气管插管、动脉夹、三通管、烧瓶、双凹夹、铁架台、保护电极、注射器、有色丝线、棉花、纱布。

2. 药品 25%氨基甲酸乙酯、0.1%酚妥拉明、0.01%肾上腺素、0.01%去甲肾上腺素、0.01%异丙肾上腺素、0.1%普萘洛尔注射液、

0.5%肝素、生理盐水。以上药品均于实验时新鲜配制。

3. 动物　家兔，体重2.0～3.0kg，雌雄兼用。

【方法与步骤】

1. 麻醉和固定　动物称重后，用25%氨基甲酸乙酯4mL/kg由兔耳缘静脉缓慢注入，注射过程中注意观察动物肌张力、呼吸频率、角膜反射的变化，防止麻醉过深。将麻醉好的动物仰卧固定于兔手术台上，颈部放正以利于手术。

2. 手术

(1) 分离颈部血管和神经：颈部剪毛，作5～7cm的正中切口，分离皮下组织和浅层肌肉，沿纵行的气管前肌和斜行的胸锁乳突肌间钝性分离，将胸锁乳突肌向外侧分开，即可见到深层位于气管旁的血管神经束，仔细辨认并小心分离双侧的迷走神经和减压神经，每条神经分离出2～3cm，在各条神经下穿一不同颜色的丝线以便区分，右侧神经作刺激用，左侧神经作备用。然后分离出两侧的颈总动脉，左右颈总动脉下各穿一条线，左侧用作检测血压，右侧准备夹闭时用。

(2) 分离左侧内脏大神经：剑突下沿腹部正中线切开，用温热生理盐水纱布包住胃肠，并轻轻推向右下方，于左侧腹后壁找到左肾。左肾上方有一浅黄色圆形小体，即为肾上腺。其上方腹膜下隐约可见内脏大神经，向下向内斜行，主支到腹腔神经节，侧支到肾上腺，小心分离其主干，并用保护电极钩住，作刺激用。

(3) 动脉插管：在左颈总动脉的近心端夹一动脉夹，然后结扎其远心端，在动脉夹与结扎线之间相距至少2cm，并在此段血管下穿线以备插管插入后结扎用。在靠近结扎端用眼科剪刀做一向心方向的斜形切口，将连于血压换能器的细塑料管（管内预先注入肝素）向心脏方向插入动脉切口内，然后用丝线将塑料插管扎紧即可。

3. 记录装置连接

(1) 在一通道的输入接口上安装好张力传感器，并将传感器与兔动脉插管相连。

(2) 选择“实验项目”菜单中的“循环实验”菜单项，以弹出“循环实验”子菜单。

(3) 在“循环实验”子菜单中选择“兔动脉血压调节”实验模块。

(4) 记录血压：根据信号窗口中显示的动脉血压波形，再适当调节动脉插管的位置或实验参数。

4. 观察项目

(1) 记录正常血压曲线，观察Ⅰ级波、Ⅱ级波Ⅲ级波和心率。

(2) 在下列实验条件下，观察血压和心率的变化。

①用动脉夹夹闭右侧颈总动脉 5～10s。

②在右侧减压神经游离段的中部做双重结扎，在两结扎线的中间剪断减压神经，以中等刺激强度分别刺激减压神经的中枢端和外周端。

③结扎并剪断右侧迷走神经，观察血压和心率的变化，然后刺激迷走神经外周端，观察血压、心率的变化。

④刺激内脏大神经，观察血压和心率的变化。

⑤耳缘静脉注射 0.01％去甲肾上腺素 2μg/kg。观察血压变化。

⑥耳缘静脉注射 0.01％肾上腺素 2μg/kg。观察血压变化。

⑦耳缘静脉注射 0.025％异丙肾上腺素 2. 5μg/kg。观察血压变化。

⑧静脉注射 0.1％酚妥拉明 1mg/kg。

⑨缓慢静脉注射 0.01％普萘洛尔 0.5mL/kg。

⑩10～15min 后重复给予去甲肾上腺素、肾上腺素、异丙肾上腺素观察对血压有何影响。

注意：每次用药后待血压波形恢复至给药前水平再给下一种药物。

【结果与分析】

1. 正常血压曲线分析

Ⅰ级波（心搏波）：上升顶点表示收缩压，下降最低点为舒张压，疏密表示心率。

Ⅱ级波（呼吸波）：吸气前半段时血压下降，后半段时血压上升。呼气则前半段时血压上升，后半段时血压下降。其机理是：吸气时，胸膜腔负压增大，肺血管扩张，肺血容量增加，回左心的血流量下降，心输出量下降，故血压下降。而到了吸气后阶段，由于心腔充盈增加，故心输出量增加，血压上升。呼气时则相反。

Ⅲ级波：可能是由于缩血管中枢紧张性的周期变化而引起，不经常出现。

2. 夹闭颈总动脉，心率加快、血压升高。

夹闭颈总动脉后，阻断血流流向颈动脉窦，窦内压明显降低，其压力感受器受到的刺激也减弱，通窦神经传向心血管中枢的冲动减少，结果引起减压反射活动减弱，从而表现出心率加快，心缩力加强，血管收缩，外周阻力增加，血压升高。

3. 电刺激减压神经外周端，血压、心率不发生改变。而刺激中枢端，血压明显下降，心率减慢。

减压神经是传入神经，其作用是将主动脉弓压力感受器发出的冲动传入延髓心血管中枢，从而引起血压下降的反应，因此刺激减压神经的中枢端，传入心血管中枢的冲动增加，血压明显降低。减压神经为一传入神经，故在刺激其外周端时，对心血管中枢无影响，血压、心率不会发生变化。

4. 结扎右侧迷走神经时血压下降，结扎剪断后血压上升。

结扎迷走神经，对迷走神经是一种机械性刺激，故可使血压出现一时性下降。右侧心迷走神经主要支配窦房结和心房肌，右侧迷走神经剪断，消除了迷走神经对心脏的负性变时、变力、变传导性作用，故心率加快，血压上升。

5. 刺激迷走神经外周端，心率减慢甚至停止，血压剧烈下降，而后可出现迷走脱逸现象。

造成这种结果的原因是：迷走神经是支配心脏的传出神经，受刺激后，心脏活动立即受到抑制，心搏减慢甚至停止，心输出量骤然减少，血压呈直线下降。由于较长时间强烈刺激迷走神经，尽管刺激仍然存在，但心室却部分地摆脱了迷走神经的抑制性影响，从而使已经停止跳动的心脏又重新开始收缩，这种现象称“迷走脱逸”。“迷走脱逸”的机制尚未阐明，有人认为可能是由于迷走神经兴奋时，加强了心室对交感神经的敏感性。

6. 刺激内脏大神经，心率加快，血压升高，在血压上升过程中出现两个波峰。

内脏大神经由胸段脊髓发出后，主支到达腹腔神经节，其节后纤维分布到腹腔大部分脏器的血管，侧支（节前纤维）直接到达肾上腺髓质，刺激内脏大神经，其节后纤维所释放的去甲肾上腺素与腹腔脏器血管的α受体结合，使内脏血管收缩，外周阻力增加，血压上升（第一个上升的波峰）；肾上腺髓质释放肾上腺素和去甲肾上腺素，使心肌收缩力增强，心率加快，血管收缩，外周阻力增加，血压又再次升高（第二个上升的波峰。）

7. 静脉注射肾上腺素，引起心率加快，血压出现先升高后降低，然后逐步恢复的现象。

肾上腺素对心脏的作用是与心肌的β受体结合，产生正性变时和变力作用，故心输出量增加。对血管的作用则主要取决于血管平滑肌上哪一种受体占优势，对α受体占优势的，肾上腺素可使其收缩，对β受体占优势的，小剂量肾上腺素常使其扩张，只有大剂量时，才出现缩血管反应。

静脉注射肾上腺素后，开始肾上腺素浓度较高，通过其强心和缩血管作用引起血压升高，随着血中肾上腺素浓度逐渐降低，β受体占优势的血管扩张以及心肌 O_2 耗量增加，代谢产物增多而引起血压降低，因而出现血压先升高后降低，再逐渐恢复正常的变化过程。

8. 酚妥拉明为α-肾上腺素能受体阻断剂，主要引起外周阻力减小，血压下降。

9. 普萘洛尔为β-肾上腺素能受体阻断剂，主要引起心率减慢，血压下降。

10. 用α-肾上腺素能受体阻断剂酚妥拉明后，再重复用上述药物的血压变化，可根据受体理论解释。

【注意事项】

1. 每次实验前进行压力定标，改变通道或换能器时，应重新定标。

2. 血压换能器充灌肝素时，必须将换能器中的气体完全排出，不能留有小气泡。切勿使血液流入换能器，如有此现象，需及时关闭三通阀进行处理。

3. 分离动脉、神经时切勿用有齿镊。

4. 手术过程中应尽量避免损伤血管，并注意及时止血，保持手术野清楚。否则会给辨认迷走、交感、减压三条神经增加难度。

5. 实验前需检查插入动脉的塑料插管粗细是否合适，管口斜面边缘是否光滑。并检查换能器、三通阀等处是否有漏水。塑料插管插入颈总动脉后防止扭曲。

6. 如插管内有凝血现象，可根据不同情况分别处理。如回抽血块、注入肝素或重新插管等。

7. 实验中每观察一个项目，必须待血压恢复正常后，才能进行下一项实验。

8. 每项实验记录必须包括实验前的对照、实验开始的标记及实验项目的注释。

9. 动物麻醉后体温下降，且实验时间比较长，应注意保温。

【思考题】

1. 减压神经在血压调节中有何作用？

2. 刺激迷走神经引起血压急剧下降的机制是什么？

3. 用去甲肾上腺素、肾上腺素、普萘洛尔、妥拉苏林后，血压、心率有何不同改变？从受体动力学分析其药理作用和作用机制。

4. 通过本实验，掌握了哪些基本操作方法？

（刘儒林）

实验三十九　呼吸运动的调节及影响因素

【目的要求】

1. 学习用 BL-420E 生物机能实验系统描记呼吸运动的方法。

2. 观察某些神经体液因素对呼吸的影响。

3. 观察药物对呼吸运动的影响。

4. 掌握实验动物呼吸运动的描记方法。

【实验器材】

1. 仪器与材料　哺乳动物手术器械一套、兔手术台、气管插管、注射器、50cm 的橡皮管、缝合针、BL-420E 生物机能实验系统、呼吸换能器。

2. 药品　25％氨基甲酸乙酯，3％乳酸，CO_2 气体，2％盐酸吗啡，10％尼可刹米。

3. 动物　家兔，体重 2～3kg，雌雄不拘。

【方法与步骤】

1. 麻醉与固定　兔称重后，按 25％氨基甲酸乙酯（1g/kg）耳缘静脉缓慢注射，麻醉后，将兔仰卧位固定于手术台上。

2. 气管插管　剪去颈部兔毛，沿正中切开皮肤，分离皮下软组织，暴露气管，切开气管，插入 Y 型气管插管。

3. 迷走神经制备　分离颈部双侧迷走神经，其下方穿线备用。

4. 剑突部位剪毛，切开皮肤，暴露剑突。

5. 记录装置连接

6. 观察项目

(1) 描记正常呼吸曲线：笔上、下移动与呼、吸的关系。并观察呼吸节律和幅度。

(2) 增大解剖无效腔，把 50cm 的橡皮管连接在气管插管的一侧管上，并用夹子夹住另一侧管，待动物呼吸发生明显变化后，去除上述条件，使呼吸恢复正常。

(3) 增大吸入气中 CO_2 的浓度，将装有 CO_2 的球胆通过一细塑料管插入气管插管的一侧管，打开球胆管夹子，使 CO_2 随着吸气而入肺，观察吸入 CO_2 后对呼吸运动的影响，然后夹住球胆管，移去 CO_2，使呼吸恢复正常。

(4) 增加血液中酸性物质：取 1mL 注射器，由耳缘静脉较快地注入 3%乳酸 0.5mL，观察呼吸运动变化。

(5) 观察迷走神经在呼吸运动中的作用：描记一段正常呼吸曲线后，先切断一侧迷走神经，观察呼吸运动有何变化？再切断另一侧迷走神经，呼吸运动又有何变化？对比观察切断迷走神经前后的呼吸频率和深度变化，然后刺激一侧迷走神经的中枢端，观察呼吸运动有何变化？

(6) 观察药物对呼吸的影响：现描记正常呼吸曲线，腹部皮下注射 2%的盐酸吗啡 20mg/kg，观察并记录呼吸频率和呼吸次的变化。待呼吸出现明显抑制时，立即耳缘静脉注射 10%尼可刹米 100mg/kg，再重复观察上述内容。

【结果与分析】

1. 正常呼吸曲线　呼吸波的上升相为吸气，下降相为呼气。

2. 增加吸入气中 CO_2 的浓度，呼吸加深加快　由于吸入气中 CO_2 增加，血液中 P_{CO_2} 升高，透过血脑屏障使脑脊液中 CO_2 升高，CO_2 通过产生的 H^+ 刺激延髓中枢化学感受器，这是 CO_2 影响呼吸的主要途径；此外，CO_2 还刺激外周化学感受器，CO_2 通过前述两条途径使呼吸中枢兴奋，呼吸加深加快。

3. 低 O_2 呼吸加深加快　由于吸入气中低 O_2，动脉血中的 P_{O_2} 降低，通过刺激外周化学感受器使呼吸中区兴奋，反射性的引起呼吸运动增强。低 O_2 对中枢化学感受器无刺激作用。此外，低 O_2 程度不同，其表现也不一样，在轻度低 O_2 时，表现为呼吸增强。在严重缺 O_2 时，则导致呼吸中枢衰竭，表现为呼吸的抑制。

4. 增大无效腔呼吸加深加快　增大解剖无效腔，减少了肺泡通气量，降低了气体更新率，结果导致血液中 P_{CO_2} 升高 P_{O_2} 降低，二者通过上述机制使呼吸加深加快。

5. 静脉注射乳酸　呼吸加深加快。

乳酸改变了血液 pH，提高了血液中的 H^+ 浓度，H^+ 可通过刺激外周化学感受器来影响呼吸，也可直接刺激中枢化学感受器起作用，但因血中 H^+ 不容易通过血脑屏障直接作用于中枢化学感受器，因此，H^+ 对呼吸的影响主要是通过外周化学感受器作用来实现的。

6. 皮下注射吗啡　呼吸变浅变慢。

吗啡对呼吸的抑制，主要在于延髓呼吸中枢对 CO_2 的敏感性降低，其次在于脑桥呼吸调整中枢受抑制。此外，吗啡还降低颈动脉体和主动脉体化学感受器对缺氧的反应性。

7. 静脉注射尼可刹米　能对抗吗啡抑制呼吸的作用。

尼可刹米选择性地兴奋延髓呼吸中枢，也可作用于颈动脉体和主动脉体化学感受器反射性地兴奋呼吸中枢，并提高呼吸中枢对 CO_2 的敏感性，使呼吸加深加快，对抗吗啡抑制呼吸的作用。

8. 迷走神经在呼吸中的作用

（1）切断颈迷走神经后，动物的呼吸呈慢而深的变化。迷走神经中含有肺牵张反射的传入纤维。肺牵张反射中的肺扩张反射的生理作用，在于阻止吸气过深过长，促使吸气及时转入呼气，从而加速了吸气和呼气动作的交替，调节呼吸的频率和深度。当切断面侧颈迷走神经后，中断了肺牵张反射的传入通路，肺牵张反射的生理作用被消除，因此呈现出慢而深的呼吸运动，使吸气延长。

（2）电刺激迷走神经的中枢端，视动物状态和刺激参数不同，其结果也各异。以中等强度电刺激一侧迷走神经中枢端，一般可导致呼吸运动暂停。因为肺的牵张反射包括肺扩张反射的引起吸气动作的抑制；或是肺缩小后反射性地抑制呼气动作，这两种反射的传入纤维经迷走神经兴奋，产生传入冲动到达呼吸中枢，导致呼吸运动的改变。由于电刺激引起的传入冲动持续性地传到呼吸中枢，抑制了呼吸运动，故出现呼吸暂停的现象。

【注意事项】

1. 气管插管时注意防止切口出血过多。以免血液流入气管被吸入肺而影响肺通气。

2. 每一项实验均要有正常呼吸曲线作为前、后对照。

3. 注射吗啡的速度要根据呼吸抑制情况，一般是先快后慢。

4. 注射尼可刹米的速度不应过快，否则容易引起惊厥。

【思考题】

1. 根据实验结果分析各项指标。

2. 缺 O_2，CO_2 及乳酸增多对呼吸运动的影响机制有何不同？

3. 分析迷走神经在节律呼吸运动中起何作用？

4. 吗啡、尼可刹米对呼吸运动有何影响？其作用机制是什么？

（王凤斌）

实验四十　生理、病理因素及药物对家兔泌尿功能的影响

【目的要求】

1. 掌握用 BL-420E 生物机能实验系统记录血压和尿滴的方法。

2. 掌握输尿管插管方法、膀胱插管法及观察影响尿生成的各种因素。

3. 学习尿糖定性、尿蛋白定性、血尿素氮水平测定、内生肌酐清除率等实验检测方法。

4. 通过复制急性肾缺血的动物模型来观察急性肾前性、肾性肾功能不全家兔的一般状况、尿的变化、血尿素氮水平、内生肌酐清除率及酚红排泄率等变化。以了解肾功能的情况，并观察肾脏形态改变。根据实验指标，判断、分析及讨论急性肾衰的发病机理。

5. 观察各种利尿剂对尿量的影响并分析其作用机制。

【实验器材】

1. 仪器与材料　BL-420E生物机能实验系统、哺乳类动物手术器械、水浴锅、离心机、分光光度计、压力传感器、保护电极、三通管、酒精灯、试管夹、试管架、纱布、丝线、烧杯、试管、培养皿、离心管、吸管、酒精灯、动脉夹、动脉插管、输尿管插管（膀胱插管）、尿糖定性试纸。

2. 药品　25%氨基甲酸乙酯、肝素溶液、0.01%去甲肾上腺素溶液、呋噻米注射液、垂体后叶素注射液、25%葡萄糖溶液、10%葡萄糖溶液、班氏试剂、0.9%氯化钠溶液、5%醋酸溶液、标准尿素氮溶液、二乙酰一肟—氨硫脲（DAM-TSC）液、酸混合液、尿素氮标准应用液Ⅱ、肌酐标准应用液、苦味酸、0.6%酚红、10%氢氧化钠。

3. 动物　健康家兔，体重1.5～2.5kg。

【方法与步骤】

1. 手术操作

（1）取家兔一只称重后，耳缘静脉注射25%氨基甲酸乙酯（4mL/kg）麻醉。

（2）麻醉后将家兔仰卧固定在手术台上，剪去颈部兔毛，做颈部正中切口，分离气管并插入气管插管。分离两侧迷走神经，在其下穿线备用。

（3）分离一侧颈总动脉并穿线，将充满肝素的颈总动脉插管备用。颈部手术完毕后，用温热的生理盐水纱布覆盖，以保护创面。

（4）剪去下腹部毛，在耻骨联合上1.5cm处向上作正中切口长约4cm。分离皮下组织，沿腹白线剪开腹腔，暴露出膀胱，并将膀胱翻出体外，在膀胱底部找到并分离两侧输尿管，在输尿管靠近膀胱处用线结扎，略等片刻，待输尿管略充盈后，用眼科剪剪一小口，向肾脏方向插入一根细塑料管，结扎，收集尿液。（或在耻骨联合上方沿中线做5cm的切口，沿腹白线打开腹腔，将膀胱移出腹壁外，暴露膀胱三角，辨认输尿管。在膀胱顶端部位，选择血管稀少处作一荷包缝合，中间部位切口，插入膀胱插管，提起缝合线，将插管结扎、固定。）手术完毕后用温热的生理盐水纱布覆盖腹部切口处。

（5）进行生理指标测定及药物对血压及尿量的影响测定。

（6）肾功能衰竭模型复制：在腹腔后壁找到肾脏。双重结扎右侧肾蒂，切除右侧肾脏作为健侧肾并进行形态学观察。1min 后夹闭左肾动脉，对照组不夹闭，60min 后进行肾功能监测及肾形态学观察项目。

2. 实验装置连接

（1）血压测量装置

①在一通道的输入接口上安装好压力传感器，并将传感器与兔动脉插管相连；

②选择“实验项目”菜单中的“泌尿系统实验”菜单项，以弹出“影响尿生成的因素”子菜单；

③记录血压：根据信号窗口中显示的动脉血压波形，再适当调节动脉插管的位置或实验参数。

（2）记录尿滴装置：将插入输尿管插管的细塑料管所引流出的尿液，滴在刺激器的受滴器上，然后将记滴输出经外线输入 BL-420E 生物机能实验系统，记录尿滴数。

3. 观察项目

（1）正常血压及尿量。

（2）耳缘静脉注射 37℃生理盐水 20mL，观察血压及尿量变化。

（3）耳缘静脉注射 0.01％去甲肾上腺素 0.25mL/kg，观察血压及尿量变化。

（4）在注射葡萄糖前收集尿液两滴做尿糖定性实验，然后由耳缘静脉注射 25％葡萄糖溶液（5mL/kg），观察尿量变化。当尿量增多时，再取两滴尿液做尿糖定性实验（或用尿糖定性试纸测定）。

尿糖定性实验：试管内加 1mL 班氏试剂，再加尿液两滴，在酒精灯上加热煮沸，观察试剂和沉淀的颜色。如试剂的颜色由蓝色转为绿色或黄色或砖红色，均表示尿中有糖，只是含糖量有所不同，都称为尿糖实验阳性，如不变色则为阴性。

（5）结扎并剪断右侧迷走神经，用保护电极电刺激外周端，观察血压及尿量变化。

（6）耳缘静脉注射垂体后叶素 2 u/kg，观察血压及尿量变化。

（7）耳缘静脉注射呋噻米 5 mg/kg，观察血压及尿量变化。

（8）耳缘静脉缓慢输注 10％葡萄糖溶液（50 mL/kg），以保证家兔有足够尿量。

(9) 尿蛋白定性检查：在制作肾衰模型前自输尿管插管取兔尿液 3mL 放入试管中，肾衰模型复制成功后取肾衰兔尿液 3mL 放入试管中，各自进行尿蛋白定性检查。取尿液在酒精灯上加热至沸腾（管口不要对着人，小心加热，切勿让试管内尿液溢出）。若有混浊，加入 5%醋酸 3～5 滴，再煮沸。若尿变清，是尿内无机盐所致，若混浊加重，则表示尿中含有蛋白。根据尿混浊程度可按表 4－1 的标准判定结果。

表 4－1　**尿蛋白定性检查**

分级	尿液表现	蛋白质含量（单位 g%）
—	尿液清晰不显混浊	<0.01
＋	尿液轻度白色混浊	0.01～0.05
＋＋	尿液稀薄乳样混浊	0.05～0.2
＋＋＋	尿液乳浊或有少量絮片存在	0.2～0.5
＋＋＋＋	尿液出现絮状沉淀	>0.5

(10) 血清尿素氮测定

原理：血液和尿中的尿素在强酸条件下与二乙酰一肟和氨硫脲共煮，生成红色复合物。色深浅与尿素氮含量成正比关系。

从正常及肾衰家兔股动脉或颈总动脉取血 3mL，沉淀，离心 5 min（2000 转/min）。分离血清，用滴管将血清吸出，分别移入干燥的小试管中备用。

操作方法如表 4－2 所示：

表 4－2　**血清尿素氮测定**

试剂（mL）	测定管 A	测定管 B	标准管	空白管
血清	0.02	0.02	—	—
水	0.5	0.5	0.1	0.5
标准应用液Ⅱ	—	—	0.4—	
DAM-TSC 液	0.5	0.5	0.5	0.5
酸混合液	4.0	4.0	4.0	4.0

测定管 A 为正常家兔血清，测定管 B 为肾衰兔血清。

混匀后，置沸水锅中准确煮沸 10 min，置流水中冷却 3 min 比色。用 520nm 波长绿色滤光板比色，以空白管调零（或用蒸馏水作空白调零）。

计算：

测定管光密度（Du）/标准管光密度（Ds）×0.002×100/0.02＝Du/Ds×10＝血清尿素氮（mg%）

血清尿素氮（mmol/L）＝血清尿素氮（mg%）×0.357

(11) 血、尿肌酐测定方法和内生肌酐清除率的计算（见表 4－3）

从颈总动脉取血置盛有肝素的离心管内，离心后取血浆，按表 4－3 进行实验。

表 4－3　血清和尿液肌酐含量测定

试剂	标准管 S	标准空白管 S_0	测定管 R	测定空白管 R_0
肌酐标准液	0.25	0.25	—	—
血浆或尿液	—	—	0.25	0.25
测定苦味酸	5.0	—	5.0	—
空白苦味酸	—	5.0	—	5.0

加完上述试剂后混匀，置 37℃ 水浴 20 min，再放到冷水盆中转动 1min使冷却，在 520nm 波长处各以其相应的空白管调零，比色测定各管的光密度。

计算：

血中肌酐含量＝2×（R－0.01）/（S－0.01）－0.23（mg%）

尿中肌酐含量＝［2×（R－0.01）/（S－0.01）－0.23］×100（mg%）

内生肌酐清除率＝尿中肌酐含量/血中肌酐含量×尿量（mL/min）（mL/min）

肌酐（μmol/L）＝肌酐（mg%）×88.42

(12) 酚红（PSP）排泄实验

从一侧颈外静脉插管，快速、准确注入 0.6%酚红溶液 1 mL 后，立即注入生理盐水 0.5 mL 冲洗，立即计时。

记录 15 min 尿量（所获每分钟尿量值，供内生肌酐清除率计算时用）。

将 15 min 尿液置于 250mL 量筒内，加入 10％ NaOH 2.5 mL，使之显示红色，加水至 250mL。

比色：吸出若干毫升，移入与标准管口径相同的比色皿内，用蒸馏水校 0，560 nm 测定各管吸光度值，从标准曲线上查出酚红排泄百分率。标准曲线的绘制按表 4－4 操作。

表 4－4　酚红标准溶液

100％酚红标准溶液（mL）	蒸馏水（mL）	标准液（％）
10.0	0	100
7.0	3.0	70
5.0	5.0	50
3.0	7.0	30
1.0	9.0	10

混匀，用蒸馏水校 0，560nm 测定各管吸光度值，绘制成标准曲线。

(13) 形态学观察：上述实验结束后取出肾衰侧肾脏，称重，测肾脏重与体重之比（最好用去肠道体重）。沿肾之凸面中部作一水平切面，深达肾盂，注意肾包膜情况，切面的色泽、皮质条纹、皮质与髓质分界是否清楚等，并与家兔正常侧肾作比较。

【结果与分析】

如表 4－5 所示。

表 4－5　肾衰对肾功能的影响

类型	尿量（mL/15min）	尿蛋白	血清尿素氮（mg％）	内生肌酐清除率（mL/min）	酚红排泄率（％）
正常					
肾衰					

【注意事项】

1. 为保证动物在实验时有充分的尿液排出，实验前给兔多食菜叶或给兔灌水。

2. 实验需多次静脉注射，故需十分小心保护好耳静脉。应尽量从静脉远端开始注射，逐步移向耳根部，以免反复注射时造成困难。

3. 手术操作应轻柔。腹部切口不可过大，避免损伤性尿闭。剪开腹膜时，注意勿伤及内脏。

4. 实验项目顺序可根据实验情况灵活掌握，基本原则是促使尿生成增多与减少的实验项目应交替进行。如插管后无尿，可先注射葡萄糖利尿，待其作用消失并恢复正常后再进行其他实验。

5. 每次实验必须在上一个实验作用消失，血压、尿量基本恢复到实验正常水平时再进行。做每一个实验项目时，要观察全过程，这样可以了解药物作用的潜伏期、最大作用期及恢复期等各个阶段。

6. 实验过程中注意动物保温。

7. 用连续脉冲电刺激迷走神经观察尿量变化时，强度应适当，以能使血压下降至6.50kPa左右为宜，持续时间一般为0.5～1min。切勿用强电流连续刺激。

8. 每项生化检验所加入的血清、标准应用液等试剂的用量要准确。

9. 各项生化检验的煮沸及冷却时间应准确，否则颜色反应消退。

10. 正常家兔血清尿素氮14～20mg%，急性肾衰家兔血清尿素氮约为正常的1～2倍。

11. 苦味酸具有爆炸性，配制该试剂时应先在容器内加少许蒸馏水，以防意外。

【思考题】

1. 大量饮水、静脉注射生理盐水和高渗葡萄糖所引起的多尿，其机制有何不同，为什么？

2. 静脉注射垂体后叶素后，尿量常常会出现先多后少的现象，如何解释？

3. 静脉注射呋噻米后，尿量增加的特点和机制是什么？

4. 分析肾缺血肾功能衰竭的机理。

5. 结合实验说明肾缺血肾功能衰竭为什么会出现这样的变化？

6. 试比较缺血性肾小管坏死与肾衰性急性肾小管坏死的特点。

7. 简述肾血流动力学改变在急性肾功能衰竭中的发病学作用。

8. 急性肾功能衰竭少尿期最危险的并发症是什么？简述其发生机制。

9. 试比较失血性休克引起的功能性肾功能衰竭与急性肾小管坏死的异同。

10. 试述肾功能衰竭时代谢性酸中毒的发生机制。

11. 试比较非少尿型肾功能衰竭与少尿型肾功能衰竭的区别。

附录：试剂的制备

1. 二乙酰一肟—氨硫脲液：称取二乙酰一肟 600mg，氨硫脲 30mg，蒸馏水溶解并冷却后加水至 1000mL。

2. 酸混合液：浓磷酸（85%～87%）35mL，浓硫酸（96%～98%）80mL，慢慢滴加于 800mL 水中，冷却后加水至 1000mL。

3. 尿素氮标准储存液（1 mg/mL）：称取分析纯尿素 2.143g，加 0.01mol/L 硫酸溶解。

4. 尿素氮标准应用液Ⅰ（0.025 mg/mL）：吸取尿素氮标准储存液 2.5 mL，加 0.01 mol/L 硫酸至 100mL。

5. 尿素氮标准应用液Ⅱ（0.005 mg/mL）：吸取尿素氮标准应用液Ⅰ20 mL，加 0.01 mol/L 硫酸至 100 mL。

6. 0.1 mol/L 碳酸缓冲液（pH10.6）：精确称取 10.5g（AR）碳酸钠和 0.9g 无水碳酸氢钠（AR），用蒸馏水稀释至 100 mL。

7. 测定用缓冲液：取碳酸缓冲液 700 mL 加入 0.4 mol/L 氢氧化钠 300 mL。

8. 空白用缓冲液：取碳酸缓冲液 700mL 加入 0.1 mol/L 氢氧化钠 300 mL。

9. 苦味酸液（12 g/L）：取苦味酸 20 g 加蒸馏水 1 000 mL。煮沸冷却，待结晶析出后，倾出上清液进行滴定。滴定时取苦味酸上清液 5 mL，加 1%酚酞 1 滴，用 1 mol/L 氢氧化钠溶液进行滴定，到呈橘红色为止（每毫升 1 mol/L 氢氧化钠溶液相当于 0.2292 g 苦味酸），计算后其浓度常超过 12 g/L，最后用蒸馏水稀释至 12g/L 后，按下法配成下述“10”，“11”溶液。

10. 测定用苦味酸：取测定用缓冲液加等量的 12g/L 苦味酸液。

11. 空白用苦味酸：取空白用缓冲液加等量的 12g/L 苦味酸液。

12. 肌酐标准储存液（1g/L）：精确称取肌酐 100mg 加 0.1mol/L 盐酸至 100mL。

13. 肌酐标准应用液（0.02mg/mL）：取肌酐标准储存液 2mL 加 0.1 mol/L 盐酸至 100mL。

（程秀臻　刘同美　王一鹏）

实验四十一 肠系膜微循环观察及休克模型制备与解救

【目的要求】

1. 了解微循环的检查方法，掌握肠系膜微循环标本制备方法，观察α受体激动药与阻断药对正常及休克家兔肠系膜微循环的影响。

2. 复制家兔失血性休克模型。失血性休克属低血容量性休克，若快速失血量超过总血量20%左右，即可引起休克。休克时可出现微循环障碍、有效循环血量减少，引起重要器官血液灌流不足，严重时可导致多系统器官功能障碍。

3. 通过复制家兔失血性休克，观察失血性休克动物的动脉血压和微循环的变化，并探讨失血性休克的发病机制及其抢救措施。

【实验器材】

1. 仪器与材料　兔手术台、实验手术器械一套、注射器（1mL，10mL，50mL)、输血输液装置、呼吸血压描记装置、微循环观察装置、中心静脉压检测装置、气管插管、动脉套管、导尿管和静脉导管。

2. 药品　3%戊巴比妥钠、5%肝素生理盐水溶液（5mg/mL)、台氏液、1%明胶、生理盐水、0.1%去甲肾上腺素、多巴胺、酚妥拉明注射液。

3. 动物　家兔。

【方法与步骤】

1. 选取健康家兔一只，称重后，以3%戊巴比妥钠按30mg/kg由耳缘静脉注射进行麻醉。将麻醉的家兔仰卧位固定于兔手术台上，剪去腹部毛，沿腹正中线作6～8cm的切口。打开腹腔将上腹部脏器推向左侧，于回盲部上方找出一段游离度较大的小肠肠袢轻轻拉出约10cm，再将此段肠管牵至充满38℃灌流液的盒中，将肠系膜轻轻平铺于灌流盒中央的圆形观察台上，将肠系膜固定好后，打开灌流管控制夹，让灌流液以不冲动肠系膜又能保温的速度恒速灌流为宜。斜落显微镜射光照明，于40～80倍镜下观察正常家兔肠系膜微循环动态。分清肠系膜动脉、静脉、毛细血管，观察血流速度，找出标记血管，以便前后比较。

小动脉、小静脉和毛细血管的区分及其血流情况：

在低倍镜视野中，可见许多粗细不等、纵横交错的血管，一般可根据管壁厚薄、血流方向、血流速度等因素区别各类血管。

（1）动脉和小动脉：动脉与小动脉的血流是从主干（比较大的血管）流向分支，管壁较厚，血液颜色鲜红，血流速度快，有搏动，血细胞在血管中有轴流现象。

（2）毛细血管：毛细血管由单层内皮细胞组成，管壁薄、透明，近于无色，血液颜色很淡。有的毛细血管可出现一串血细胞以单行排列形成连续或断续地移动。各条毛细血管的血流速度虽有快慢差异，但流速均匀，无搏动。

（3）小静脉和静脉：小静脉和静脉的血流方向是从分支汇流入主干。静脉壁较薄，血液呈暗红色，小静脉内血流速度较慢，血管愈粗，血流速度愈快，没有搏动，亦无轴流现象，偶尔出现倒流现象。

2. 然后将 0.1％去甲肾上腺素溶液 0.5mL 滴于肠系膜上，当观察到毛细血管收缩变细、模糊不清，微血管数目减少，粗细不均，边缘不齐，血色暗红，流速呈粒状流，有红细胞聚集等微循环障碍时，立即由耳缘静脉注射 α 受体阻断药酚妥拉明 2mg/kg，再来观察用酚妥拉明后肠系膜微循环情况，比较观察 α 受体激动药去甲肾上腺素和 α 受体阻断药酚妥拉明对微循环的影响有何不同。并记录实验结果。

3. 待微循环恢复正常后，剪去颈部毛，切开颈部皮肤，行气管插管术，并分离出右侧颈外静脉和左侧颈总动脉，描记呼吸。

4. 耳缘静脉注射肝素生理盐水 1mL/kg，从右侧颈外静脉插入静脉插管约 5 cm，通过三通管连接输液装置及中心静脉压检测装置，测压前缓慢输入生理盐水（5～10 滴/min），保持静脉通畅。

5. 行左侧颈总动脉插管术，并与压力换能器及二道生理记录仪相连，描记血压。

动脉插管：插管的时候三通管要关闭，颈总动脉插管提前用生理盐水充满。注意一定只有在形成动脉盲管以后才能进行动脉插管。结扎远心端，动脉夹夹闭近心端，用眼科剪在靠近远心端处剪开一个“V”形斜口，动脉插管用生理盐水润滑一下，插入动脉插管。动脉结扎线提前要湿润一下，结扎一定要牢固。

静脉插管：颈外静脉插管是为了输血输液，所以一定要避免进去气泡，防止发生气栓，所以静脉插管要事先通满生理盐水。为了让静脉充盈一会儿，剪口的时候好剪一些，先夹闭近心端，再结扎远心端，排净里面的气泡。在靠近远心端剪口，插入静脉插管以后，可以松开动脉夹，向静脉内送入一段，然后结扎。

插管完成以后，为了防止插管滑脱，可以把结扎线顺着插管的方向捋直，用胶布把它们固定在一起，再把插管固定在兔头固定器上。

6. 将导尿管行尿道插管术，记录尿量。

7. 切开一侧股部皮肤，行股动脉插管，以备放血用。分辨股动脉的走行方向：先在腹股沟内 1/3 与外 2/3 交点处摸到股动脉的搏动，再向下触摸股动脉的搏动。

8. 股动脉放血　放血的时候要注意要使血液顺着瓶壁流下来，而不要使血液直接滴入瓶内，以免损伤红细胞。在观察的过程中，要有同学负责看护家兔，防止发生剧烈的挣扎，造成插管滑脱。有同学负责观察血压，当血压降到 45mmHg 以后，停止放血，如果血压回升，就再放血；如果血压低于了 45mmHg，就从静脉回输放出的血，使血压恒定维持在 45mmHg 左右 1 小时。

9. 分组抢救

① 回输余血，5 分钟内输完。

② 回输余血和生理盐水（15mL/kg），5 分钟内输完。

③ 回输余血和生理盐水（15mL/kg）后，给予多巴胺 0.2mg/kg。

④ 回输余血和生理盐水（15mL/kg）后，给予 α 受体阻断药酚妥拉明 2mg/kg。

⑤ 回输余血和生理盐水（15mL/kg）后，给予 0.1%去甲肾上腺素 10μg/kg。

以上各组抢救结束后再观察 30min 家兔血压、中心静脉压、心率、呼吸及肠系膜微循环，与放血前及休克状态进行比较，进行结果讨论。

【结果与分析】

如表 4－6 和表 4－7 所示。

表 4—6　药物对家兔肠系膜微循环的影响

组别	剂　量 mg/kg	微血管管径	微循环流速	微循环流态
正常				
去甲肾上腺素	0.5			
酚妥拉明	2			

表 4—7　放血前后和抢救后动脉血压和微循环的变化

类型	呼吸	心率	血压	尿量	皮肤黏膜颜色	中心静脉压	肠系膜微循环
放血前							
放血后							
抢救后							

【注意事项】

1. 麻醉要深浅适度，若麻醉过浅动物可因疼痛而产生神经源性休克。

2. 本实验手术多，应尽量减少手术性出血和休克，保证实验的成功率。

3. 牵拉肠袢要轻，以免引起创伤性休克。实验过程中要防止肠系膜干燥，以免影响血流。

4. 在抢救的过程中，一定注意不要进入气泡形成气栓，因此针管尾部应朝上倾斜，让气泡都在注射器的尾部，每次把针头插入三通管以后，都要先排一次气泡，再进行注射。

【思考题】

1. 典型的微循环由哪几部分组成？

2. 观察微循环可选用哪些部位？

3. 如何区分小动脉、小静脉和毛细血管？

4. 试述失血性休克早期动脉血压变化的特点及其机制。

5. 试述休克早期机体组织器官血液重新分布的变化及其机制。

6. 试述休克早期、休克期微循环变化的特征及其机制。

7. 试述休克晚期微循环变化的特征及DIC形成机制。

8. 试述低血容量性休克的补液原则及其理由。

9. 何为休克肺？试述其发生机制。

10. 多巴胺、去甲肾上腺素和酚妥拉明有哪些方面的药理作用和用途？

（刘同美　康　白　王一鹏）

实验四十二　实验性DIC

【目的要求】

通过复制动物弥散性血管内凝血（DIC）模型，观察DIC时体内凝血因子和纤维蛋白（原）降解产物（FDP）含量的改变，探讨DIC的发病机制，并了解DIC的诊断标准及有关的实验室检查。

DIC是指在某些治病因子作用下，凝血因子和血小板被激活，引起血管内微血栓形成，同时或继发纤溶亢进，从而出现器官功能障碍的病理过程。典型的DIC的发展一般经过高凝期、消耗性低凝期及继发性纤溶亢进期。在DIC发生发展过程中，各种凝血因子和血小板因大量消耗而明显减少，FDP增多，从而发生血栓、出血和器官功能障碍。

【实验器材】

1. 仪器与材料　兔手术台、实验手术器械一套、注射器（5mL）、气管插管、静脉插管、胶管、动脉夹、动脉套管、离心机、试管、吸管、表面皿、恒温水浴箱、秒表、血红蛋白吸管、血球计数板。

2. 药品　3%戊巴比妥钠、3.8%枸橼酸钠、兔脑粉浸液、血小板稀释液、0.025 mol/L氯化钙、2%氯化钙、1%硫酸鱼精蛋白、凝血酶液、1% 6-氨基己酸溶液、生理盐水。

3. 动物　家兔，体重2.5±0.5kg

【方法与步骤】

1. 实验兔一只，称重，用3%戊巴比妥钠溶液1.0mL/kg麻醉，仰卧固定于兔台上，剪去颈部被毛。

2. 切开颈部皮肤，分离出颈总动脉插入硅胶管，用以采血，放开动脉夹，最先流出的数滴血弃去，在盛有 0.8mL 枸橼酸钠的试管内放入兔血 7.2mL，上下颠倒混匀（注意勿震），以 3000 转/min 离心 10min，取其血浆作 TT，PT，3P 试验。

3. 取兔脑粉浸液，按 2.0mL/kg 计算，将总量用生理盐水稀释至 30mL，由耳缘静脉注射（可用头皮静脉针），在 15 min 内注完。其注入速度为第一个 5 min 以 1.0 mL/min 注入；第二个 5 min 以 2.0 mL/min 注入，最后 5 min 以 3.0 mL/min 注入。

4. 在注射兔脑粉开始后 15min，45min，75min 采血进行 TT，PT，3P 试验的测定，血小板计数及纤维蛋白原含量的测定。比较 DIC 前后上述各项试验结果有何不同。

5. 实验完毕后，可将动物处死，观察：①血液凝固性的变化，有无血液不易凝集的情况；②内脏（肺、肾、心、肝）大体情况，有何病理改变。

【结果与分析】

如表 4－8 所示。

表 4－8　　DIC 时体内凝血因子、纤维蛋白等含量的变化

类型	TT	PT	3P	血小板计数	血液凝固变化	内脏大体情况	纤维蛋白的含量
正常							
DIC15min							
DIC45min							
DIC75min							

【注意事项】

1. 本实验中，兔脑粉浸液的制备及注射速度对实验成败影响较大。

（1）兔脑粉浸液的制备：称取兔脑粉［其活力（PT）不得大于 12s］400 mg，加入生理盐水 10 mL，充分搅匀后放入 37℃恒温水浴内孵育 60 min，每隔 15 min 充分搅拌 1 次，然后离心（1000 rpm）5 min，取上清液过滤后，供静脉注射用。或将兔脑凝血活酶冻干制剂稀释后静脉注入。

（2）在注入兔脑粉浸液的过程中，密切观察动物呼吸情况，必要时酌情调整注射速度。

2. 本实验所用试剂，血浆样品及吸管较多，同一吸管只能吸取某一试剂或血浆样本，避免交叉使用。

3. 恒温水浴的水温应维持在36℃～38℃。

4. 室验用的血浆如暂时不用，可置入冰箱（4℃）保存，时间不宜过长，一般不长于4h。如室温较低（低于20℃），血浆在测试前应在37℃水浴箱温育1 min左右。

【思考题】

1. 在兔发生DIC前后，其TT，PT，3P测定值有何改变？为什么？

2. DIC的发生原因、诱因及机理有哪些？

3. 试述休克与DIC的关系。

4. 妊娠妇女为什么容易发生DIC？

5. 为什么DIC病人常有广泛出血？

6. DIC造成的贫血有何特点？

7. 针对DIC过程中凝血和纤溶的变化，对DIC的治疗应掌握什么原则？

附录：

1. 凝血酶时间（TT）测定

原理：在被检血浆中加入标准凝血酶溶液，测定其凝固时间。DIC时，由于有继发性纤溶，FDP增多，抑制凝血酶作用，使TT延长。

方法

(1) 取小试管一支置于37℃水浴中，加入血浆0.2mL。

(2) 加凝血酶溶液0.2mL，同时开动秒表，记录血浆凝固时间，重复3次，取其平均值。

正常值人14～18s；狗14.7±0.19s。

2. 凝血酶原时间（PT）测定

原理：在被检血浆中加入Ca^{2+}和第Ⅲ因子，测定其凝固时间，是外源性凝血活性的综合检查。DIC时由于外源性凝血系统的激活，PT可延长。

方法：取小试管一支，放入血浆及兔脑粉浸液各0.1mL，然后加0.025mol/L氯化钙溶液0.1mL，立即开动秒表，不断轻轻震摇试管，记录液体停止流动所需要的时间，重复3次，取其平均值。

正常值人12～14s；兔6～8s；狗7～10s。

3. 血浆鱼精蛋白副凝固（3P）实验

原理：纤维蛋白单体与FDP结合可成为可溶性纤维蛋白单体复合物（SFMC），

加入鱼精蛋白后，复合物中的纤维蛋白单体释放出来，聚合成不溶的纤维蛋白沉淀。

方法：

(1) 取血浆 1mL 放入小试管内，置于 37℃水浴中 3min。

(2) 加鱼精蛋白溶液 0.1mL，混匀，置 37℃水浴 15min 立即观察结果，出现白色纤维蛋白丝者为阳性，混浊者为阴性。

假阳性结果可见于抽血不顺利、抗凝不匀、标本置于冰箱等。

假阴性结果可见于水浴箱温度过低又重新加温至 37℃时、纤维蛋白原含量过低等。

4. 血小板计数（BPC）

原理：在 DIC 发生发展过程中，由于血小板的损伤、破坏和聚集，使血小板数量减少。此外由于血小板从骨髓释放速度加快，故外周血可见血小板大小不一，甚至出现巨大的血小板。

方法：

(1) 取试管一支，加稀释液 4mL。

(2) 用血红蛋白吸管吸取血液 20μL，擦去吸管外部余血，将全血吹入稀释液，并用稀释液洗尽吸管内余血，立即混匀。

(3) 用滴管将稀释血液滴到计数板上静置 2～3min，用高倍镜计数中央大格的 25 个中方格的血小板数，所得数乘以 2000 即为每 μL 血小板数。

正常值：人 100×10^9～300×10^9/L；兔 300×10^9～600×10^9/L；狗 $196\times10^9\pm47\times10^9$/L。

5. 纤维蛋白原定量测定（快速法）

原理：纤维蛋白原在凝血酶的作用下，可形成纤维蛋白沉淀。DIC 时血浆凝血酶和纤溶酶生成均增加，血浆纤维蛋白原迅速分解，使其含量降低。

方法：

(1) 取试管 8 支分别加入 0.5mL 6-氨基己酸溶液。

(2) 取全血 0.5mL 放入第一管，混匀后吸 0.5mL 放入第二管，依此类推，连续稀释至第八管，最后弃去 0.5mL。

(3) 于各管加 2%氯化钙溶液 0.2mL，轻摇匀，再加凝血酶一滴，混匀，置室温 10min。

(4) 每管各加生理盐水 2mL，观察凝块出现的试管稀释度（注意从第八管开始观察）。按表 4—9 推算各管纤维蛋白含量：纤维蛋白含量（mg/100mL）。

表 4－9 纤维蛋白原含量推算表

试管	稀释度	纤维蛋白原含量（mg/100mL）
1～2	2～4	<25
3	8	25～35
4	16	35～60
5	32	60～120
6	64	120～200
7	128	200～400
8	256	>400

正常值：人 2～4g/L；狗 3～4g/L。

（王一鹏　李　颖）

实验四十三　细胞培养技术

【目的要求】

1. 掌握细胞培养的方法，为科研工作打下基础。
2. 了解细胞培养常识。

体外培养（in vitro culture），就是将活体结构成分或活的个体从体内或其寄生体内取出，放在类似于体内生存环境的体外环境中，让其生长和发育的方法。

体外培养包括：

组织培养：是指从生物体内取出活的组织（多指组织块）在体外进行培养的方法。

细胞培养：是指将活细胞（尤其是分散的细胞）在体外进行培养的方法。

器官培养：是指从生物体内取出的器官（一般是胚胎器官）、器官的一部分在体外进行培养的方法。

【方法与步骤】

（一）准备工作

1. 细胞培养的无菌环境　无菌室一般由更衣间、缓冲间、操作间三部分组成。为保持无菌状态，经常消毒是必要的，通常采用每日（使用前）紫外照射（1～2h），每周甲醛、乳酸、过氧乙酸熏蒸（2h）和每月新洁尔灭擦拭地面和墙壁一次的方式进行消毒。实际工作中，要根据无菌室建筑材料的差异来选择合适的消毒方法。

2. 超净工作台

（1）工作原理：鼓风机驱动空气通过高效过滤器得以净化，净化的空气被徐徐吹过台面空间而将其中的尘埃、细菌甚至病毒颗粒带走，使工作区构成无菌环境。根据气流在超净工作台的流动方向不同，可将超净工作台分为侧流式、直流式和外流式三种类型。

（2）超净台的使用与保养：超净台的平均风速保持在 0.32～0.48m/s 为宜，过大、过小均不利于保持净化度；使用前最好开启超净台内紫外灯照射 10～30min，然后让超净台预工作 10～15min，以除去臭氧和使用工作台面空间呈净化状态；使用完毕后，要用 70％酒精将台面和台内四周擦拭干净，以保证超净台无菌。还要定期用福尔马林熏蒸超净台。

（二）器皿的清洗、干燥与消毒

细胞培养需要大量消耗性物品，如玻璃器皿、金属器皿、塑料、橡胶制品、布类、纸类等，因此掌握清洗、消毒知识，学会清洗、消毒方法是从事细胞培养工作必需的。

离体条件下，有害物质直接同细胞接触，细胞对任何有害物质十分敏感，极少残留物都可以对细胞产生毒副作用。因此，新的或重新使用的器皿都必须认真清洗，达到不含任何残留物的要求。

1. 玻璃器皿的清洗　一般经过浸泡、刷洗、浸酸、和清洗四个步骤。

（1）浸泡：新的或用过的玻璃器皿要先用清水浸泡，软化和溶解附着物。新玻璃器皿使用前得先用自来水简单刷洗，然后用 5％盐酸浸泡过夜；用过的玻璃器皿往往附有大量蛋白质和油脂，干涸后不易刷洗掉，故用后应立即浸入清水中备刷洗。

（2）刷洗：将浸泡后的玻璃器皿放到洗涤剂水中，用软毛刷反复刷洗。不要留死角，并防止破坏器皿表面的光洁度。将刷洗干净的玻璃器皿洗净、晾干，备浸酸。

(3) 浸酸：浸酸是将上述器皿浸泡到清洁液中，又称酸液，通过酸液的强氧化作用清除器皿表面的可能残留物质。浸酸不应少于六小时，一般过夜或更长。

(4) 冲洗：刷洗和浸酸后的器皿都必须用水充分冲洗，浸酸后器皿是否冲洗的干净，直接影响到细胞培养的成败。手工洗涤浸酸后的器皿，每件器皿至少要反复“注水－倒空”15 次以上，最后用双蒸水浸洗 2～3 次，晾干或烘干后包装备用。

2. 橡胶制品清洗　新的橡胶制品洗涤方法：0.5mol/L NaOH 煮沸 15min，流水冲洗，0.5mol/L HCl 煮沸 15min，流水冲洗，自来水煮沸 2 次，蒸馏水煮沸 20min，50℃烤干备用。

3. 塑料制品的清洗　塑料制品的特点是质软、易出现划痕；耐腐蚀能力强、但不耐热。使用器皿后立即用清水清洗，浸于自来水过夜，用纱布或棉签 50℃清洗液刷洗，流水冲洗，晾干，浸于清洁液 15min，流水冲洗（15～20 遍），蒸馏水浸洗三次，双蒸水泡 24h，晾干备用。

4. 包装　对细胞培养用品进行消毒前，要进行严密包装，以便于消毒和储存。常用的包装材料：牛皮纸、硫酸纸、棉布、铝饭盒、较大培养皿等，近几年用铝箔包装，非常方便，适用。培养皿、注射器、金属器械等用牛皮纸包装后再装入饭盒内，较大的器皿可以进行局部包扎。

（三）消毒和灭菌

1. 物理消毒法　紫外线消毒：紫外线是一种低能量的电磁辐射，可杀死多种微生物。革兰阴性菌最为敏感，其次是阳性菌，再次为芽孢，真菌孢子的抵抗力最强。紫外线的直接作用是通过破坏微生物的核酸及蛋白质等而使其灭活，间接作用是通过紫外线照射产生的臭氧杀死微生物。直接照射培养室消毒，用法简单，效果好。紫外灯的消毒效果同紫外灯的辐射强度和照射剂量呈正相关，辐射强度随灯距离增加而降低，照射剂量和照射时间呈正比。因此紫外灯同被照射物的距离和照射时间要适合。离地面 2m 的 30W 灯可照射 $9m^2$ 房间，每天照射 2～3h，期间可间隔 30min。灯管离地面 2m 以外要延长照射时间，2.5m 照射效果较差。紫外灯照射工作台的距离不应超过 1.5m，照射时间 30min 为宜。紫外灯不仅对皮肤、眼睛伤害，且对培养细胞与试剂等也产生不良影响，因此，不要开着紫外灯操作。

2. 高温干热消毒 干热灭菌主要是将电热烤箱内物品加热到160℃以上，并保持90～120min，杀死细菌和芽孢，达到灭菌目的。主要用于灭菌玻璃器皿（如体积较大的烧杯、培养瓶）、金属器皿以及不能与蒸汽接触的物品（如粉剂、油剂）。干热灭菌后要关掉开关并使物品逐渐冷却后再打开，切忌立即打开，以免温度骤变而使箱内的玻璃器皿破裂。干烤箱内物品间要有空隙，物品不要靠近加热装置。烧灼也是灭菌方法之一，常利用台面上的酒精灯的火焰对金属器皿及玻璃器皿口缘进行烧灼消毒。

3. 过滤除菌 是将液体或气体用微孔薄膜过滤，使大于孔径的细菌等微生物颗粒阻留，从而达到除菌目的。在体外培养时，过滤除菌大多用于遇热容易变性而失效的试剂或培养液。目前，大多实验室采用微孔滤膜滤器除菌。

4. 高温湿热灭菌 压力蒸汽灭菌是最常用的高温湿热灭菌方法。对生物材料有良好的穿透力，能造成蛋白质变性凝固而使微生物死亡。布类、玻璃器皿、金属器皿、胶和某些培养液都可以用这方法灭菌。不同压力蒸汽所达到的温度不同，不同消毒物品所需的有效消毒压力和时间不同。从压力蒸汽消毒器中取出消毒好的物品（不包括液体），应立即放到60℃～70℃烤箱内烘干，再储存备用，否则，潮湿的包装物品表面容易为微生物污染。煮沸消毒也是常用的湿热消毒方法，它具有条件简单、使用方便等特点。

5. 化学消毒 新洁而灭，其0.1%水溶液可对器械、皮肤、操作表面进行擦拭和浸泡消毒。

6. 抗生素消毒 抗生素主要用于消毒培养液，是培养过程中预防微生物污染的重要手段，也是微生物污染不严重时的“急救”方法。不同抗生素杀灭微生物不同，应根据需要选择。

可用于细胞培养的消毒灭菌方法很多，但每种方法都有一定的适应范围。如常用的过滤除菌系统、紫外照射、电子杀菌灯、乳酸、甲醛熏蒸等手段消毒实验室空气，多用新洁而灭消毒实验室地面，常用干热、湿热、消毒剂浸泡、紫外照射等方法消毒培养用器皿，采用高压蒸汽灭菌或过滤除菌方法消毒培养液。

（四）取材

在无菌环境下从机体取出某种组织细胞，经过一定的处理（如消化分散细胞、分离等）后接入培养器皿中，这一过程称为取材。如是细胞株的扩大培养则无取材这一过程。机体取出的组织细胞的首次培养称为原代培养。

理论上讲各种动物和人体内的所有组织都可以用于培养，实际上幼体组织（尤其是胚胎组织）比成年个体的组织容易培养，分化程度低的组织比分化高的容易培养，肿瘤组织比正常组织容易培养。取材后应立即处理，尽快培养，因故不能马上培养时，可将组织块切成黄豆般大的小块，置4℃的培养液中保存。取组织时应严格保持无菌，同时也要避免接触其他的有害物质。取病理组织和皮肤及消化道上皮细胞时容易带菌，为减少污染可用抗菌素处理。

（五）培养

将取得的组织细胞接入培养瓶或培养板中的过程称为培养。如系组织块培养，则直接将组织块接入培养器皿底部，几个小时后组织块可贴牢在底部，再加入培养基。如系细胞培养，一般应在接入培养器皿之前进行细胞计数，按要求以一定的量（以每毫升细胞数表示）接入培养器皿并直接加入培养基。细胞进入培养器皿后；立即放入培养箱中，使细胞尽早进入生长状态。

正在培养中的细胞应每隔一定时间观察一次，观察的内容包括细胞是否生长良好，形态是否正常，有无污染，培养基的pH是否太酸或太碱（由酚红指示剂指示），此外对培养温度和CO_2浓度也要定时检查。

原代培养一般有一段潜伏期（数小时到数十天不等），在潜伏期细胞一般不分裂，但可贴壁和游走。过了潜伏期后细胞进入旺盛的分裂生长期。细胞长满瓶底后要进行传代培养，将一瓶中的细胞消化悬浮后分至两到三瓶继续培养。每传代一次称为“一代”。二倍体细胞一般只能传几十代，而转化细胞系或细胞株则可无限地传代下去。转化细胞可能具有恶性性质，也可能仅有不死性而无恶性。

（六）冻存及复苏

为了保存细胞，特别是不易获得的突变型细胞或细胞株，要将细胞冻存。冻存的温度一般用液氮的温度－196℃，将细胞收集至冻存管中加入含保护剂（一般为二甲亚砜或甘油）的培养基，以一定的冷却速度冻存，最终保存于液氮中。在极低的温度下，细胞保存的时间几乎是无限的。复苏一般采用快融方法，即从液氮中取出冻存管后，立即放入37℃水中，使之在一分钟内迅速融解。然后加入培养基，离心以去除冻存液后将细胞转入培养器皿中进行培养。冻存过程中保护剂的选用、细胞密度、降温速度及复苏时温度、融解速度等都对细胞活力有影响。

血管平滑肌细胞的培养

【目的要求】

1. 掌握血管平滑肌细胞培养、传代的基本步骤。

2. 熟悉血管平滑肌细胞的生长特点和鉴定方法。

血管平滑肌细胞培养常用的方法有贴块法（explant）和酶解离法(enzyme disperse)。贴块法具有获得平滑肌细胞纯度高，量多，操作简便的优点。但用贴块法易使平滑肌细胞胞质内肌丝丧失，亚细胞器增加。相反，酶解离法，由于酶的作用使细胞间失去连接，细胞内肌丝含量丰富，保持收缩型状态。培养平滑肌细胞常取材于兔、猪、鼠、猴的胸腹主动脉段。

【实验器材】

1. 仪器与材料　组织剪、组织镊、止血钳、眼科剪、弯头眼科镊、钟表镊、培养皿、培养板或培养瓶、吸管、计数板、医用超净工作台、CO_2恒温培养箱等。

2. 药品　Hank's液、DMEM培养基、青霉素、链霉素、胎牛血清、0.125%胰蛋白酶、苔盼蓝。

3. 动物　12周左右新西兰兔。

【方法与步骤】

（一）血管平滑肌细胞的分离、培养

1. 贴块法

(1) 取12周左右健康新西兰兔，用木棒击晕后，颈动脉放血致死，常规消毒，开胸，无菌条件下迅速剪取胸主动脉段2～3cm。

(2) 立即放入含有37℃ Hank's液的平皿中漂洗3次，直至将血凝块洗净。

(3) 用弯头眼科镊仔细剥除外膜的纤维脂肪层，Hank's液漂洗

2 次。

(4) 纵向剖开血管，将内膜面向上，用弯头眼科镊子纵向轻刮内膜 2～3 次以去除内皮细胞，Hank's 液漂洗 2 次。

(5) 迅速撕下中膜内、中层，剪成约 1mm^2 大小，加入少量含 10%胎牛血清的 DMEM 培养基，将组织块种植于培养瓶壁，均匀摆置，25mL 的培养瓶每瓶约 25 块，吸除多余的培养基，置于 37℃培养箱（5% CO_2，95% O_2）。

(6) 2 h 左右，取出培养瓶加入 20%胎牛血清的培养液，使组织块浸入培养液中（注意勿使其漂起，否则会影响细胞生长），再放回培养箱内静置培养。

(7) 每 3～5 天更换培养液 1 次，4 天后可见细胞从组织块边缘迁移游出，观察细胞生长并融合成片后，即可传代。

2. 酶解法

(1) 沿动脉纵轴剖开后，刮除内皮细胞，轻轻撕下中膜的内 2/3，将组织块切成 1～2 mm^2，放入加有 3 mg/mL 胶原酶的无血清 DMEM 培养基中，37℃，0.5～1.5 h。离心去上清，重复上述消化步骤。

(2) 再离心（9000 r，4 min），收集细胞，在含 5%～10%胎牛血清的 DMEM 培养基中调整细胞数，然后转入培养瓶中置 CO_2 培养箱静置培养。

（二）血管平滑肌细胞的传代培养

(1) 用无菌长针轻轻挑取组织块，倾去培养瓶中液体和组织块。

(2) 加入 1 mL 0.125%胰蛋白酶，轻摇培养瓶，使消化液覆盖所有细胞表面，置培养箱 37℃，2～5min，在倒置显微镜下观察，发现胞质回缩，细胞间隙增大后，立即加入少量小牛血清终止消化。

(3) 吸除消化液后，加少许含 10%胎牛血清的 DMEM 培养液，用弯头吸管吸取瓶中培养液，轻轻吹打瓶壁细胞，使细胞自瓶壁脱落。

(4) 显微镜下观察细胞计数，按 1∶2 或 1∶3 的比例分别接种在新的培养瓶中。

（三）血管平滑肌细胞的特性和鉴定

由于贴块法和酶解法处理方式不同，在细胞培养的最初阶段细胞形态和性质存在差异。随着培养时间的延长，培养环境趋于一致，细胞特性上也趋于近似。

光学倒置显微镜下观察：原代平滑肌细胞形状多样，一般常为梭形、带形、三角形或星形。贴块法培养，细胞可于 2 周后长成单层；而酶解法只需 6～7 天，镜下可见明显“峰一谷”样生长。

透射电子显微镜下观察：贴块法，细胞多为合成型，肌丝减少，胞体缩小，细胞胞质内粗面内质网、游离核糖体、线粒体等亚细胞器逐渐增多。酶解法，细胞初期表现为收缩型，细胞内核位于中心，胞质内含丰富的肌丝及致密度体。亚细胞器少，且位于细胞边缘处，基底膜最初未见，后来逐渐形成。传代后，细胞逐渐转为合成型，胞体增大且变扁平，核增大，核小体数目增加，亚细胞器也增加，肌丝开始减少，占胞内 11.5%～35.4%，甚至更少。

【常用消化液的制备方法】

1%胰蛋白酶溶液的制备：

(1) 取胰蛋白酶 10 g（一般采用活力为 1∶250 的胰蛋白酶，即 1 份胰蛋白酶能解离 250 份酪蛋白）；

(2) 用少量 Hank’s 液先将胰蛋白酶粉末调成糊状；

(3) 补足 Hank’s 液至 1 L，振摇混匀，置 4℃冰箱内过夜；

(4) 用分子滤膜过滤除菌；

(5) 分装小瓶，低温冰箱冰冻保存备用，同时取样作无菌试验；

(6) 使用时用 Hank’s 液稀释成 0.25%或 0.125%，并用 $NaHCO_3$ 调至 pH 7.0 或偏碱。

【注意事项】

1. 体外培养细胞必须生长于无污染及无毒的环境，所以培养操作要在无菌条件下进行。

2. 取材要快，动作要轻巧，避免损伤细胞。

3. 接种组织块的密度不宜过大或过小。

4. 培养基的选择：常用的有 DMEM（Dulbecco’s modified Eagles’ medium），M199 培养基。培养兔的平滑肌细胞用 DMEM 效果较好。

5. 细胞未长至培养瓶的大部分表面以前，不要急于传代。

【思考题】

1. 体外培养细胞的生长有何特点?

2. 体外培养细胞有哪些生长方式及类型?

3. 每代细胞的生长过程分期和培养细胞的寿命分期。

4. 细胞常见的污染有几种?

5. 如何防止细胞发生微生物污染?

(丁 怡 田 华)

实验四十四 膜片钳全细胞离子通道记录

【目的要求】

Hodgkin A. L. (1952) 提出了细胞膜离子通道的概念，在此之后许多学者的实验研究工作都推测离子通道的存在，但是要直接测量生物膜上的单通道电流，就需要有高分辨率的电流记录方法，它必须具有相当高的信噪比，这是因为细胞膜离子通道的电流是 pA (10^{-12}A) 水平。电流测量的基本限制是信号源的热噪声（又称 Johnson 噪声)。噪声公式 $n=(4KT\Delta f/R)^{1/2}$ 由此可以看出，如果要记录带宽为 1kHz，强度为 pA 级的细胞膜离子通道电流，信号源的内阻也就是记录标本的复合阻抗要达到 2 GΩ ($2\times10^{-12}\Omega$) 以上，大多数细胞的内阻抗是 100kΩ～20MΩ，很难实现离子通道电流的测量。1981 年 Hamill OP 和 Sakmann B 等人应用玻璃微吸管电极，使微电极尖端与记录的膜片表面形成 GΩ 封接 (gigaohm seal)，实现了膜离子通道电流的记录和测量。

膜片钳方法为动态记录细胞膜离子通道启闭活动提供了直观有效的手段。该方法可以记录在一个通道蛋白分子的门控过程中，离子通过孔道时形成的微弱电流（通常称为通道电流)。近十几年来，在生理学、药理学、病理生理学以及临床各科室的基础研究等多种学科中得到广泛的应用。

【实验器材】

1. 仪器与材料 膜片钳实验用的主要仪器有膜片钳放大器（目前常用的有德国 HEKA 公司 EPC-9 和美国 Axon 公司 200B)、微操纵器、相差倒置显微镜、照相装置、玻璃微电极拉制仪及毛坯、抛光仪、计算机和打印机等；分离细胞用的水浴、离心机及手术器械等。

2. 试剂　胶原酶（coll agenase）、胰蛋白酶（trypsin）、白蛋白（albumin），EGTA，EDTA，Hepes，TEA，TTX，NaCl，KCl，$MgCl_2$，Ca CI_2，Na_2HPO_4，KH_2PO_4等

【方法与步骤】

1. 实验装置的连接（见图 3－7）

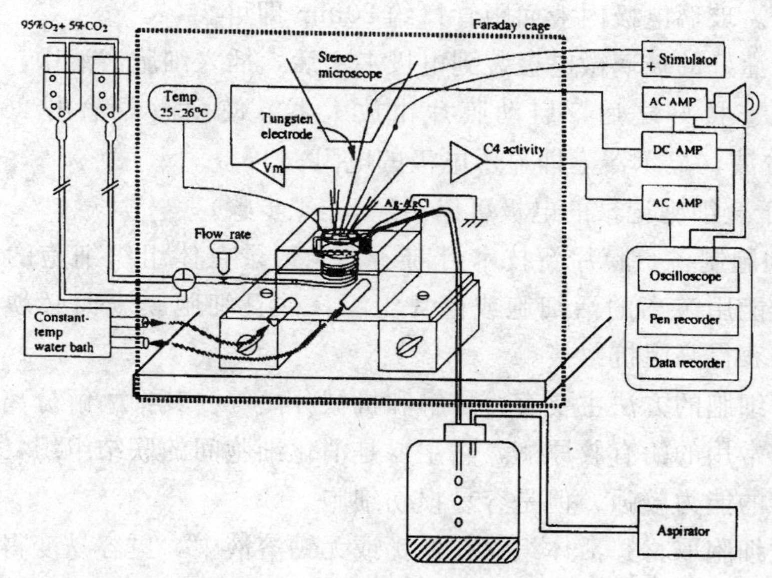

图 3－7　膜片钳实验装置示意图

2. 玻璃微电极的制作　为了使电极尖端与细胞膜表面形成高阻抗（GΩ）封接，玻璃微电极的制作是膜片钳技术的重要环节之一。

（1）玻璃：软质玻璃和硬质玻璃两种。玻璃是硅酸盐为主要成分的混合物，钠盐比例多一些，即为软质玻璃，软质玻璃的熔点低（800℃），硬质玻璃的熔点较高（1200℃）。一般用于全细胞方式记录的电极口径可稍大一些（约 3μm），充灌150 mmol/L KCI 溶液时阻抗为 3～4MΩ。

（2）拉制：许多实验室采用商品化的拉制仪，拉制电极分两步完成，第一步（又称预拉制）先将毛细玻璃管的中段拉细。然后再进行第二步拉制，将一根毛细玻璃毛坯拉断可得到两支电极。

（3）涂制绝缘层：降低电极与细胞浴池的分布电容。涂层要用具有疏水性、不溶于生理盐水又容易和玻璃表面粘贴、易涂敷、易固化而且无

毒，化学惰性理想，较少的慢电荷移动等特点的绝缘材料，一般用硅酮树脂。

(4) 抛光：一般用电热灼烧来进行电极尖口抛光，以利于形成高阻抗封接。

(5) 充灌电极液：由于玻璃微电极尖端的口径 1μm 左右，充灌电极需要一定的技巧，一般使用外径 0.2～0.5mm 的塑料管，插入电极内尖端侧充灌。玻璃电极内液面距管口约 20mm 即可。

将充灌好的玻璃微电极装到电极夹上后，插入细胞浴液中，确认参考电极已经连接好之后，启动膜片钳放大器，使刺激器输出 20～40Hz，5mV 的方波，显示器上即显示电极的电阻。

(用于全细胞记录的电极可以不经 3，4 步骤)

3. 细胞制备　膜片新技术目前还不能记录在体组织细胞的离子通道电流，只能用游离的活细胞或薄片组织，并且细胞膜表面必须“清洁”，否则很难获得高阻抗封接。

分离细胞的方法主要有：酶解和机械分离等。其中酶解分离细胞技术最常用。常用的酶有胶原酶，它主要是消化细胞间的联结组织，胰蛋白酶消化蛋白的能力较强，但是容易损伤细胞。

(1) 细胞取材：活体组织在低钙或无钙溶液中，更容易变得松散，所以要先配制足量的低钙生理盐水缓冲液，充氧备用。先将组织材料剥离干净，去除脂肪和明显的结缔组织，剪成小块，用生理盐水洗去残存的血液，用精细的小剪刀将组织块剪碎，置洁净小试管中，加入 2mL 生理盐水准备酶液消化处理。

(2) 酶液消化：将胶原酶溶液加入上述的小试管中（酶浓度保持为 0.5mg/mL，溶液总量 2mL），在 37℃恒温条件下放置 10min，作为第一步的消化。然后用吸管进行 1～2min 的“吹打”(agitate)。吹打的操作就是用一支小孔玻璃吸管吸上吹下，充分搅动溶液里的组织，增加酶的消化作用，使消化均匀。吹打的动作不要太剧烈，特别是在消化的后期吹打的动作要轻缓，才能获得较满意细胞制备。刚刚分离出的细胞需要放在营养液 1～2h 之后再用于实验。

4. 全细胞膜片的记录与分析

(1) 高阻抗封接：通常将带有 20～40Hz，5mV 连续脉冲信号的微吸引电极靠近细胞，观察显示器，电极接触到细胞膜表面时波形会发生变化，这时给予稍许的负压，脉冲的幅度骤然变小直至完全消失，提示电极尖口与膜表面形成了高阻抗封接，显示器上显示封接阻抗 1GΩ 左右（见图 3－8）。

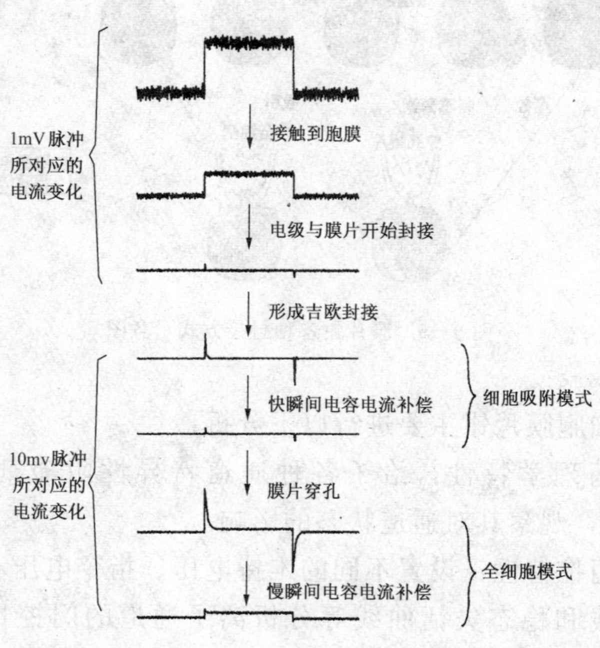

图 3－8　示波器显示情况和瞬时电容电流补偿情况

形成高阻抗封接之后就能以细胞贴附式（cell attached patch）记录电极尖口内膜片上的离子通道电流，这种记录方式在细胞完整的情况下观察单离子通道的变化，是膜片钳基本方式。在高阻抗封接的基础上，通过微吸引电极给予适当的电脉冲或脉动的负压，就会“撕破”电极尖口内的膜片使电极内液与细胞内液沟通，形成另一种膜片钳的记录方式——全细胞式（who1e cell)，此时可以观察记录整个细胞膜上的离子通道的活动变化。另外还有其他记录方式（见图 3－9）。

（2）记录与分析：膜片钳实验记录和数据分析一般通过计算机控制完成。目前主要的数据采集、分析程序有 HEKA 公司（德国）EPC-9 的数据采集和在线分析程序，Axon “pCLAMP”（美国）是一套带有数据采集的硬件和接口设备的功能较强的专用数据采集、分析系统。可根据具体实验条件选择。

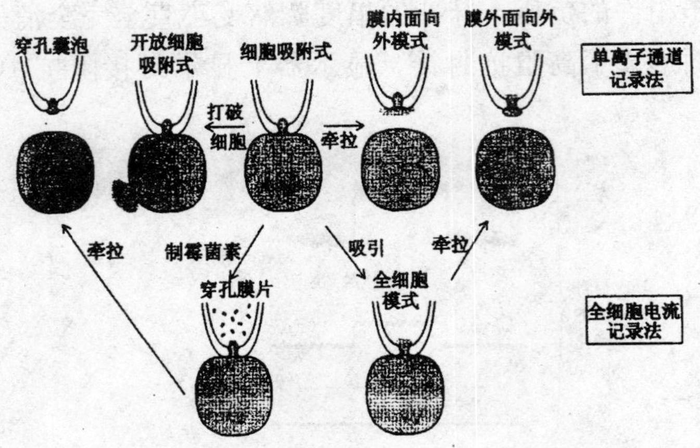

图 3－9 膜片钳各种封接方式示意图

本实验全细胞膜片钳主要进行以下分析：

①通道的药理学特性：给予各种通道特异性阻滞剂和激活剂，如TTX，TEA等，观察其对通道状态的影响。

②通道的门控特性：设置不同的维持电压、指令电压和测试电压，记录稳态激活曲线和稳态失活曲线等分析离子通道的门控特性（见图 3－10）。

③通道的 I-V 曲线：可分析通道的整流特性和离子选择性（见图 3－11），特别注意反转电位。

【注意事项】

1. 膜片钳放大器是高灵敏度、高输入阻抗的电流放大器，为保护输入极，每次更换玻璃微电极之前，最好关闭放大器主机电源，并且操作者手臂一定要接地。

2. 为保证充灌液洁净，有利于封接成功，电极内液要通过滤膜过滤。

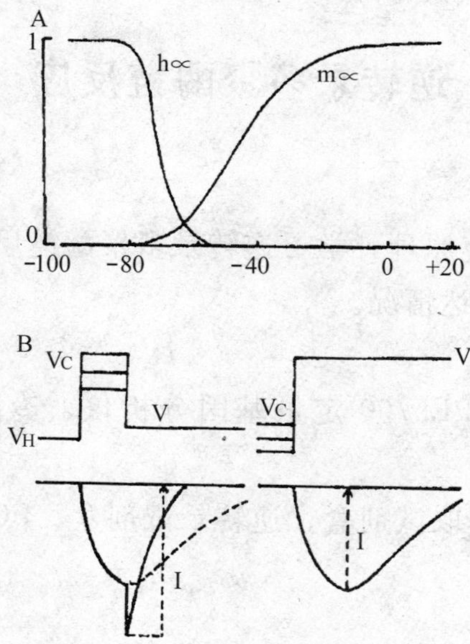

图 3－10　离子通道的激活和失活曲线

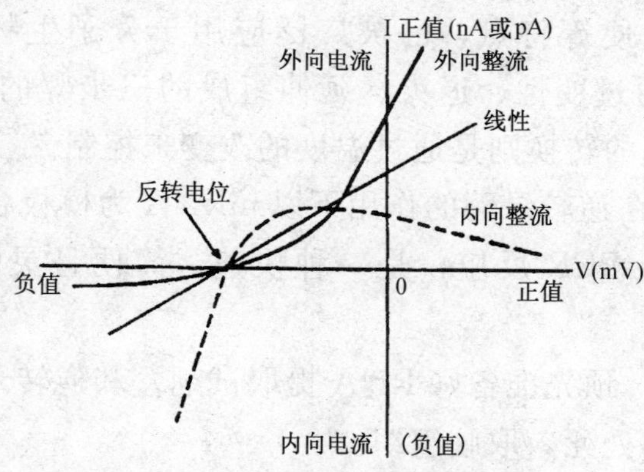

图 3－11　离子通道的 I－V 曲线

【思考题】

1. 膜片钳技术的应用领域有哪些?

2. 本实验过程中最应注意的问题是什么?

（李宁）

实验四十五　逆转录多聚酶链反应（RT－PCR）

【目的与要求】

掌握聚合酶链反应原理，学习逆转录多聚酶链反应实验方法，测定已知序列蛋白 mRNA 表达情况。

【实验器材】

1. 仪器与材料　PE5700 定量基因分析仪、冷冻离心机、超净工作台、微量加样器。

2. 药品　RNA 提取试剂盒、逆转录试剂盒、PCR 试剂盒等。

3. 动物　大鼠。

【方法与步骤】

聚合酶链反应（polymerase chain reaction，PCR）是 1985 年由 Kary Mills 创立的一种体外酶促扩增特异 DNA 片断的方法，具有灵敏度高，特异性强，操作简便等特点，已被广泛应用于分子生物学的各个领域。PCR 的全过程是通过变性、退火、延伸组成的三步骤的若干轮的循环完成的，其中每一部的转换则是通过温度的改变来控制。

RT－PCR 先在逆转录酶的作用下以 mRNA 为模板合成 cDNA，再以 cDNA 为模板进行 PCR 反应，是一种快速、简便且灵敏度极高的检测 RNA 的方法。

1. RNA 提取　预先准备好 RNA 提取试剂盒和逆转录试剂盒。

（1）大鼠断头处死，取脑组织。

（2）组织块放到干净的玻璃片切割，称重。

（3）RLT 350～600μL（500μL）放入匀浆器匀浆。时间为 20～40s。

（4）转移入离心管，最高时速离心 3min，上清液移入另一微离心管（1.5mL）。

（5）500μL70%酒精加入上清液，立即用移液器吹打。离心 15s（大于 8000g）。

（6）转移 700μL 样本到 RNeasy 小柱，关闭小柱，离心 15s（大于 8000g），弃灌流液。

（7）把 700μLRW1 缓冲液加入 RNeasy 小柱，小心关上，离心 15s

（大于 8000g），洗小柱，弃灌流液和收集管。

（8）把 RNeasy 小柱装入另一 2mL 收集管，加 RPE 500μL，离心 15s（大于 8000g），弃灌流液。

（9）加 RPE 500μL，离心 2min（大于 8000g），弃灌流液。

（10）把 RNeasy 小柱装入另一新 1.5mL 收集管，加 50μL　RNase-free 水入 Rneasy 硅胶膜，关闭收集管，离心 1min（大于 8000g）。

如 RNA 含量 30μg，重复步骤（10），再同一管洗脱。

2. 逆转录　上下震荡混匀，盖帽，简单离心，转移到热循环板。进行逆转录反应，条件为 25℃孵育 10min，48℃孵育 30min，95℃孵育 5min，完成循环，详见表 4－10。

表 4－10　逆转录反应成分

反应成分	100（μL）	20 份
RNase-free 水	28.5	285
10TaqMan 缓冲液	10	100
25mMMgCl$_2$	22	220
脱氧 NTP 混合物	20	200
随机引物	5	50
Rnase 抑制剂	2	20
逆转录酶（50u/μL）	2.5	25
把上面液体震荡混匀进行分装成 17 份，每份 90μL，转移到多空板或光学管。		
RNA 样品	10	

3. PCR 扩增

（1）准备 PCR 核心混合物。

（2）需准确记忆，简单离心，转移到热循环板。

（3）PCR 扩增。

50℃孵育 2min，95 ℃孵育 10min，95℃ 15s，60℃ 1 min 40 个循环。

（4）保存 DNA，准备电泳，详见表 4－11。

表 4－11 **PCR 核心混合物成分**

成分	Per 50μL	40 份（2 组）
RNase-free 水	22.25	890
10×SYBR PCR 缓冲液	5	200
25mM $MgCl_2$	6.0	240
dNTP 混合物	4.0	160
AmpliTaq Gold（5u/μL）	0.25	10
上游引物 μL	1	40
下游引物 μL	1	40
分成 36 份，每份 40 μL		
模板 μL	10	

【实验结果】

实验结果用随机软件进行处理，观察 mRNA 表达情况。

【注意事项】

1. 试验操作过程中必须戴口罩、一次性手套，穿隔离衣，避免一切污染。

2. 加样准确。

【思考题】

试述 PCR 工作原理及主要步骤和试剂。

（戴功）

实验四十六　受体动力学分析实验
——离体豚鼠回肠法

【目的要求】

观察乙酰胆碱、阿托品对离体豚鼠小肠的不同作用，经量效分析，获得乙酰胆碱的 pD_2 值，K_D，E_{max} 和阿托品的 pA_2 值等受体动力学参数。

【实验器材】

1. 仪器与材料　木槌、眼科剪、眼科镊、培养皿、平滑肌浴槽、肌力换能器、二导记录仪（或数字记录仪）、超级恒温水浴、空气球胆、棉线、胶泥。

2. 药品　台氏液、乙酰胆碱溶液（$3\times10^{-2}\sim3\times10^{-7}$M）、硫酸阿托品溶液（$3\times10^{-6}$，$3\times10^{-7}$，$3\times10^{-8}$M）。

3. 动物　豚鼠。

【方法与步骤】

取豚鼠一只，用木槌击其枕骨部位处死之，立即剖开腹腔，找到回盲部，然后在离其 2～3cm 的回肠处剪断，取出回肠（7～8cm）一段，置盛有台氏液的培养皿中，沿肠壁分离掉肠系膜，用台氏液将肠内容物冲洗干净，然后将回肠剪成数小段（每小段 2cm）备用。

在平滑肌浴槽中加入 30mL 台氏液，取上述备用的回肠一段，两端均由缝针穿线，其一端线系于平滑肌浴槽底部的钩上，将肠管的另一端连线系于压力换能器上，使肠管负荷 0.5～1.2g 张力，平滑肌浴槽内台氏液恒温（38±0.5)℃，平滑肌浴槽出水口处与充满空气的球胆相连，用方形夹调节自气球放出空气的速度至每秒逸出 1～2 个气泡。

待离体回肠稳定 10min 后，描记一段正常收缩曲线（如果肠管自动收缩明显，应改换低钙台氏液，抑制其自动收缩）。按表 3－9，用累积剂量法加入低浓度到高浓度的乙酰胆碱，如先加入 3×10^{-7}M 乙酰胆碱 0.1mL，此时浴槽内的浓度为 10^{-9}M，在反应达稳定时追加 3×10^{-7}M 乙酰胆碱 0.2mL，使浴槽内的浓度达 3×10^{-9}M，第 3 次加入3×10^{-6}M 乙酰胆碱 0.07mL，浴槽内的浓度达 10^{-8}M，以此类推，记录反应曲线用静鼓法记录，即每一剂量达最大反应时做记录（mm）。当达到最大反应后，用台氏液冲洗 2 次，待基线恢复到用药前，加入 3×10^{-8}M 阿托品后，重复上述加入不同剂量乙酰胆碱过程，并记录反应曲线，再分别重复加入 3×10^{-7}、3×10^{-6}M 阿托品后，记录乙酰胆碱的反应曲线。

【结果与分析】

将实验结果填入表 4－12。

1. 量效曲线的制备

以不同摩尔浓度的乙酰胆碱（Ach）为横坐标，纵坐标是不同浓度 Ach 产生的不同效应%，绘出量效曲线。也可以效应%对 Ach 摩尔浓度的负对数值（－logM）作量效曲线，如表 4－12 所示。

表 4－12　阿托品对乙酰胆碱引起豚鼠回肠平滑肌收缩量效曲线的影响

乙酰胆碱	用量	终浓度	效应
阿托品（M）	阿托品（mL）	阿托品（M）	mm（%）
3×10^{-7}	0.10	1×10^{-9}	
	0.20	3×10^{-9}	
3×10^{-6}	0.07	1×10^{-8}	
	0.20	3×10^{-8}	
3×10^{-5}	0.07	1×10^{-7}	
	0.20	3×10^{-7}	
3×10^{-4}	0.07	1×10^{-6}	
	0.20	3×10^{-6}	
3×10^{-3}	0.07	1×10^{-5}	
	0.20	3×10^{-5}	
3×10^{-2}	0.07	1×10^{-4}	
	0.20	3×10^{-4}	

2. 曲线直线化

为准确求算受体激动剂的受体动力学参数 E_{max}，K_D，pD_2值，需将曲线直线化。最常用的是双倒数法（L－B 法），其原理是：

$D+R \rightleftharpoons DR \rightarrow \rightarrow E$，D 为药物浓度，R 为受体浓度。DR 为药物受体复合物浓度，E 为效应。

$$K_D=\frac{[D][R]}{[DR]}$$，K_D为平衡解离常数，

$R_T=R+DR$，R_T为总受体数。

$$K_D=\frac{([R_T]-[DR])[D]}{[DR]}$$

$$\frac{[R_T]}{[DR]}=\frac{K_D+1}{[D]},\quad \frac{[DR]}{[R_T]}=\frac{[D]}{K_D+1}=\frac{E}{E_{max}}$$

两边取双倒数

$$\frac{1}{E}=\frac{1}{E_{max}}+\frac{K_D}{E_{max}}\cdot\frac{1}{[D]}$$

以 1/E 对 1/[D] 作直线回归，求得

$$a=\frac{1}{E_{max}}，\ b=\frac{K_D}{E_{max}}，\ pD_2=-\log K_D$$

pD_2值为受体激动剂引起50%效应时摩尔浓度的负对数值，其值越大效价越高。

pD_2，K_D，E_{max}为受体激动剂的受体动力学参数。

3. 受体拮抗剂的受体动力学参数计算

加入不同浓度的阿托品使乙酰胆碱的量效曲线平行右移，表现为竞争性拮抗作用，可用pA_2表示其拮抗指数，对于同一受体其值越大说明效力越强。其动力学过程：

$R+D\rightleftharpoons RD$，$R+B\rightleftharpoons RB$，B为受体拮抗剂，RB为受体拮抗剂与受体复合物浓度。

$$K_D=\frac{[R]\ [D]}{[RD]}，K_B=\frac{[R]\ [B]}{[RB]}$$

K_B为受体拮抗剂与受体的解离平衡常数。

$[R_T]=[R]+[RD]+[RB]$，

$$Y=\frac{[RD]}{[R_T]}=\frac{[D]}{[D]+K_D\ (1+[B]/K_B)}$$

$$Y=\frac{[AR]}{[R_T]}=\frac{[A]_1}{K_A+1}；\ \frac{1}{Y}=1+K_A\frac{1}{[A]_1}$$

$$Y_{D(B)}=\frac{[RA]}{[R_T]}=\frac{[A]_2}{[A]_2+K_D\ (1+[B]/K_B)}$$

$$\frac{1}{Y_{D(B)}}=1+K_A\left(1+\frac{[B]}{K_B}\right)\cdot\frac{1}{[A]_2}$$

$Y_{D(B)}$为当有拮抗剂B存在时，激动剂D占领受体的份数。

pA_2值的估算：

$$\frac{[A]_2}{[A]_1}-1=\frac{[B]}{K_B}，\ \frac{[A]_2}{[A]_1}=X，$$

$\log(X-1)=\log[B]+pA_x$，$pA_2=-\log K_B$

其中$[A]_2$为加入阿托品后乙酰胆碱（Ach）50%Emax时的M浓度，$[A]_1$为未加入阿托品前乙酰胆碱（Ach）50%Emax时的M浓度，[B]为阿托品的M浓度，K_B为阿托品的解离平衡常数。

以log（X－1）对log［B］做直线回归，与X轴之交点即为pA_2值。

【思考题】

1. 画出四条乙酰胆碱的量效曲线，效应与－logM 作图。

2. 画出四条乙酰胆碱的双对数直线。

3. 画出 log（X－1）对－log［B］的直线。

4. 求算 K_D，pD_2，E_{max}，pA_2受体动力学参数。

（高尔）

实验四十七 维拉帕米对大鼠离体心脏缺氧再灌注损伤的保护作用

【目的要求】

1. 学习离体心脏缺氧再灌注病理模型的建立方法。

2. 观察缺氧复灌对心脏功能的影响和对心肌的损伤作用。

3. 观察维拉帕米对缺氧再灌注导致的心肌损伤的保护作用。

【实验器材】

1. 仪器与材料 哺乳类动物离体心脏灌流装置、BL-410 生物信号处理系统、YJ-501 型超级恒温器、BTOI-100 型蠕动泵、哺乳类动物手术器械。

2. 药品 维拉帕米、克－亨氏液、95％O_2和 5％CO_2混合气体。

3. 动物 大白鼠，体重 200～300g，雌雄不拘。

【方法与步骤】

1. 灌流装置准备 打开超级恒温器，调节温控器使恒压瓶内的克－亨氏液温度维持在 38℃左右，调整恒压瓶高度使灌流压力维持在 80cmH_2O,打开灌流管上的三通开关，排空管内空气，打开蠕动泵，调节其流量在任何时候都有少量液体从溢流管内回流，调节混合气体的流量，使其有连续气泡从储液瓶中翻出。

2. 离体心脏制备 用木锤猛击大白鼠枕部使其昏迷，迅速沿前正中线剪开胸腔，暴露心脏后剪开心包膜，左手在心脏基低部和大血管连接处提起心脏，尽可能在离心端远处剪断主动脉，剪断心脏与其他血管的联系，取出心脏，放入用混合气体饱和的克－亨氏液中，轻轻挤压心脏数次，排空心脏内血液，修剪血管连接处多余组织，保留适当主动脉长度，套入主动脉插管后用丝线结扎，然后放入心脏恒温室，连接主动脉插管和灌流管，打开三通管，开始灌流。

3. 仪器连接　将漆包线连接的微型不锈钢针刺入心脏，记录标准Ⅱ导联心电图。压力换能器接内径 1mm 的聚乙烯管，用克一亨氏液充灌加压后用套管送入左心室内，退出套管，记录左心室内压力变化。启动 BL－410 生物信号处理系统，调节灵敏度和记录速度。

4. 观察项目

（1）对照组：平衡灌流 15min 后，记录下列指标：①冠脉流量；②左心室内压力；③标准Ⅱ导联心电图；④冠脉流出液中的 CPK，LDP 和 MDA 水平。然后在左心耳和肺动脉圆锥之间穿线，结扎左冠状动脉，灌流 15min 后，放开结扎，再灌注 20min，在结扎后 5min 和 10min 时，再灌注后的 3，5，10，20min 时重复记录上述指标。记录再灌注后 3，5，10，20min 时的心律失常发生率。实验结束后取缺氧再灌注部位心肌做形态学观察。

（2）维拉帕米组：在结扎冠状动脉前 5min，改用含维拉帕米 1μmol/L 的克一亨氏液灌流，其他实验程序和观察项目同对照组。

【结果与分析】

将观察指标数据分别填入表 4－13，4－14，4－15，用配对和非配对 t 检验对实验结果进行分析。

表 4－13　维拉帕米对离体大鼠缺氧再灌注损伤心肌所致心律失常的影响

分组	样本数	心律失常发生率（%）				再灌注开始后 VF 发生时间（s）	窦性节律时间（s）
		VF	PVF	VT	VPE		
对照组							
维拉帕米组（1μmol/L）							

VF＝室性纤颤；PVF＝持续性室性纤颤；VT＝室性心动过速；VPE＝室性期前收缩

表 4－14 维拉帕米对离体大鼠心脏缺氧再灌注流出液中 LDH 释放量的影响

分组	样本数	冠状结扎前后不同时间缺氧再灌注流出液中 LDH 释放量的影响（/L）		
		结扎前	结扎冠脉 10min	再灌注 20min
对照组				
维拉帕米组（1μmol/L）				

表 4－15 维拉帕米对离体大鼠心脏缺氧再灌注流出液中 MDA 浓度的影响

分组	样本数	冠状结扎前后不同时间 MDA 含量（μmol/L）		
		结扎前	结扎冠脉 10min	再灌注 20min
对照组				
维拉帕米组（1μmol/L）				

【思考题】

1. 缺氧复灌引起心肌损伤的机制。
2. 维拉帕米对抗缺氧复灌损伤的作用机制。

（陈维宁　刘跃春）

第五章　科研设计性实验

科研性设计性实验的目的是在模拟科研工作的情况下，培养同学的独立思考能力和综合分析能力。首先要求同学对于科研课题进行调研，在前一段所学的理论和实验基础上，独立进行实验设计，经小组讨论，拟订方案，然后进行具体实验，并将取得的实验数据进行适当的处理，作出正确的结论，写出合格的实验报告或总结。

1. 明确和突出目的　据课题要求确切了解实验要解决的问题是什么。

2. 查阅文献　查阅有关中、外文期刊，周密考虑用哪些方法可解决所提出的问题。

3. 实验设计　根据实验室的具体条件考虑如何安排实验、采用什么动物、什么指标、多少例数、如何分组、如何安排用药顺序和如何初步确定药品剂量等等。设计时可按整个实验室的组数来安排分组。实验设计要注重重复和随机抽样分组原则，进行随机分组，以确保实验的统计学意义。

4. 观察与记录　要全面细致地作好原始记录；不要遗漏信息；更不要忽视例外情况。

5. 数据整理　用图或表简明地将实验结果表达出来，并综合各组结果作出统计学处理和专业结论。

6. 撰写论文报告　论文分前言（研究本课题的目的，本课题的现状）、实验方法、实验结果、讨论与小结五段撰写，文字要简练。

实验四十八 药效、毒性及安全指数测定

【课题】 研究某催眠药（戊巴比妥钠或苯巴比妥钠）的药效、毒性和安全（治疗）指数及可靠安全系数。

【提示】 用 ED_{50}，LD_{50}，TI，CSF 表示。

实验四十九 镇痛药筛选实验

【课题】 从三种药物——0.4%盐酸吗啡、3%盐酸哌替啶、1%磷酸可待因中筛选最安全有效的药物。已知各药在小鼠腹腔注射后的 LD_{50}：吗啡为 10mL/kg、哌替啶为 12mL/kg、可待因为 30mL/kg。要求治疗指数不小于 10 者为合格。

实验五十 抗高血压药系列研究

【课题】（1）初试中发现某中药提取物（尚非纯品）给家兔静脉注射后血压下降，由 120 mmHg 降到 80 mmHg，并可持续 2～3 小时；现欲以较简单地实验探索该药是否有深入研究的价值，应如何进行？（2）如果已认为确有进一步研究的价值，应进行哪些方面的实验，以评价该药在降压药中的地位？（3）如何通过动物实验分析其降压作用机制？

实验五十一 香烟的毒性实验

【课题】 请设计一个实验说明香烟毒性的严重性。

实验五十二 利尿药实验

【课题】 以氢氯噻嗪为典型药，比较它和速尿的效价和效能。

实验五十三 未知物的鉴定

【提示】（1）可观察麻醉动物血压、使用动物离体肠肌、心脏、或清醒动物眼睛进行实验。（2）还应选用合理的工具药。

题 1 在分装盐酸肾上腺素和重酒石酸去甲基肾上腺素时，忘记贴标签，请你设计动物实验进行鉴定。

题 2 两瓶外观相同的澄明溶液，一瓶是氯化钡溶液，一瓶是氯化乙

酰胆碱溶液，请设计实验进行鉴定。

题 3 请设计出一种简单的实验程序，鉴定出异丙肾上腺素、多巴胺、普萘洛尔或妥拉苏林。

题 4 一种未知药物粉剂，可能是硫酸阿托品，也可能是盐酸肾上腺素。现有一只家兔可供你做一天实验，但不准开刀杀死动物，请设计实验鉴定这是什么药物？

题 5 一种未知药粉，可能是阿托品，也可能是东莨菪碱，请通过简单的动物实验加以鉴定。

题 6 一瓶失去标签的眼药水，滴在兔眼中可使瞳孔明显缩小，但不知是毛果芸香碱，还是毒扁豆碱，请用动物实验法加以区别。

题 7 地高辛、肾上腺素及氨茶碱均能使离体心脏收缩加强，请通过其他药理实验加以区分。

题 8 某中药在临床上用于抗心绞痛，请设计动物实验证明该药的药理作用。

题 9 某药有降压作用，可能是通过直接扩张血管，或阻断 α 受体发挥作用，请用动物实验方法进行研究。

题 10 某药为非甾体类的抗炎药，用动物实验研究其对于急性炎症和慢性炎症的作用。

题 11 抗栓药是目前临床上防治心脑血管栓塞性疾病的常用药，请设计动物实验区分其为抗凝血药或为促纤溶药。

题 12 请设计平喘药物是直接松弛支气管平滑肌还是激动 β_2 受体而起作用？

（高 尔）

实验五十四 病理模型复制

题 1 代谢性酸中毒的复制

【提示】 部分堵塞器官插管造成不完全窒息，从颈总动脉采血 0.5mL 作血气分析，同时观察动物反应。

题 2 代谢性酸中毒的型复制

【提示】 从兔耳静脉注入 5%乳酸 2mL/kg，10min 后从颈总动脉采血

0.5mL 作血气分析，同时观察动物反应。

题3 复制家兔发热模型

【提示】 从兔耳静脉注入 38℃水浴 30min 的内毒素溶液（5mL/kg）。每隔 10min 测量兔直肠温度，共测 9 次。

题4 复制家兔创伤性休克

【提示】 用一木棰敲打家兔后肢，直至出现血压降低至 5.33kPa（40mmg）并持续 30min，记录各项指标。

题5 复制大白鼠心脏再灌流综合症模型

【提示】 剪开心包，暴露心脏，结扎冠脉 5min，每 min 记录心电图及心功能指标一次，5min 后松线解除冠脉闭塞，恢复心脏血流 10min，动态记录解除结扎后心电图及心功能指标。

实验五十五 家兔实验性心衰

题1 家兔实验性右心衰

【提示】 由股静脉插管缓慢注入液体石蜡 1～1.5mL，待呼吸血压稳定后以 3.5mL/kg·min 速度快速输入生理盐水。密切观察中心静脉压、呼吸音、心音，并记录呼吸频率、心率。

题2 家兔实验性左心衰

【提示】 结扎家兔冠状动脉左室支，造成急性心肌梗死。观察心率、动脉压、呼吸及心电图。

实验五十六 急性肺水肿（acute pulmonary edema）

【实验目的】

（1）复制家兔实验性肺水肿。

（2）了解急性肺水肿表现及其发生机理。

（3）探讨急性肺水肿的治疗方案。

【实验原理】

肺水肿是由于液体从毛细血管渗透至肺间质或肺泡所造成的。临床上常见的肺水肿是心源性肺水肿和肾性肺水肿。病理上可分间质性和肺泡性两类，可同时并存或以某一类为主。间质性肺水肿大都为慢性，肺泡性可为急性或慢性肺水肿。本实验主要是通过静脉大量滴注生理盐水并注射肾上腺素导致急性心源性肺泡性肺水肿。

中毒剂量的肾上腺素使心动速度加快，左心室不能把注入的血液充分排出，左心室舒张期末压力递增，可引起左心房的压力增高，从而使肺静脉发生淤血，肺毛细血管液体静压随之而升高，一旦超过血浆胶体渗透压，使组织液形成增多，不能为淋巴充分回流，即可形成肺水肿。

【实验器材】

1. 仪器与材料　动脉插管，气管插管，静脉导管及静脉输液装置，注射器，兔急性手术器械，烧杯，纱布，线，胶布，兔手术台，血气分析仪，四道生理记录仪，婴儿秤。

2. 药品　生理盐水，乌拉坦（20%），肾上腺素（0.1%），肝素（3g/L），盐酸（10g/L）。速尿（0.1%），盐酸消旋山莨菪碱注射液（1%）

3. 动物　家兔，雌雄不限。

【方法与步骤】

(1) 各组取家兔1只，分4个小组，分为［1］实验组，［2］速尿治疗组，［3］山莨菪碱治疗组，［4］对照组。

(2) 称重，用20%乌拉坦5mL/kg耳缘静脉注射麻醉，固定于兔台上。

(3) 进行颈部手术，分离气管和一侧颈总动脉，一侧颈外静脉。作气管插管。

(4) 肝素化后，作动脉插管和静脉插管，静脉管连于输液装置。进行腹股沟手术进行股动脉插管。

(5) 各组动物分别描记正常呼吸和血压曲线，股动脉取血，进行血气分析。

(6) 输入生理盐水（输入总量按100mL/kg，输速150～200滴/分），待滴注接近完毕时立即向输液瓶中加入肾上腺素（0.5mL/kg）继续输液（对照组不加肾上腺素）。

(7) 输液完毕，立即股动脉取血，进行血气分析。

(8) 取血完毕治疗组立即进行抢救。速尿治疗组耳缘静脉注射速尿（1mL/kg），观察疗效；山莨菪碱治疗组耳缘静脉注射山莨菪碱（1.5mL/kg），观察疗效。

(9) 密切观察呼吸改变和气管插管内是否有粉红色泡沫液体流出，死亡动物记录死亡时间，存活动物造病后 30min 则夹住气管，放血处死。所有动物均打开胸腔，用线在气管分叉处结扎以防止肺水肿液渗出，在结扎处以上切断气管，把肺取出，用滤纸吸去肺表面的水分后称重，根据“肺系数＝肺重量（g）/体重（kg）”的公式计算系数，然后肉眼观察肺大体改变，并切开肺，观察切面的改变。

【实验结果】

将实验结果填入表 5－1 中。

表 5－1　　各项观察指标

	呼吸改变	血气分析	粉红色泡沫液	肺表面状况	肺重量（g）	兔体重（kg）	肺切面	肺系数
实验组								
速尿治疗组								
山莨菪碱治疗组								
对照组								

【实验讨论】

（1）本实验复制急性肺水肿的机制：肺水肿是指肺血管内液体渗入肺间质和肺泡，使肺血管外液量增多的病理状态。发生机制为：①肺毛细血管静水压升高；②血浆蛋白渗透压降低；③肺毛细血管通透性增加；④肺淋巴回流受阻；⑤间质负压增加；⑥其他：如神经源性肺水肿、高原性肺水肿。本实验先用生理盐水扩充血容量，再静注大剂量肾上腺素复制家兔肺水肿模型，其原理为中毒剂量的肾上腺素使心动速度加快，左心室不能把注入的血液充分排出，左心室舒张期末压力递增，可引起左心房的压力增高，从而使肺静脉发生淤血，肺毛细血管液体静压随之而升高，一旦超过血浆胶体渗透压，使组织液形成增多，不能为淋巴充分回流，即可形成肺水肿。

（2）试讨论抢救的机制：速尿，学名呋噻米，是高效利尿药，作用于髓袢升枝粗段，特异性与 Cl^- 竞争 Na^+-K^+-$2Cl^-$ 共同转运系统的 Cl^- 结合部位，抑制 NaCl 再吸收而发挥强大的利尿作用，使血容量减少，肺循环中“积压”的血液被转移，肺毛细血管静水压也随之回落，肺泡和间质内水肿液回渗入血管。另一方面，已证明速尿可促进血管扩张物前列腺素的释放，使小动脉扩张，在一定程度上可对抗肾上腺素的缩血管作用，从而外周阻力降低，左室后负荷下降，也缓解了肺水肿。肺的负担减轻后，家兔除还表现有轻微的代偿性气急外，其他症状均已不明显，其肺系数接近正常范围，且肺大体观也基本正常。可见速尿在抢救急性肺水肿方面表现出良好效果。但须注意的是，给药必须及时。

山莨菪碱是 M 胆碱受体阻断药，可松弛血管平滑肌，解除痉挛，改善微循环。因此，针对肾上腺素引起的静脉淤血综合征，山莨菪碱可发挥舒张血管作用使症状缓解。故给药后家兔肺水肿症状应明显改善，肺系数也基本趋于正常。肺内虽仍有少量水肿液，但机体完全有能力通过自身调节而发挥代偿作用。

（3）本组实验失败原因：实验中手术过程不顺利，曾不止一次出现手术伤口出血，累计失血量较大，造成家兔失血性休克，继而代谢性酸中毒。

手术时间太长，对家兔刺激大，影响其机体功能。

【实验结论】

在血容量明显增高的情况下，AD 能快速地造成肺水肿；山莨菪碱在治疗急性肺水肿的速度和效果比速尿明显强，估计可用作临床急性治疗。

【对实验设计的意见】

（1）自主实验给了同学们充分运用自己所学理论知识和实验技能的空间，锻炼了同学们探索和创新的能力，是非常好的实验教学模式。

（2）在实验的设计过程中，关于实验的原理和方法的设计应该由学生来完成，但是建议老师应该多在实验的操作和可行性方面加以指导。很多实验方法需要比较高的操作技术，而且失败的几率比较大，学生操作有困难，老师可以根据自己的经验给学生提出一些改进的方法，并在实验过程中对实验的操作加以指导。

（3）如果经济条件允许的话，希望能够为失败的小组再提供一些实验动物，以免不能得出整个实验的结果。

（4）如果时间允许的话，应该进行一次对实验结果的讨论，并总结经验教训。

（王一鹏　张代娟）

第六章　病例分析与用药讨论

第一节　病例分析

病例 1　男性患儿，2 岁，腹泻 2 天，每天 6～7 次，水样便；呕吐 3 次，呕物为所食牛奶，不能进食。伴有口渴、尿少、腹胀。

查体：精神萎靡，T37℃，BP11.5/6.67kPa（86/50mmHg），皮肤弹性减退，两眼凹陷，前囟门下陷，心跳快而弱，肺无异常所见，腹胀，肠鸣音减退，腹壁反射消失，膝反射迟钝，四肢发凉。

化验：血清 K^+ 3.3mmol/L，Na^+ 140mmol/L。

该患儿发生何种水、电解质紊乱？依据是什么？

病例 2　8 岁男孩，频繁腹泻 4 天。就诊时，表情淡漠，反应迟钝，皮肤弹性下降，眼球下陷；脉搏 114 次/min，血压 13.1/8.0kPa（90/60mmHg），呼吸深快，26 次/min，血球比积 58%，两肺（—），腹软无压痛，血浆 pH7.13，[HCO_3^-] 6mmol/L，$PaCO_2$ 2.40kPa（18mmHg），[K^+] 5.8mmol/L。

入院后静脉输 5%葡萄糖 700mL，内含 10mmol $KHCO_3$ 和 110 mmol $NaHCO_3$，1 小时后呼吸停止，脉搏消失，心前区可闻及弱而快的心音，复苏未成功。

试问：①该病孩发生了那些水、电解质和酸碱平衡紊乱？依据有哪些？

②试分析其死亡的可能原因。

病例3　李某，女，37岁，患糖尿病半年，近三天食欲减退，呕吐频繁，精神萎靡不振，乏力。今日出现神志不清急诊入院。

查体：浅昏迷、呼吸深大，BP 10.7/8.53 kPa（80/64 mmHg），腱反射减弱。

化验：尿常规蛋白（＋），糖（＋＋＋），酮体（＋）。

入院后注射胰岛素72u，并输入生理盐水及乳酸钠，患者神志逐渐清醒，但有烦躁不安，并出现心律不齐。查心电图出现T波低平，频繁室性早搏，查血K^+ 2.0 mmol/L，Na^+ 141 mmol/L，表明患者发生了严重低钾血症。试分析其低钾血症发生的原因。

病例4　某慢性支气管炎、肺气肿患者，近日因受凉后肺部感染而入院。化验检查结果如下：血pH 7.33，P_{CO_2} 9.46kPa（71 mmHg），SB 36mmol/L。请分析其酸碱平衡紊乱的类型并说明诊断的依据。

病例5　某慢性心力衰竭患者，因下肢水肿服用利尿剂治疗2周以后，化验检查如下：血pH7.52，P_{CO_2} 7.73 kPa（58 mmHg），SB 46 mmol/L。请分析其酸碱平衡紊乱的类型并说明诊断的依据。

病例6　一女性患者，癔病发作2h，化验结果如下：血pH 7.52，P_{CO_2} 3.5 kPa（26.6mmHg），[HCO_3^-] 21mmol/L。请分析其酸碱平衡紊乱的类型并说明诊断依据。

病例7　一患者慢性肾小球肾炎20余年，本次因上腹部不适呕吐而急诊入院。入院检查，内生性肌酐消除率为正常值的24%，pH7.39，P_{CO_2} 5.9 kPa（43.8mmHg），[HCO_3^-] 26.3mmol/L，Na^+ 142mmol/L，Cl^- 96.5mmol/L。试分析该患者有无酸碱平衡紊乱？判断依据是什么？

病例8　一肝硬化病人进食不洁肉食后高热、呕吐、腹泻，继之昏迷。试述其发生肝性脑病的诱因。

病例9　主诉：头痛、头晕15年，活动后心慌气短一年，加重3天。

病史：患者张某某，男，62岁。有高血压病史15年，血压一般在21.3～24/13.3～14.7kPa。一年前出现劳力时胸闷和气短。近三天来胸闷加重，出现夜间阵发性呼吸困难。今晨两小时前胸闷加剧，呼吸困难加重来本院就诊。测血压21.3/13.3kPa，心率120次/min。心电图示左室肥厚、劳损。在门诊静脉滴注西地兰0.4mg后入院。

查体：一般情况差，精神不振。呼吸20次/min，血压21.3/

13.1kPa，体温 37.5℃。端坐呼吸，口唇及手指甲床均呈紫绀，双侧颈静脉充盈，双肺底可闻及细小水泡音，心率 108 次/min，心律整齐，叩诊示心界无明显扩大，听诊心音清楚，第一心音略低钝。各瓣膜区均未闻及病理性杂音。腹部平坦，肝脏肋下 2cm，无叩痛，肠鸣音 3 次/min。双下肢均有轻度浮肿。

实验室检查：肝、肾功能无异常。心脏超声示左心室向心性肥厚，左心腔大小正常，其余各房室大小正常。左室后壁厚度增加。心功能检查相对充盈率（EFR）降低（充盈率＝充盈量/充盈时间，充盈量＝舒张末期容积—收缩末期容积），射血分数（EF）50％，提示收缩功能基本正常，而舒张功能明显障碍。测中心静脉压为 200mmH_2O。

住院后给心痛定 30mg/d，消心痛 30mg/d，分次口服。地高辛 0.25mg/d，双氢克尿塞 25mg b.i.d，治疗 5 天后病情无明显好转，仍稍活动即心慌气短，夜间阵发型呼吸困难，血压波动在 18.7～22.7/12～13.3kPa。停用地高辛，改用阿替洛尔（β受体阻滞剂）12.5mg b.i.d，卡托普利 25mg t.i.d 口服，病情好转，7 天后出院。

（1）此患者的正确诊断是什么？证据有哪些？

（2）在病历中出现了几个基本病理过程？

（3）引起心力衰竭的原因有哪些？

（4）为什么用洋地黄药物无效？

病例 10 某病人因肺不张呼吸困难而急诊入院，其血气分析为 P_{CO_2} 6.65 kPa（50mmHg），P_{CO_2} 7.5kPa（56mmHg），手术治疗后呼吸困难改善、血气变化正常。请回答

（1）该病人属哪型呼吸衰竭？依据如何？发生呼吸衰竭机理如何？

（2）病人为什么发生呼吸困难？

（3）该病人属哪型缺氧？其 P_{CO_2} 血氧含量、血氧容量、血氧饱和度、动—静脉氧含量差各有何变化？

病例 11 病人女性，35 岁，因发热、呼吸急促及心悸 2 周入院。4 年前病人开始于劳动时自觉心跳气短，近半年来此症状加重，同时出现下肢水肿。一个月前，曾在晚间睡梦中惊醒，气喘不止，经急诊抢救好转而回家。近两周来出现怕冷发热，咳嗽，痰中时有血丝，心悸、气短加重。病人于七、八岁时曾因常患咽喉肿痛而作扁桃体摘除术。16 岁屡有膝关

节肿痛史。体检体温 39.8℃，脉搏 160 次/min，呼吸 32 次/min，血压 14.7/10.7 kPa (110/80mmHg)。重病容，口唇青紫，半卧位，嗜睡。颈静脉怒张。心界向两侧扩大，心尖区可听到明显的收缩期及舒张期杂音。两肺有广泛的湿啰音。肺膨隆，有移动性浊音。肝在肋下 7cm，有压痛，脾在肋下 3cm。指端呈杵状，下肢明显凹陷性水肿。实验室检查红细胞 3.0×10^{12}/L，白细胞 18×10^{9}/L，中性粒细胞 0.90，淋巴细胞 0.10，痰中找到心力衰竭细胞。尿量每日 300～500mL，有少量蛋白和红细胞。尿胆素（＋＋），血胆红素 31μmol/L (1.8mg/L)。血浆非蛋白氮 25mmol/L (35mg/L)。入院后即给予抗生素、洋地黄和利尿剂治疗。于次日夜晚突然出现呼吸困难，病人烦躁不安，从口鼻涌出泡沫状液体，经抢救无效死亡。

(1) 病人的原发病是什么？引起的心力衰竭的直接原因和诱因有哪些？简述其发生机制。

(2) 你认为病人发生了哪种类型的心力衰竭？有何依据？

(3) 该病人先后出现了哪些形式的呼吸困难？最后的死亡原因是什么？

(4) 根据病人的病情，找出水肿发病机制中的依据。

病例 12　病人男性，64 岁。因反复咳嗽、咯痰 22 年，心悸、气急、浮肿 2 年，10 天来因“受凉”症状加重，发热、咯黄色脓性痰而住院。体格检查体温 37.5℃，脉搏 104 次/min，血压 12.0/8.0kPa (90/60mmHg)。慢性病容，神志清楚，半坐卧位，呼吸困难，烦躁。唇发绀，咽部充血，颈静脉怒张。桶状胸，肋间隙增宽，两侧呼吸运动对称，未触及胸膜摩擦感及握雪感，叩诊两肺呈过清音，两肺呼吸音较弱，呼气音延长，两肺上部可闻及干性啰音，两肩胛下区可闻及细湿啰音。剑突下可见搏动，范围较弥散。心界叩不出，心率 104 次/min，律整，未闻及病理性杂音。腹平软，肝肋缘下 3cm，剑突下 5cm，质中，肝颈静脉返流征阳性，脾未触及。双下肢小腿以下呈凹陷性水肿。

实验室检查：红细胞 4.8×10^{12}/L，血红蛋白 156g/L，白细胞 11×10^{9}/L，中性粒细胞 0.83，淋巴细胞 0.17。pH7.31，P_{O_2} 6.7kPa (52mmHg)，P_{CO_2} 8.6kPa (64.8mmHg)，BE－2.8mmol/L。胸部 X 线片两肺透亮度增加，纹理增多，肋间隙增宽，右肺下动脉干横径 18mm〔正

常值<15mm〕，心影大小正常。心电图肺性 P 波，右心室肥大。

(1) 本病的初步诊断有哪些？

(2) 此病人引起的血气异常的机制有哪些？

(3) 为什么会出现右心肥大的征象？简述其发生机制。

(4) 此病人酸碱平衡紊乱属哪一类型？为什么？

(5) 此病人吸氧时应注意什么？

病例 13 病人男性，59 岁，因肝炎第三次发病，黄疸逐渐加深 1 个月，神志模糊 2 天入院。病人于 3 年前曾患急性肝炎，1 年前再次发作。1 周前曾在门诊检查，SGPT 为 260u/L。入院后体检神志不清，血压 14.7/10.1kPa (110/76mmHg)，皮肤、巩膜明显黄染，有蜘蛛痣和肝掌，皮下有多处出血斑。腹壁静脉轻度显露，腹部有移动性浊音。肝上界在第 6 肋间，下缘在肋下 2cm 处，质硬，脾在肋下 2cm。实验室检查 SGPT 56u/L，AKP 20.5u/L。血清胆红素 318μmol/L (18.6mg/dL)，凝血酶原时间 24s (对照 13s)，血小板 62×10^9/L，3P 试验阳性，血 NH_3 143μmol/L (244μg/dL)，BUN13.2mmol/L，A∶G 为 1.15∶1，尿胆红素阳性。病人于入院后第 2 天昏迷加深，呕吐咖啡色内容物，无尿。第 4 天早晨呼吸、心跳停止，经抢救无效死亡。

(1) 病人肝功能不全的发生原因是什么？有何根据？

(2) 病人为什么发生昏迷？简述其发生机制。

(3) 病人的肾功能如何？为什么会发生？

(4) 病人是否已发生了 DIC？有何依据？简述其发生机制。

(王一鹏　段文单)

第二节　用药讨论

病例 1 患者林××，男，32 岁。高热、头痛、呕吐 1 天，昏迷 5h。患者于一天前突然出现寒战、发热、头痛。当天下午在门诊肌注青霉素 80 万 u，并服复方新诺明及 APC，回家后病情未见好转，头痛加重并伴有呕吐，呈喷射性。随之出现烦躁不安，渐陷入昏迷，急症入院。

体检：体温 40℃，心率 140 次/min，血压 9.33/5.99kPa (70/

45mmHg)，神志昏迷，呈躁动状态。胸腹及下肢可见散在性淤斑。心、肺、腹无特殊发现。颈项强直，克匿氏（Kernig）征阳性。

化验：WBC18.6×10^6/L，中性92%、淋巴5%、单核3%。脑脊液压力3.96kPa（400mmH_2O)，外观混浊，涂片找到革兰氏阴性球菌。

诊断：流行性脑脊髓膜炎并中毒性休克

讨论：

1. 该病诊断是否正确，其诊断依据是什么？

2. 病人在入院前所选用的药物及剂量是否合适？

3. 应选哪些药物进行对因对症治疗？并说明药物的作用机理。

4. 所选的药物应如何正确使用？应用中可能出现哪些不良反应？应如何防治？

病例2　患者钱××，女，45岁，家庭妇女。腹部剧烈疼痛入院。入院前患者曾间歇性上腹绞痛发作数年，并伴有恶心、呕吐、腹泻等症状。经某医院诊断为：①胆石症；②慢性胆囊炎。本次入院前，患者因疼痛注射过吗啡，用药后呕吐剧烈，疼痛不止，呼吸变慢，腹泻却得到控制。入院后，用抗生素控制症状，并肌注哌替啶50mg，阿托品0.5 mg，每3～4h 1次，并进行手术治疗。术后患者伤口疼痛，仍继续用哌替啶。病人很想注射此药，若一天不用则四肢怕冷、情绪不安、手脚发麻、气急、说话含糊、甚至发脾气，一打针就安静舒服。现每天要注射哌替啶4次，每天300～400mg，晚上还需加镇静催眠药方能安静入睡。后将患者转入精神病院。

讨论：

1. 病人在入院前用吗啡，入院后用哌替啶，根据何在？应用是否合适？

2. 患者出院后为什么要继续用哌替啶？

3. 为什么用吗啡后呕吐更剧烈，呼吸变慢，腹泻却得到控制？

4. 为什么用哌替啶时伍用阿托品？

病例3　下面3个是由于滥用肾上腺糖皮质激素而产生的严重并发症病历。

例（1）男，53岁，确诊为隐球菌性脑膜炎，给予两性霉素及强的松治疗，后改用氢化可的松与葡萄糖液静滴2个月，出现多饮、多尿，脑脊液中糖 99.4mg%，均未引起注意。以后症状加重，血糖 630mg%，尿糖（+++），即逐步停用激素，加用胰岛素、D860 等治疗，症状得以控制，血糖正常。追溯病史 12 年前曾疑诊为糖尿病。

例（2）男，66 岁，患风湿性关节炎 17 年，长期不规则口服强的松，同时患有慢性咳嗽 30 多年，此次以慢性支气管炎、肺结核伴气胸入院，入院后抽气，胸腔闭式引流，抗感染及抗结核治疗。住院期间患者反复发热、咳嗽、吐痰及气胸发作，并出现精神症状，考虑为肺性脑病。静脉滴注肺脑合剂（含地塞米松）及强的松，4 天后出现明显上腹痛及黑便，血压下降，于出血后第 4 天死亡。

例（3）女，71 岁，确诊为何杰金氏病。患者 5 年来应用小剂量强的松治疗。后因肺炎住院。除继续用强的松外并加用了抗生素，1 月后突然发生股骨骨折，X 线片显示右股骨颈骨折，骨质稀疏现象。

试就每一例讨论以下几个问题：

1. 这些病人为什么会出现这些并发症？产生的机理是什么？从中应吸取哪些教训？

2. 应如何正确使用糖皮质激素？

（高　尔）

附　录

附表 1　　常用实验动物生理、生化指标正常值

指标	小鼠	大鼠	豚鼠	兔	猫	狗
适用体重(kg)	0.018～0.025	0.12～0.20	0.2～0.5	1.5～2.5	2～3	5～15
寿命(年)	1.～3	2.5～3.5	3～7	4～9	8～12	10～15
性成熟年龄(月)	1.2～1.7	2～8	4～6	5～6	6～8	8～10
性周期(天)	4～5	4～5	15～18	刺激排卵	春、秋各一次	1～2月和6～8月
妊娠期(天)	18～21	22～24	62～68	28～33	52～60	58～65
产仔数(只)	4～15	8～15	1～6	4～10	3～6	4～10
平均体温(℃)	36.5～38.0	35.9～37.5	37.0～39.5	38～39.6	38.1～39.2	37.9～39.9
呼吸(次/分)	163	85	42～104	56	26	22
心率(次/分)	400～600	250～400	180～250	150～220	120～180	100～200
血压 kPa (mmHg)	12.7～16.7 (95～125)	13.3～16.0 (100～120)	10.0～12.0 (75～90)	10.0～14.0 (75～105)	10.0～17.3 (75～130)	9.3～16.7 (25～70)
血量(mL/100g 体重)	5.85	6.0	7～7.5	7.2	7.2	9.4
红细胞 10^x/L (百万/mm^3)	7.7～12.5 ×10^{12} (7.7～12.5)	7.2～9.6 ×10^{12} (7.2～9.6)	4.5～7.0 ×10^{12} (4.7～7.0)	4.5～7.0 ×10^{12} (4.5～7.0)	6.5～9.5 ×10^{12} (6.5～9.5)	4.5～7.0 ×10^{12} (4.5～7.0)
血红细胞 g/L (g%)	100～190 (10.0～19.0)	120～170 (12.0～17.5)	110～165 (11.0～16.5)	80～150 (8.0～15.0)	70～155 (7.0～15.5)	110～180 (11.0～18.0)
血小板 10^x/L (万/mm^3)	60～110×10^9 (60～110)	50～100×10^9 (50～100)	68～87×10^9 (68～87)	38～52×10^9 (38～52)	10～50×10^9 (10～50)	10～60×10^9 (10～60)
白细胞总数 10^x/L (千/mm^3)	6.0～10.0 ×10^9 (6.0～10.0)	6.0～15.0 ×10^9 (6.0～15.0)	8.0～12.0 ×10^9 (8.0～12.0)	7.0～11.3 ×10^9 (7.0～11.3)	14.0～18.0 ×10^9 (14.0～18.0)	9.0～13.0 ×10^9 (9.0～13.0)
白细胞分类(%) 嗜中性(N)	0.12～0.44 (12～24)	0.09～0.34 (9～34)	0.22～0.50 (26～52)	0.44～0.82 (44～82)	0.62～0.80 (62～80)	0.600.70 (60～70)
白细胞分类(%) 嗜酸性(E)	0～0.05 (0～5)	0.01～0.06 (1～6)	0.05～0.12 (5～12)	0.01～0.04 (1～4)	0.02～0.11 (2～11)	0.02～0.24 (2～24)
白细胞分类(%) 嗜碱性(B)	0～0.01 (0～1)	0～0.015 (0～1.5)	0～0.02 (0～2)	0.01～0.03 (1～3)	0～0.005 (0～0.5)	0～0.02 (0～2)
白细胞分类(%) 淋巴(L)	0.54～0.85 (54～85)	0.65～0.84 (65～84)	0.36～0.64 (36～64)	0.30～0.82 (30～82)	0.15～0.44 (15～44)	0.10～0.28 (10～28)
白细胞分类(%) 大单核(M)	0～0.15 (0～15)	0～0.05 (0～5)	0.03～0.13 (3～13)	0.01～0.14 (1～14)	0.005～0.007 (0.5～0.7)	0.03～0.09 (3～9)

附表 2　常用处方缩写词

R. Rp	处方	q. 4h.	每 4 小时 1 次
Sig.	用法，表明	q. n.	每晚 1 次
q. d.	每日 1 次	p. r. n.	必要时用
b. i. d.	每日 2 次	s. o. s.	需要时用
t. i. d.	每日 3 次	q. o. d.	每隔日 1 次
q. i. d.	每日 4 次	i. m.	肌肉注射
a. m. ； A. M.	上午，午前	i. v.	静脉注射
p. m. ； P. M.	下午，午后	i. v. gtt.	静脉滴注
a. c.	饭前	i. h.	皮下注射
p. c.	饭后	i. d.	皮内注射
p. o.	口服	stat. ； st.	立即
aa	各	inj.	注射剂
tab.	片剂	ung.	软膏
Syr.	糖浆	pulv.	粉剂
Liq.	液体	lot.	洗剂
Sol.	溶液	nar. gtt.	滴鼻剂
Tr.	酊剂	ocu. gtt.	滴眼剂
mixt. ； m.	合剂	cap.	胶囊
co. ； comp.	复方	pil.	丸剂

附表 3 **常用生理溶液成分含量**

种类 / 用途 / 含量 / 成分	生理盐水		任氏液(Ringer)			乐氏液(Locke)	任一乐氏液	台氏液(Tyrode)	克氏液(Krebs)	克一亨氏液(Krbs—Henseleit)	氏液(Dejalen)	邵氏液(Thorn-ton)	无钙原液
用途	冷血动物	温血动物	离体蛙心	冷血动物脏器	温血动物脏器	温血动物心脏等	温血动物心肌等	温血动物小肠等		大白鼠肝脏豚鼠离体器管等	大白鼠子宫	哺乳类离体肺	离体主动脉条
NaCl	6.5	9.0	6.76	6.5	9.5	9.0	9.0	8.0	6.6	6.92	9.0	1.65	69.544
$CaCl_2$			0.117	0.12	0.20	0.24	0.2	0.2	0.28	0.28	0.06	0.05	
KCl			0.09	0.14	0.12	0.42	0.2	0.2	0.35	0.35	0.42	0.46	3.578
$NaHCO_3$			0.225	0.20	0.15	0.1—0.3	0.3	1.0	2.10	2.10	0.50	2.52	
NaH_2PO_4				0.01				0.05				0.25	
KH_2PO_4									0.162	0.16			1.633
$MgCl_2$								0.1			0.005	0.022	
$MgSO_4 \cdot 7H_2O$									0.294	0.29			3.451
CO_2									充 10 分钟				
Glucose				或 1.0	或 1.0	1—2.5	1.0	1.0	2.0	2.0	0.5		
Na_2EDTA													0.05
O_2						含氧	含氧	含氧	含氧	含氧	含氧	含氧	含氧
蒸馏水加至	1000	1000	1000	1000	1000	1000	1000	1000	1000	1000	1000	1000	1000

说明:(1) 表中单位:固体为克,液体为毫升。(2) 配制时要用无水氯化钙。(3) 蒸馏水最好是用玻璃仪器制的重蒸水,储存期不能太久,使用前可将蒸馏水煮沸一次,以驱除 CO_2。(4) 配制时如有碳酸氢钠或磷酸二氢钠必须充分稀释后才可以加入已经溶解的氯化钙中,边加边搅拌,以免产生混浊和沉淀。(5) 含有碳酸氢钠和葡萄糖的溶液,储存日期不能过。

参考文献

1. 张青林,戚日金．医学科研方法与管理．北京:人民卫生出版社,1990
2. 夏炳南,孙瑞元,等．药理学实验教程．贵州:贵州人民出版社,1983
3. 胡还忠．医学机能实验教程．北京:科学出版社,2002
4. 李康,朱佐江．机能实验学．北京:人民军医出版社,2000
5. 刘豫安,夏叶玲．基础医学功能实验教程．北京:人民卫生出版社,2000
6. 仇久祖,李锦．基础医学机能实验讲义．承德医学院(内部资料),1995
7. 俞德章．心脏生理药理与临床．杭州:浙江大学出版社,1991
8. 周佳音,黄仲荪,胡三觉等．电生理实验．北京:人民卫生出版社,1987
9. 徐叔云,卞如濂,等．药理实验方法学．北京:人民卫生出版社,1991
10. BIOPAC 多媒体记录系统使用手册
11. 钱之玉．药理学实验与指导．北京:中国医药科技出版社,1996
12. 张均田．现代药理实验方法．北京:北京医科大学中国协和医科大学联合出版社,1998
13. J. 萨姆布鲁克,E. F.. 弗里奇，T·曼尼阿蒂斯．分子克隆实验指南．北京:科学出版社，1996
14. 方福德,周吕,丁濂,等．现代医学实验技巧全书．北京:北京医科大学中国协和医科大学联合出版社,1995
15. 陈军．膜片钳实验技术．北京:科学出版社,2001
16. 刘泰逢．心肌细胞电生理学．北京:北京大学出版社,2000
17. 李自英,胡维诚．医学机能学试验教程．济南:山东科学技术出版社,2002
18. 杨芳炬．机能实验学．北京:高等教育出版社,2006
19. 胡还忠．医学机能学实验教程．北京:科学出版社,2005

图书在版编目（CIP）数据

机能实验学/张义军主编．—2版．—济南：山东大学出版社，2006.8（2013．8重印）
ISBN 7-5607-2597-0

Ⅰ．机…
Ⅱ．张…
Ⅲ．人体-机能（生物）-生理实验-医学院校-教材
Ⅳ．R33—33

中国版本图书馆CIP数据核字（2003）第066769号

山东大学出版社出版发行
（山东省济南市山大南路27号　邮政编码：250100）
山 东 省 新 华 书 店 经 销
济南景升印业有限公司印刷
787毫米×1092毫米　1/16　15.75印张　256千字
2006年8月第2版　2013年8月第6次印刷
定价：23.60元